全国高职高专院校药学类专业改革实验创新教材

药　学　服　务

（供药学、中药、药品经营与管理等专业用）

主　编　秦红兵

副主编　杨元娟　于广华　邹浩军

编　委（以姓氏笔画为序）

于广华（盐城卫生职业技术学院）

于永军（沧州医学高等专科学校）

王龙梓（淄博职业学院）

甘淋玲（重庆医药高等专科学校）

刘　斌（江苏联合职业技术学院淮阴卫生分院）

许烜慧（河南职工医学院）

杨元娟（重庆医药高等专科学校）

邹浩军（江苏联合职业技术学院无锡卫生分院）

张　庆（山东省济南卫生学校）

张晴岚（江苏联合职业技术学院南通卫生分院）

秦红兵（盐城卫生职业技术学院）

唐滋贵（河南职工医学院）

龚益生（江苏联合职业技术学院南通卫生分院）

曾莉萍（江西护理职业技术学院）

裔照国（盐城市第三人民医院）

熊存全（盐城卫生职业技术学院）

人民卫生出版社

图书在版编目(CIP)数据

药学服务/秦红兵主编. —北京:人民卫生出版社,
2011.6

ISBN 978-7-117-14312-7

Ⅰ.①药… Ⅱ.①秦… Ⅲ.①药物学-高等职业教
育-教材 Ⅳ.①R9

中国版本图书馆 CIP 数据核字(2011)第 073900 号

门户网:**www.pmph.com**	出版物查询、网上书店
卫人网:**www.ipmph.com**	护士、医师、药师、中医师、卫生资格考试培训

药 学 服 务

主 编:秦红兵

出版发行:人民卫生出版社(中继线 010-59780011)

地 址:北京市朝阳区潘家园南里 19 号

邮 编:100021

E - mail: pmph @ pmph.com

购书热线:010-67605754 010-65264830
010-59787586 010-59787592

印 刷:潮河印业有限公司

经 销:新华书店

开 本:787×1092 1/16 印张:17

字 数:409 千字

版 次:2011 年 6 月第 1 版 2013 年 2 月第 1 版第 2 次印刷

标准书号:ISBN 978-7-117-14312-7/R·14313

定 价:32.00 元

打击盗版举报电话:010-59787491 E-mail: WQ @ pmph.com

(凡属印装质量问题请与本社销售中心联系退换)

前　　言

　　随着经济社会的发展和医药科技的进步,人们对医药卫生保健和用药安全的需求不断增加。因此,向社会公众提供符合伦理和执业标准的药学服务,保证用药安全,已成为当代药学人员的神圣使命和共同责任。近年来,为了满足药学服务岗位对人才培养的要求,国内部分高职高专院校在药学、中药、药品经营与管理等专业开设了药学服务相关课程。为了满足课程教学的需要,在全国高等医药教材建设研究会、人民卫生出版社的指导下,我们组织编写了《药学服务》教材。本教材供全国高职高专院校药学、中药、药品经营与管理等专业教学使用,也可作为基层药学人员岗位培训用书。

　　本教材的编写,以药学类相关专业的人才培养目标为依据,按照药学服务岗位工作需要和工作任务的逻辑关系,选取和编排教材内容。全书共十三章,每章由理论教学和实训项目两部分组成。理论教学内容包括药学服务绪论、药学服务道德与药学服务礼仪、药学信息服务、健康教育与健康促进、处方调剂、常见症状和疾病的自我药疗、常见疾病的用药指导、特殊人群的用药指导、药品不良反应监测与报告及防治、治疗药物监测与个体化给药、用药评价、用药安全和简易医疗器械等。同时为便于学习,在各章均设立"学习目标"、"知识链接"、"知识拓展"、"案例"和"目标检测"等版块。各章末均配有实训项目,以强化学生实践动手能力的培养。

　　本教材所涉及的药物用法、用量,仅供教学参考,不作为临床用药的依据。在使用具体药物时,请遵医嘱或按照药品说明书的要求使用。

　　在教材的编写过程中,我们汲取和借鉴了相关教材的成果,得到了各编写单位的大力支持,在此一并致以崇高的敬意和衷心的感谢。

　　我们虽已尽心竭力,但限于学术水平和多种因素,书中不妥之处在所难免,敬请广大读者予以批评指正,以便修订完善。

秦红兵

2011 年 3 月

目　　录

第一章　绪　　论

随着经济社会的发展和医药科技的进步,人们对医药卫生保健和用药安全的需求不断增加,药学人员向社会公众提供符合伦理和执业标准的药学服务是药学工作适应时代发展的必然要求。药学服务是在临床药学工作的基础上发展起来的,与传统的药物治疗有很大的区别,其服务的中心是患者。药学服务已成为全球药师共同追求的目标,实施全程化、立体化的药学服务是广大药学人员的神圣使命和共同责任。

第一节　概　　述

一、药学服务的概念

药学服务(pharmaceutical care)是指药学人员应用药学专业知识、技能和工具,向社会公众(包括医护人员、患者及家属、其他关心用药的群体等)提供直接的、负责任的、与药品使用相关的各类服务。药学服务的宗旨是提高药物治疗的安全性、有效性和经济性,改善和提高社会公众的健康水平和生活质量。

药学服务于 1990 年由美国学者 Hepler 和 Strand 提出,这一概念已经在世界范围内得到认同,并被专业的药学组织作为服务标准,以不同的方式在不同程度实施。我国药学界在20 世纪 90 年代初,引入了药学服务的概念,虽然翻译的词汇不同(包括药学保健、药学监护、药疗保健、药疗服务、药师照顾、药学关怀等),但其内涵是一致的。药学服务在我国真正付诸实践,是从 20 世纪 90 年代后期开始的。经过广大药学工作者十多年的不懈努力,药学服务的理念已经得到广大药学人员的认同和接受,药学服务工作已在各级医疗机构和社会药房(药店)逐步展开。

药学服务最基本的要素是与药品使用有关的服务。所谓服务,即不以实物形式而以提供信息和知识的形式满足社会公众某种特殊需要。药学服务中的"服务"不同于一般的仅限于行为上的功能,它是药学服务工作人员对患者的关怀和责任。经过十多年来药学服务实践,药学人员的职业理念已经发生了根本性的转变,由过去的关注药物转向直接面向患者和消费者,这也就要求药学服务工作人员树立"以人为本"的服务理念,把自己的全部活动建立在以患者为中心的基础上，主动关心患者的心理、行为、环境、经济、生活方式、职业等影响药物治疗的各种社会、心理因素，真正保证患者用药的安全、有效、经济和适宜，实现最大限度地改善和提高患者身心健康的目标。实践表明，药学服务的实施，对于减少药品不良反应和药源性疾病的发生，降低医疗服务费用，更好地保障公众的用药安全性、有效性和经济性有着极其重要的意义。

二、实施药学服务的背景

现代药学的发展主要经历了 3 个阶段：①传统的药品调配、供应，以保障药品供应为中心的阶段；②参与临床用药实践，促进合理用药为主的临床药学阶段；③以患者为中心，强调改善患者生命质量的药学服务阶段。随着经济社会和药学事业的发展，现代社会对药师提出了更高的要求和希望。享受药学服务已成为所有药物使用者的权利，实施全程化、立体化的药学服务是社会发展的必然。

1. 社会公众对医药卫生服务需求的增加　随着人们的物质、文化和生活水平的不断提高，人们对生命质量和健康水平的期望越来越高，自我保健、自我药疗的意识逐步增强。同时，医药科学技术的迅速发展，新药层出不穷，用药复杂性增加；加之药价虚高，虚假药品广告蔓延，假药、劣药屡禁不止以及药害事件的曝光等，因使用药品引起的社会问题也越来越多。如何更有效、安全、经济地使用药品成为社会公众广泛关注的问题。社会公众出于对药品使用安全性的需要，对药师的要求已不再满足于仅仅为他们提供安全、有效的药品，而且要求提供与药物治疗有关的全方位的药学服务。因此，社会公众对医药卫生服务的迫切需求是实施药学服务的基础。

2. 医药科技的进步和药学的发展　随着现代生命科学的发展和医药科技的进步，药物作用研究不断深入。随着药物作用机制的不断阐明，药物治疗方面的知识越来越完善以及治疗药物监测技术的应用，促进了个体化给药方案的实施。同时，药学信息对合理用药进行了解释和设计，药物经济学对于药物治疗方案成本效果的比较和选择，循证医学为研究药物疗效、不良反应的发生等提供了重要依据。因此、临床药学、药物治疗学、药物经济学、药学信息学等学科的发展为药学服务奠定了坚实的理论基础。

3. 药学人员素质的提高　为了适应现代药学事业的发展，满足药学服务岗位对药学人才培养的要求，近几年，许多医药院校和高职院校相继开设了药学、中药、药品经营与管理等专业。在这些专业的课程体系构建中，增加了《基础医学》、《临床医学》、《药物治疗学》、《药物经济学》等课程，部分院校开设了诸如《药学服务》、《药学服务技术》、《实用药学服务》等课程，使学生的知识结构、能力和素质能够更好地满足药学服务岗位的要求。药师是实施药学服务成功与否的关键。为了满足药学事业发展的需要，执业药师的考试标准也随之不断完善与提高，在考试中逐渐加强了对药学实践技能和综合知识应用能力的要求，为开展药学服务创造了条件。至 2010 年底，通过执业药师考试的人数已达到 18.5 万人。药学人员素质的不断提高以及队伍的不断壮大，为实施药学服务和提高药学服务水平提供了最重要的技术保障。

4. 药品分类管理制度的建立　药品分类管理制度是实施药学服务的制度保障。药品分类管理是发达国家对药品采取的一种管理模式，最早起源于美国。美国国会于 1951 年通过了由一位药师参议员提出的《Durham-Humphrey 修正案》，规定了处方药与非处方药的分类标准，在世界上首创药品分类管理制度。随着我国医疗卫生制度改革的深化，我国于

1999 年 6 月 18 日颁布了《处方药与非处方药分类管理办法（试行）》，此后相继颁布 6 批《国家非处方药目录》名单，并相继建立了一整套管理法规。随着药品分类管理制度的确立和深化、非处方药的合理使用，社会公众自我保健、自我药疗的意识不断增强，使得药师在自我药疗中所起的作用不断突出，促进了我国社区药学服务工作的开展。

三、药学服务的内容

药学服务的内容包含患者用药相关的全部需求，随着服务对象和场所的不同，其服务内容有所区别和侧重，但基本内容包括以下几个方面：

1. 处方调剂 药学服务的核心是要求药师直接面向患者，对患者的药物治疗负责。处方调剂是药师直接面向患者的工作岗位，提供正确的处方审核、调配、复核和发药并提供用药指导是对药物治疗的基本保证，也是药师所有工作中最重要的内容之一。但是，随着现代药学事业的发展，药学工作已从以处方调剂为主向以临床为主转移，从保证药品供应向药学技术服务转移。为了适应药师工作的转型，处方调剂工作要由"具体操作经验服务型"向"药学知识技术服务型"转变。

2. 参与临床药物治疗 药学服务要求药师在药物治疗全过程中，为患者争取最好的药物治疗结果。这也就要求药师积极参与药物治疗过程，运用其药物知识和专业特长，以及所掌握的最新药物信息和药物检测手段，结合临床实际，参与制订用药方案。药物治疗的对象是患者，在目前临床药物治疗的实践中，仍比较偏重于依赖临床用药的经验，重诊断轻治疗的倾向仍较严重，不合理用药的事件屡有发生，药物资源的浪费较为严重。药师与医师、护士要共同承担医疗责任，药师要与他们一起，使药学、临床医学、护理学进行有机结合，以患者为中心，以疾病为线索，运用临床药学、药物治疗学的知识，结合疾病的病因和临床发展过程，研究药物治疗实践中药物合理应用的策略和技巧，制订和实施合理的个体化药物治疗方案，以获得最佳的临床治疗效果，承受最低的治疗风险。

3. 治疗药物监测 治疗药物监测（TDM）是指根据药物的药物代谢动力学规律，通过对患者体液药物浓度的测定，评价或确定给药方案，使给药方案个体化。目的是指导临床合理用药，增强药物疗效，减少不良反应，提高临床药物治疗水平。在药代动力学原理指导下，应用现代分析技术进行 TDM，在 TDM 指导下，根据患者的具体情况，监测患者用药全过程，分析药动学参数，与临床医师一起制订和调整合理的个体化用药方案，是药物治疗发展的必然趋势，也是药师参与临床药物治疗、提供药学服务的重要方式和途径。

4. 药物利用研究和评价 药物利用研究和评价是对全社会的药品市场、供给、处方及其使用进行研究，重点研究药物引起的医药、社会和经济后果以及各种药物和非药物因素对药物利用的影响。其目的就是用药的合理化。包括从医疗方面评价药物的治疗效果以及从社会、经济等方面评价其合理性，以期获得最大的社会效益和经济效益。

5. 药品不良反应监测和报告 药品不良反应监测是药品质量管理的一项重要内容。药品不良反应的监测和报告是把分散的不良反应病例资料汇集起来，并进行因果关系的分析和评价。建立药品不良反应监测报告制度，其目的是为了及时发现、正确认识不良反应，保证不良反应信息渠道畅通和准确，减少药源性疾病的发生，防止药害事件，保障社会公众用药安全，为评价、整顿、淘汰药品提供服务和依据，为临床用药提供信息，保证科学决策，发挥药品不良反应的"预警"作用。同时，开展此项工作也可以促进新药研制和国际药品信息的交流。

6. 药学信息服务　提供信息服务是药学服务的关键。及时掌握大量和最新的药物信息、建立药学信息系统，是提供药学服务、保证药物治疗的合理性的基础。因此，药师在提供药学服务时应经常收集整理国内外药物治疗方面的研究进展和经验总结等药学信息，包括各类药物的疗效、不良反应、禁忌证、合理用药、药物相互作用、药品价格、药物研究和评价信息等，以便针对药物治疗中的问题，提供药学信息服务。通过药学信息服务，促进医药合作，保证患者用药的安全、有效和经济。

7. 开展健康教育和用药咨询　对社会公众进行健康教育是药学服务工作的一项重要内容。健康教育是指医药卫生从业人员通过有计划、有目的的教育活动，向人们介绍健康知识和药品知识，进行健康指导，促使人们自觉地实行有益于健康的行为和生活方式，消除或减轻影响健康的危险因素，预防疾病，促进健康，提高生命质量。药师在为患者的疾病提供药物治疗的同时，还要为患者及社会公众的健康提供服务。通过开展医药卫生健康知识讲座及提供用药咨询等方式，宣教相应的自我保健、自我药疗知识，尤其是合理用药方面的基本知识，从而提高患者的用药依从性。

四、药学服务的对象

药学服务的对象是社会公众，包括患者及其家属、医护人员、药品消费者和健康人群。药学服务的重点对象主要有：①用药周期长的慢性病患者，或需要长期甚至终身用药者；②患有多种疾病，病情和用药复杂，需同时合并应用多种药品者；③特殊人群，如小儿、老年人、妊娠期和哺乳期妇女、特殊体质者、肝肾功能不全者、血液透析者等；④用药效果不佳，需要重新选择药品或调整用药方案、剂量、方法者；⑤用药后易出现明显不良反应者；⑥使用特殊剂型和特殊途径给药的患者；⑦使用安全范围小、个体差异大的药物需做治疗药物监测者。

另外，医师在为患者制订用药方案及护士在临床给药时，针对药物的配伍、注射剂溶媒的选择、溶解和稀释浓度、滴注速度、不良反应、禁忌证、药物相互作用等问题，同样需要得到药师的指导和帮助。

五、药学服务的特点

药学服务具有全方位、全程化和连续性的特点。药学服务是与药品使用有关的服务，它要求药师不仅要提供合格的药品，更重要的是关注疾病的合理治疗，要对疾病治疗过程进行决策，包括药品的选择、剂量的确定、给药方法的优化、治疗效果的评估等，还要服务于预防用药、保健用药等。同时还应积极、主动地向患者提供人文关怀，从心理、社会等方面关心、支持和帮助患者，把药物治疗与改善患者生活质量联系起来，以实现提高患者的健康水平和生活质量的终极目标。药学服务强调对患者健康的关注和责任，尽管不需要对患者提供实际照顾，但药师应对服务对象实施发自内心的、负责的服务，这种行为方式不同于既往被动的按处方发药的服务方式，而是积极主动的全程化服务。药学服务不限场所，也不仅限于药物治疗的某段时间。不论住院患者、门诊患者或急诊患者，不论是预防、治疗期间或康复期间，不论是在医院药房或社区药房，药学服务要直接面向需要服务的患者，贯穿于整个用药过程，渗透于医疗保健行为的各个方面。当住院患者出院后，药学服务仍在继续，只不过是实施者由医院药师转变为社区药师。

六、药学服务的效果

药学服务的效果体现在提高药物治疗的安全性、有效性、依从性和经济性，即降低和节约药物治疗费用，合理利用医药资源等方面。具体表现如下：①改善病情或症状，如发热、疼痛、咳嗽、哮喘、高血压、高血脂、高血糖、骨质疏松等；②减少和降低发病率、复发率、并发症、病死率；③缩短住院时间，减少就诊次数和住院次数；④提高患者依从性，帮助患者按照医嘱或药品说明书使用药物；⑤预防药品不良反应的发生率，减少药源性疾病的发生率；⑥节约治疗费用，提高治疗效益-费用比值，减少医药资源的浪费；⑦帮助提高社会公众的健康意识，普及医药卫生、康复保健的方法。

七、药学服务人员应具备的素质

药学服务是高度专业化的服务过程，要使药学人员能够很好地履行和胜任药学服务的使命，药学人员必须具有药学类专业的教育背景，具备扎实的药学类专业知识、基础医学知识、临床医学知识以及开展药学服务工作的实践经验和能力，熟悉药学服务相关的药事管理与法规，具备高尚的职业道德。同时，还应当拥有较强的交流沟通能力、药历书写能力和技巧，以及一定的投诉应对能力和技巧。因此，广大药师应当不断丰富自身的专业知识和实践经验，全面提高其职业技能和职业素质，力争为社会公众提供优质、高效的药学服务。

知识链接

药　历

药历是药师为参与药物治疗和实施药学服务而为患者建立的用药档案。其源于病历，但又有别于病历。药历由药师填写，作为动态、连续、客观、全程掌握用药情况的记录，内容包括其监护患者在用药过程中的用药方案、用药经过、用药指导、药学监护计划、药效表现、不良反应、治疗药物监测、各种实验室检查数据、对药物治疗的建设性意见和对患者的健康教育忠告。它是药师客观记录患者用药史和以患者为中心，发现、分析和解决药物相关问题的技术档案，也是开展个体化药物治疗的重要依据。

国内尚未对药历具体内容和格式作出统一的规定，对其地位的认定也还需要时间。2006年初，中国药学会医院药学专业委员会结合国外药历模式，发布了国内药历的书写原则与推荐格式，具体如下：①基本情况，包括患者姓名、性别、年龄、出生年月、职业、体重或体重指数、婚姻状况、病案号或病区病床号、医疗保险和费用情况、生活习惯和联系方式等；②病历摘要，既往病史、体格检查、临床诊断、非药物治疗情况、既往用药史、药物过敏史、主要实验室检查数据、出院或转归等；③用药记录，药品名称、规格、剂量、给药途径、起始时间、停药时间、联合用药、不良反应或药品短缺品种记录等；④用药评价，用药问题与指导、药学监护计划、药学干预内容、治疗药物监测数据、对药物治疗的建设性意见、结果评价等。

第二节　用药咨询

用药咨询是指药师应用所掌握的药学知识和药品信息，包括药理学、药效学、药动学、毒理学、药物商品学、药品不良反应、用药安全、用药评价等，承接公众对药物治疗和合理用药的咨询服务。用药咨询是药师参与全程化、立体化药学服务的重要环节，也是药学服务的突破口，对保证临床合理用药具有十分重要的意义。根据药物咨询对象的不同，可以将其分为患者、医师、护士和社会公众的用药咨询。

一、患者用药咨询

（一）咨询环境

为患者提供用药咨询的环境构建，应遵循方便舒适、标志明确、适当隐蔽和必备设备的原则。①咨询处宜紧邻门诊药房或药店大堂，处于明显位置，以方便患者的咨询；②咨询环境应舒适，让患者感觉到温馨和信任，并相对安静，较少受外界干扰。对咨询时间较长或老年患者、站立不便的患者，应请他们坐下；③药师咨询台（处）要设立"用药咨询"标志，标志牌要明确醒目，使患者可清晰看到咨询药师位置；④通常情况下，对大多数患者可采用柜台式开放性面对面咨询的方式，但对某些特殊患者（如计划生育、妇产科、泌尿科、皮肤及性病科患者）的用药咨询，应单设比较隐蔽的咨询环境，以便患者放心、大胆地提出问题；同时尊重患者的隐私权；⑤咨询台应准备药学、医学的参考资料以及向患者发放的医药科普宣传资料，有条件时可以配备装有数据库的计算机及打印机，可当场打印患者所需材料。

（二）咨询内容

患者咨询的内容一般可分为以下几种：①药品名称，包括通用名、商品名、别名；②药品适应证，适应证是否与患者病情相吻合；③用药方法，包括口服药品的正确服用方法、服用时间和用药前的特殊提示，如何避免漏服药物以及漏服后的补救方法，栓剂、滴眼剂、气雾剂以及缓释制剂、控释制剂、肠溶制剂等特殊剂型的用法；④用药剂量，包括首次剂量、维持剂量，每日用药次数、间隔时间及疗程等；⑤服药后预计疗效及起效时间、维持时间；⑥药品不良反应、禁忌证及药物相互作用；⑦是否有替代药品或其他疗法；⑧药品的鉴定辨识、贮存和有效期；⑨药品价格，是否进入医疗保险报销目录等。

（三）咨询方式

咨询方式可分为主动方式和被动方式。无论是医疗机构药师还是社会药房（药店）药师，都应当主动向公众发放合理用药宣传材料，或借助网络宣传促进健康和合理用药的小知识，这些都是主动咨询的一部分。另外，药师日常承接的咨询内容以被动咨询居多。往往采用面对面的方式或借助通讯工具。由于患者的情况各异，咨询所涉及的专业角度不同，希望了解问题的深度也各不相同。因此，药师在接受咨询时，必须详细、全面了解患者的信息，应首先问明患者希望咨询的问题，还可通过开放式提问了解更多患者的背景资料，以便从中判断患者既往用药是否正确、存在哪些问题，然后告之正确的用药信息。

（四）特殊情况下的提示

遇到以下情况应给予特别提示：①患者同时使用两种或两种以上含同一成分的药品时，或合并用药较多时；②患者用药后出现不良反应时，或既往曾有过不良反应史，患者所用的药品近期发现严重或罕见不良反应；③患者依从性低时；④患者病情需要，处方剂量超过规定剂量时，处方中用法用量与说明书不一致时；⑤超越药品说明书范围的适应证或超过药品说明书范围的使用剂量，当同一种药品有多种适应证或用药剂量范围较大时；⑥患者正在使用的药物中有配伍禁忌或配伍不当时，如有明显配伍禁忌时，应在第一时间与该医师联系，以避免发生纠纷；⑦需要进行 TDM 时；⑧近期药品说明书有修改，如商品名、适应证、禁忌证、剂量、安全性、有效期、贮存条件、药品不良反应等；⑨使用麻醉药品、精神药品时或应用抗菌药、激素类药物、镇静催眠药、抗精神病药等；⑩药品被重新分装而包装的标识物不清晰时；使用需要特殊贮存条件的药品时，或使用临近有效期药品时。

案例

患者用药咨询

患者:药师您好!我患高血压已多年,今天医生给我开了这个药,过去没有使用过,不知使用这种药合适吗?

药师:您好!医生给您开的是一种新型长效抗高血压药。这种药品每日清晨服用1次,可维持24小时的降压作用。但有些患者在用药期间可能会发生不良反应,常见的不良反应有头痛、脚踝水肿以及呼吸道感染等。如果您在服药期间发生这些不良反应,或出现明显的身体不适,必须及时去医院就诊或向药师咨询。

患者:噢。请问药师,这里是否能提供有关这个药的详细信息资料?

药师:有,这是一份有关该药合理使用的宣传资料,上面提到的内容都是患者在用药中经常遇到的问题。请您带回去好好阅读一下,我相信对您的用药会有所帮助。如有不清楚的地方还可以向医师或药师咨询。

患者:好的。

药师:您还有什么其他问题吗?

患者:我有一个问题,难道服用这个药一定要在清晨吗?能否在睡前服用?

药师:医学研究表明,血压在清晨呈现持续上升趋势,上午8~10时达到高峰,然后逐渐下降,到下午3时左右再次升高,随着夜幕降临,血压再次降低,入睡后呈持续下降趋势,午夜后至睡醒前这段时间,血压又有少许波动,但总的趋势是低平的。晚上用药,会使夜间血压下降得更为明显,使得心、脑等重要组织器官供血不足,诱发心绞痛和脑缺血。所以,我们一般不主张在睡前服用抗高血压药。长效抗高血压药每日只服用1次,宜清晨醒后即服。这种服用方法能使白天的血压得到良好的控制,又不会使夜间的血压过度下降,从而起到稳定24小时血压的目的。

患者:知道了。另外,还要注意什么问题。

药师:高血压是慢性病,必须坚持长期用药。另外,人的生活行为习惯也会影响血压的稳定。因此,要保持良好的情绪和心态,生活起居要有规律,注意劳逸结合,饮食要清淡,适当控制脂肪和食盐的摄入量,这样对治疗血压病是会有帮助的。

患者:好的,谢谢药师!

药师:不用谢,欢迎您对我们的工作提出宝贵意见。再见!

患者:再见!

(五)需要特别关注的问题

药师向患者提供咨询服务时,要注意到不同患者对信息的要求及解释上存在种族、文化背景、性别及年龄的差异,要有针对性地使用适宜的咨询方式方法,并注意充分尊重患者的个人意愿。

1. 关注特殊人群 对于老年人,由于其认知能力下降,因此向他们作解释时语速宜慢,还可以适当多用文字、图片形式以方便他们理解和记忆。对于女性患者,要注意问询是否已经妊娠或有无准备怀孕的打算、是否处在哺乳期和月经期。此外,患者的疾病状况也是不能忽视的问题,如肝、肾功能不全,会影响药物的代谢和排泄,容易导致药物蓄积中毒,引起药物不良反应。

2. 注意解释的技巧 对于一般患者的咨询,要以通俗性语言或容易理解的医学术语来解释,避免使用专业性太强的术语,力争做到使解释内容简明扼要、通俗易懂,从而便于患者能够正确理解和接受药师的咨询内容。

3. 尽量为特殊患者提供书面材料　如第一次用药的患者,用药依从性低的患者,使用地高辛、氨茶碱、苯妥英钠等安全范围小、个体差异大的药物的患者。

4. 及时回答患者的问题　对于患者咨询的问题,能够当场给予解答的就当场解答,不能当场答复的,或者不十分清楚的问题,不要冒失地回答,要问清对方何时需要答复,待进一步查询相关资料,尽快给予正确的答复,拖延太久往往会失去咨询解答的意义。

5. 保护患者的隐私　在药学服务过程中,一定要尊重患者的意愿,保护患者的隐私,尤其不得将咨询档案等患者的个人信息资料用于商业目的或向他人公布。

二、医师用药咨询

我国医师用药咨询主要涉及药物的药效学、药动学、药物相互作用、不良反应、禁忌证、药物中毒鉴别与解救,药品的选择、同一药品不同生产厂家、品牌的性价比、替代药品的评价、国内外新药动态和新药知识以及处方药和非处方药相关管理制度等。目前,药师可从以下几个方面向医师提供用药咨询服务:

1. 合理用药信息　合理用药的含义是指安全、有效、经济、适当地用药。现代药师以其专业优势,在合理用药方面掌握着更多、更新的信息,在医师面前确立了自己的地位和威信。特别是在合理使用抗菌药物、药物的相互作用、药品的性价比、国外新药动态、老药新用、新药疗效评价及不良反应监测等方面。

2. 新药信息　随着制药工业迅猛发展,新药不断涌现。新药品种的不断增多,在带给医师们更多治疗选择的同时,也带给他们更多的困惑;大量仿制药以及一药多名等现象,使得医师在开药时无所适从;药品生产企业和传播媒介对药品的误导宣传也干扰医师选药。为此需要药师给予医师以信息支持,使他们了解对新药系统评价的内容、最新的循证医学结果等信息,为临床合理用药提供依据。

3. 治疗药物监测信息　治疗药物监测(TDM)是药学服务的一项重要工作。目前TDM对象已经扩展到强心苷、抗癫痫药、抗心律失常药、解热镇痛抗炎药、平喘药、抗精神失常药、免疫抑制药、抗肿瘤药、抗生素 9 大类的 30 多个常用药物,通过治疗药物监测信息,为医师制订合理的治疗方案提供了有力的保障,真正实现用药的个体化,以保证用药的科学合理、安全有效。

4. 药品不良反应和禁忌证信息　药师在做好药品不良反应的发现、整理和上报工作的同时,及时搜寻国内外有关药品不良反应的最新进展和报道,并提供给临床医师,开展药品不良反应的咨询服务,将有助于提高医师合理用药的意识和能力,防范和规避发生药品不良反应的风险,为医师开展新药临床研究、药物经济学评价、药物流行病学的调研及国家药品分类管理提供参考资料,为公正解决医患纠纷提供科学的论证指导。同时,药师也有责任提醒处方医师随时防范禁忌证,尤其是医师在使用本专业、学科以外的药物时。

三、护士用药咨询

护士是药物治疗的执行者和监护者。在施行药物治疗过程中,护士需要更多地获得有关药物的剂量、用法,注射剂配制溶媒、浓度和输液滴注速度,以及输液药物的稳定性及配伍禁忌等信息;同时,护士还需要获得合理用药、指导患者正确用药(包括用药的饮食宜忌等)

以及用药监护等新信息、新知识。药师为护理人员提供科学合理的用药咨询,将有利于提高临床护理质量和药物治疗的效果。

四、社会公众用药咨询

随着医药知识的普及,社会公众的自我保健和自我药疗意识也不断加强,人们更加注重日常保健和疾病预防。药师通过对社会公众的用药咨询,普及药品不良反应、合理用药知识,提升社会公众安全用药的意识,实现社会公众的用药安全目标。在社会公众用药咨询中,尤其应该重视抗感冒药、减肥药、补钙、补充营养素等方面给予科学的用药指导,避免受虚假广告的影响。

第三节 患者的依从性和用药指导

一、依 从 性

依从性是指患者对医师医嘱的执行程度,它是药物治疗有效性的基础。当患者能遵守医师确定的治疗方案、服从护理人员和药师对其健康方面的指导时,就认为这一患者具有依从性,反之,则为无依从性。依从性并不限于药物治疗,还包括对饮食、吸烟、运动及家庭生活等生活习惯、行为方式多方面指导的遵从。患者若缺乏依从性,将使药物治疗产生不良的后果。如结核病患者,通过抗结核药物治疗 1 个月后,在症状得到明显改善后若擅自停药,可能导致病情加重,并对抗结核药产生耐药性,从而给结核病治疗带来困难。因此,提高患者的依从性,是药物治疗成败的关键因素。

(一)患者不依从的主要原因

患者不依从的情况有两种:一是患者不理解医嘱而不会执行,二是患者理解医嘱而不愿执行。主要与以下因素有关:

1. 医药人员因素 在日常医疗工作中,由于医药人员缺少与患者的沟通与交流,对患者指导不力、缺乏指导或提供的指导不准确、不清楚,从而导致患者的不依从性。如医药人员未向患者正确说明药品的作用、用法用量、不良反应及注意事项等,致使患者可能因症状缓解而过早停药,或出现不良反应而停药,或自感疗效不佳而加大剂量等。

2. 患者因素 患者由于对疾病和药物缺乏正确的认识,如病情好转中断用药,求治心切而盲目加大剂量,担心药物不良反应或不良反应难以忍受而擅自停药。另外,由于患者对医师缺乏信任、经济拮据等而自行停药,年迈残障或健忘而不能及时准确用药或重复用药等。

3. 药物因素 如某些药品具有不良气味、颜色或刺激性强等,使患者难以接受;药片过大使患者吞咽困难或药片过小使一些视力低下和手指灵活性减退的人拿取困难。

4. 治疗方案因素 复杂的治疗方案如用药种类太多、用药量各不相同、用药方法复杂、用药次数频繁、用药时间严格、疗程过长等,均会导致患者的不依从性。

(二)患者不依从的后果

患者的依从性是临床药物治疗的基础,也是药物治疗成败的关键。不依从的后果因不依从程度的不同而有差异,轻者延误病情,导致治疗失败,重者可能危及生命。此外,患者不依从也将误导医药人员对药物治疗结果作出错误的判断,如:误认为诊断有误、用药错误或所用治疗药物无效等,从而延误患者的诊断和治疗,给患者带来严重的后果。同时,患者的不依从也造成医药资源的浪费。

因此,当临床药物治疗效果不佳,未达到预期药物治疗目标时,医药人员必须考虑到患者依从性因素对药物治疗的影响。

临床通常通过以下方法来评估患者的依从性:患者自报、服药时间记录、计数剩余药量、电子剂量监测、体液血药浓度监测,其评估结果的可信性,依次递增。

(三)提高患者依从性的措施

1. 建立良好的医患关系　与患者建立良好的合作关系,赢得患者的信任和支持有利于提高患者依从性。医药人员要熟悉患者的生理、心理和社会需求,同情、关心和理解患者,尊重患者的人格、感受和观点;要改善服务态度,提高服务质量,加强与患者沟通、交流,通过有效的宣传教育,提高患者的依从性。

2. 简化治疗方案　由于某些患者用药品种较多,用药方法复杂,患者难以按规定要求用药。简化治疗方案,将有利于提高患者的依从性,例如采用每日1次的长效制剂及缓释或控释制剂。

3. 加强用药指导　向患者提供用药指导能够使患者正确认识药物、使用药物,充分发挥药物应有的疗效,尽可能减少药物的不良反应。尤其是对于一些安全范围小、过早停药可能产生严重后果或需要长期使用的药物。

医疗机构门诊和社会药房(药店)可设立用药咨询台,由有经验的高年资药师和具有执业资格的药学专业技术人员担任用药指导工作。在对患者进行用药指导时,要针对不同的对象,对于老年患者则应给予更多关注。用药指导的内容包括药物的治疗目的、药物的疗效、用法用量、不良反应、用药注意事项及药品正确的保存方法等。

4. 加强督促检查　医药人员应经常督促、检查患者的医嘱执行情况,及时发现和解除患者在药物治疗过程中出现的各种问题,消除患者的顾虑,减少各种不依从因素。

5. 改进药品包装　改进药品包装为解决不依从性问题提供了一条简捷途径,在许多发达国家已经实行了单剂量给药制(UDDS)。单剂量的普通包装以及一天量的特殊包装,能够一定程度地减少差错。药品包装上的标签应醒目清楚、通俗易懂、简单明了,必要时可附加标签以示补充。如使用抗过敏药 H_1 受体拮抗剂时,"该药有镇静作用,可引起嗜睡,用药期间请勿驾驶汽车或从事精密仪器的操作";又如"用法用量如有疑问请向医师或药师咨询"等。

知识链接

单剂量给药制

单剂量给药制(unite does distribution system,UDDS)又称单元调剂或单剂量配发给药。美国从20世纪60年代开始使用这种方法。UDDS就是调剂人员把患者服用的各种药品固体制剂(如片剂、胶囊剂等),借助分包机,用铝箔或塑料袋热合后,按一次剂量单独包装。上面标有药名、剂量、剂型、适应证、用法和注意事项等,便于药师、护士及患者自己进行核对,避免了过去发给患者的散片,无法识别、无法核对的缺点,也方便了患者的服用,防止服错药或重复服药。由于重新包装,也提高了制剂的稳定性,减少浪费。保证了药品使用的正确性、安全性和经济性。

二、药品的正确用法及保存方法

(一) 药品的正确用法

1. 药品服用的适宜时间　根据时辰药理学原理,选择最适宜的服药时间,可以顺应人体生物节律的变化、提高生物利用度,增强疗效、减少和缓解不良反应;降低给药剂量和节约医药资源,提高患者的依从性。

例如,肾上腺皮质激素的分泌具有昼夜节律性,每日上午 7～10 时为分泌高峰,午夜 12 时为低谷。临床用药可遵循内源性糖皮质激素的分泌节律进行,采用"隔日疗法",即将一日药量于早晨 1 次给药或隔日早晨 1 次给药,可以减少对下丘脑-垂体-肾上腺皮质系统的负反馈抑制,从而避免长期使用糖皮质激素所导致的肾上腺皮质功能的不全。血脂调节药洛伐他汀、辛伐他汀等,宜提倡睡前服,有助于提高疗效。一般利尿剂宜清晨服用,以减少起夜次数,避免夜间排尿过多,影响休息和睡眠。多数平喘药宜于临睡前服用,因为凌晨 0～2 时是哮喘者对乙酰胆碱和组胺反应最为敏感的时间,即哮喘的高发时间。而氨茶碱则以早晨 7 时应用效果最好。维生素 B_2 吸收部位在小肠上部,若空腹服用则胃排空快,大量维生素 B_2 在短时间集中于十二指肠,降低其生物利用度,而餐后服用可延缓胃排空,使其在小肠较充分地吸收。

2. 剂型的正确使用　药品剂型是为了方便患者用药而将药物制成适合应用的给药形式。如供口服的片剂、胶囊剂、糖浆剂等,供呼吸道给药的吸入气雾剂等,供皮肤外用的洗剂、搽剂、软膏剂等,供黏膜给药的滴眼剂、滴鼻剂、眼膏剂、含漱剂、口腔膜剂等,供腔道内给药的栓剂、灌肠剂,供注射用的粉针剂、注射剂等。不同的剂型各有特点,药师要按照病情治疗的需要,选择适当剂型,并根据各种剂型的特点,指导患者正确使用。如使用缓释剂型和控释剂型时,应整片吞服,不宜掰开或嚼碎;使用舌下片时,给药应迅速,含服时把药品放到舌下,不要咀嚼或吞服,含服时间一般控制在 5 分钟左右;使用泡腾片剂时,严禁直接服用或口含,一般宜用 100～150ml 凉开水或温开水浸泡,待完全溶解或气泡消失后再服用;使用含漱剂时应避免咽下,因大多数含漱剂中的主要成分为消毒防腐药,含漱时须按照说明书的要求稀释浓溶液,含漱后不宜马上饮水和进食。

3. 药品的正确用法、用量及给药次数　药师要向患者详细说明、解释药品的具体用法和用量,指导患者正确阅读药品说明书,使患者理解和掌握药品的用法及用量,确保其能够严格按照医嘱要求和药品说明书的规定正确使用药品。每日用药的次数,除根据病情需要外,药物半衰期是给药间隔的基本参考依据。一般来说,半衰期较短的药物,每日给药次数相应增多;半衰期较长的药物,每日给药次数相应减少,这样可较好的维持有效血药浓度,且不会导致蓄积中毒。如复方磺胺甲噁唑半衰期为 10～12 小时,需要每日给药 2 次;阿奇霉素半衰期为 35～48 小时,每日只需给药 1 次。肝、肾功能不全者应适当调节用药次数和给药间隔时间。

(二) 药品正确的保存方法

各种药品都有其相应的保存要求,应按药品包装说明的规定妥善保管。药品标注的有效期限是有条件的,若保存不当,即使药品在有效期内,也有可能变质失效。室温保存的药品一般应置于避光、干燥、阴凉处,避免阳光直射和受热受潮。特殊要求保存的药品应按规定要求保存,如生物制品、部分生物碱类药品、胰岛素、三磷酸腺苷、辅酶 A 等易受热变质的药品,应置于 2～10℃的低温处保存。

三、用药的特殊提示

（一）饮食及行为习惯对药物作用的影响

1. 饮酒　酒的主要成分为乙醇,可使中枢神经先兴奋后抑制,扩张血管,刺激或抑制肝药酶代谢系统;有些药物也可延迟乙醇的代谢和分解。药物与酒的相互作用可以降低药效和增加不良反应发生几率。因此,服药期间宜注意饮酒对药物作用的影响。如使用抗癫痫药苯妥英钠期间饮酒,会使苯妥英钠的代谢加快,药效减弱;使用抗痛风药别嘌醇期间饮酒,会降低别嘌醇疗效;使用维生素 B_1、维生素 B_2、地高辛期间饮酒,会减少药物的吸收;使用解热镇痛药阿司匹林、吲哚美辛、布洛芬等期间饮酒,会加重药物对胃肠黏膜的刺激,增加发生胃溃疡或出血的危险;使用口服降糖药苯乙双胍、格列本脲、格列喹酮、甲苯磺丁脲期间饮酒,因乙醇可降低血糖水平,同时加重对中枢神经的抑制,易出现昏迷、休克、低血糖症状,严重时可抑制呼吸中枢而致死;使用中枢抑制药、镇静催眠药、抗抑郁药、抗精神病药时饮酒,乙醇可增强中枢抑制药的作用,出现嗜睡、呼吸抑制、昏迷等。

另外,长期饮酒或饮用过多,超过人体肝的代谢能力,会造成肝损害,形成肝硬化或脂肪肝,使其对药物的代谢迟缓,导致药物蓄积中毒。

2. 喝茶　茶叶中含有大量的鞣酸、咖啡因、儿茶酚、茶碱,其中鞣酸能与药中的多种多价金属离子如钙(乳酸钙、葡萄糖酸钙)、铁(硫酸亚铁、乳酸亚铁、葡萄糖酸亚铁、琥珀酸亚铁)、钴(维生素 B_{12}、氯化钴)、铋(枸橼酸铋钾)、铝(氢氧化铝、硫糖铝)结合而发生沉淀,从而减少药物的吸收,影响药物的疗效。

茶叶中的鞣酸能与胃蛋白酶、胰酶、淀粉酶、乳酶生中的蛋白结合,使酶或益生菌失去活性,减弱助消化药药效。鞣酸与四环素类(米诺环素、多西环素)、大环内酯类(乙酰螺旋霉素、麦迪霉素、罗红霉素、阿奇霉素)相结合而影响抗菌活性;四环素类、大环内酯类抗生素同时也可抑制茶碱的代谢,增加茶碱的毒性,引起恶心、呕吐等反应,因此,服用上述两类抗生素时不宜饮茶。另外,鞣酸也可与生物碱类(麻黄碱、阿托品、可待因)、苷类(洋地黄毒苷、地高辛、人参皂苷、黄芩素)相互结合而形成沉淀,影响药物的吸收。

茶叶中的咖啡因与镇静催眠药地西泮、苯巴比妥、佐匹克隆、水合氯醛的作用相拮抗;服用抗结核病药利福平时不可喝茶,以免妨碍其吸收;茶叶中的茶碱可降低阿司匹林的镇痛作用;浓茶中的咖啡因和茶碱能兴奋中枢神经和心脏,易引起失眠和心率加快。

3. 食醋　食醋的成分为醋酸,pH 在 4.0 以下。若与碱性药物(碳酸氢钠、碳酸钙、氢氧化铝、红霉素)及中性药同服,可发生酸碱中和反应,使药物失效;食醋不宜与磺胺类药同服,后者在酸性条件下溶解度降低,可在尿道中形成磺胺结晶,引起血尿、尿痛、尿路阻塞等;使用氨基苷类抗生素如庆大霉素、阿米卡星、链霉素时,尿液呈碱性,其抗生素的抗菌活性增加,食醋则会降低其抗菌作用;使用抗痛风药时不宜多用食醋,宜同时服用碳酸氢钠,这样可减少药物对胃肠道的刺激,同时可促进尿酸的排泄。

4. 食盐　食盐(氯化钠)对某些药物和某些疾病有一定的影响,正常人体内的总钠量为150g,维持血液的容量和渗透压,但钠摄入过多,可增加体内血容量,使血压升高,诱发充血性心力衰竭;还可诱发高钠血症。此外,钠盐摄入过多降低利尿药的利尿效果。高血压、风湿性心脏病、肾炎等患者,要严格限制食盐的摄取,建议一日的摄入量不超过 6g。

5. 脂肪或蛋白质　脂肪包括植物脂肪和动物脂肪。脂肪对药效有双重影响,既能降低某些药物的疗效,也能增加某些药物的疗效。如缺铁性贫血患者在服用硫酸亚铁时,大量食用脂肪性食物,会抑制胃酸的分泌,从而减少铁的吸收;帕金森病患者在服用左旋多巴时,宜少吃高蛋白食物,因为高蛋白食物在肠内产生大量氨基酸,阻碍左旋多巴的吸收,使药效降低;使用脂溶性维生素(维生素 A、D、E、K)或维 A 酸时,适当多食脂肪性食物,有利于脂溶性维生素的吸收,提高疗效。

使用糖皮质激素类药物时,因药物可加速体内蛋白质的分解,抑制蛋白质的合成,引起负氮平衡,故应适当补充高蛋白食物;使用抗结核病药物异烟肼时,不宜吃鱼,因为前者可干扰鱼类蛋白质的分解,使其中间产物酪胺在人体内积聚,发生中毒,出现头痛、头晕、结膜充血、皮肤潮红、心悸、面部肿胀、麻木等症状。

6. 吸烟　烟草中含有许多有害的物质,如烟碱、煤焦油、环芳香烃、一氧化碳等,其中烟碱是烟草中含有的主要生物碱,能兴奋中枢神经和交感神经,使心率加快,同时也可促进肾上腺释放大量儿茶酚胺,使小动脉收缩,导致血压升高。

烟草中的多环芳香烃类化合物,可增加人体肝脏中药酶的活性,加快对药物的代谢速度。如吸烟者使用催眠镇静药地西泮时,其血药浓度和疗效均降低;使用西咪替丁的患者,吸烟可延缓溃疡的愈合。烟碱可增加氨茶碱的排泄,使其平喘作用减弱、维持时间缩短;烟碱还可降低呋塞米的利尿作用。吸烟可破坏维生素 C 的结构,使血液中的维生素 C 浓度降低;可促使儿茶酚胺释放,减少对胰岛素的吸收,降低降糖药物的作用;可使机体对麻醉药、镇痛药、镇静催眠药的敏感性降低,药效下降,需要加大剂量来维持疗效;还可降低抗精神病药氯丙嗪的作用,使患者易出现头昏、嗜睡、疲乏等不良反应。因此,患者在服药时要注意禁烟,避免吸烟对药物治疗带来不良后果。

(二) 使用下列药品期间宜多饮水

1. 氨基苷类抗生素　庆大霉素、阿米卡星、链霉素等对肾的毒性大,本类药物多数在肾经肾小球滤过,尿液中浓度高,浓度越高对肾小管的损害越大,宜多饮水以稀释并加快药物的排泄。

2. 磺胺类药　主要由肾排泄,在尿液中的浓度高,可形成结晶性沉淀,易发生尿路刺激和阻塞现象,出现结晶尿、血尿、尿痛、尿路梗阻等。在服用磺胺嘧啶后宜大量饮水,以尿液冲走结晶,也可加服碳酸氢钠以碱化尿液,促进药物排泄,减少对泌尿道的损伤。

3. 平喘药　服用茶碱或茶碱控释片、氨茶碱、胆茶碱等,由于其可提高肾血流量,具有利尿作用而易致脱水,出现口干、多尿或心悸;同时哮喘者又往往伴有血容量较低。因此宜注意适量补充液体多饮水。

4. 抗痛风药、抗尿路结石药　应用排尿酸药别嘌醇、苯溴马隆、丙磺舒的过程中,为了避免尿中排出的尿酸过多而导致结晶,应多饮水,保持一日尿量在 2000ml 以上,同时应碱化尿液,使 pH 保持在 6.0 以上。服用排石汤、排石冲剂等抗尿路结石药时,也宜多饮水,保持一日尿量 2500～3000ml,以冲洗尿道,并稀释尿液,降低尿液中盐的浓度,减少尿盐沉淀的机会。

目 标 检 测

一、单项选择题

1. 药学服务最基本的要素是

A. 与药品供应有关的服务　　　B. 与药品使用有关的服务

C. 与药品销售有关的服务　　　D. 与药品有效性有关的服务

E. 与药品经济性有关的服务

2. 药学服务的对象包括

A. 患者　　　　　　B. 患者家属　　　　　　C. 医生

D. 护士　　　　　　E. 患者及家属、医护人员及健康人群

3. 关于药学服务描述错误的是

A. 药学服务是以药品供应为主的服务

B. 药学服务是以患者为中心的主动服务

C. 药学服务的宗旨是提高治疗药物的安全性、有效性和经济性

D. 药学服务的对象包括广大社会公众

E. 药学服务最基本的要素是"与药物有关的服务"

4. 关于用药咨询描述正确的是

A. 用药咨询的对象仅限于患者

B. 对患者进行用药咨询不需要提供书面材料

C. 对大多数患者可采用柜台式开放性面对面咨询的方式

D. 医师和护士不需要用药咨询

E. 健康人群不属于用药咨询的对象

5. 关于对患者用药咨询的描述正确的是

A. 药品的商品名不属于咨询的内容

B. 药品是否进入医疗保险报销目录属于咨询的内容

C. 药品的价格不属于咨询的内容

D. 咨询地点应隐蔽,以保护患者的隐私

E. 咨询方式通常采用被动式

6. 以下哪项不是提高患者依从性的措施

A. 简化治疗方案　　　B. 与患者建立良好的关系　　　C. 加强用药指导

D. 选择安全有效的药物　　　E. 改进药品包装

7. 药学服务的内容不包括

A. 治疗药物监测　　　B. 疾病诊断　　　C. 健康教育

D. 药学信息服务　　　E. 药物利用研究和评价

8. 关于实施药学服务背景描述错误的是

A. 社会公众对医药卫生服务需求的增加是实施药学服务的基础

B. 医药科技的进步和药学学科的发展为实施药学服务提供了技术支撑

C. 药师素质的提高为实施药学服务提供了人才保证

D. 药品分类管理制度的建立是实施药学服务的制度保障

E. 提高医疗机构的经济效益是实施药学服务的内在动力

二、多项选择题

1. 药学服务的内容包括

A. 处方调剂　　　B. 参与对疾病的诊断和治疗　　　C. 参与健康教育

    D. 不良反应报告与监测　　E. 药学信息服务

2. 为了提高患者依从性,可采取以下哪些措施
    A. 与患者建立良好的关系　B. 简化治疗方案　　　　　C. 加强用药指导
    D. 选择安全有效的药物　　E. 改进药品包装

3. 使用下列哪些药品期间宜多饮水
    A. 氨基苷类抗生素　　　　B. 抗尿结石药　　　　　　C. 强心苷类
    D. 磺胺类药　　　　　　　E. 抗痛风药

4. 药学服务对象中尤为重要的人群包括
    A. 用药周期长的慢性病患者
    B. 特殊给药途径的使用者
    C. 使用安全范围小的药物需做治疗药物监测者
    D. 妊娠及哺乳期妇女
    E. 肝肾功能不全者

5. 患者不依从性的后果
    A. 延误病情　　　　　　　B. 造成误诊　　　　　　　C. 治疗失败
    D. 减少医疗机构的收入　　E. 造成医药资源的浪费

6. 对患者咨询的内容包括
    A. 药品的商品名　　　　　　　　　　B. 药品是否进入医疗保险报销目录
    C. 药物相互作用　　　　　　　　　　D. 每日用药次数、间隔及疗程
    E. 药品价格

实 训 项 目

项目一　社区药房药学服务情况调查

【实训目的】

1. 熟悉社区药房药学服务的工作内容。
2. 了解社区药店或社区卫生服务站药学服务状况。

【实训准备】

1. 在本社区范围内选择调查对象。
2. 制订调查方案、实施计划。

【实训步骤】

1. 在教师的带领下,学生分组到社区药店或社区卫生服务站进行药学服务情况调查。
2. 按照调查方案和计划要求,进行社区药房药学服务情况的调查。
3. 以小组为单位,完成社区药房药学服务情况调查报告。

项目二　模拟用药咨询

【实训目的】

1. 熟悉患者用药咨询的内容。

2. 初步学会对患者进行用药咨询。

【实训准备】

1. 对模拟药房进行用药咨询场景的布置。

2. 根据感冒用药咨询的内容,查阅相关文献。

【实训步骤】

1. 角色扮演分组,一位同学扮演药学人员,另一位同学扮演患者,进行抗感冒药物的用药咨询训练。

2. 在教师的主持下,对用药咨询角色扮演进行讨论。

3. 对模拟用药咨询进行小结。

（秦红兵）

第二章　药学服务道德与药学服务礼仪

学习目标

1. 掌握药学服务道德的概念、基本原则及药学服务道德规范的基本内容。
2. 熟悉沟通的技巧及投诉的处理方法、药学服务人员礼仪要求。
3. 了解礼仪的概念、特征和原则、沟通的概念和意义。

药学服务道德与药学服务礼仪直接影响着药学服务工作的质量,与社会公众的生命和健康息息相关。《中国执业药师职业道德准则》中明确指出,药学人员应"以专业知识、技能和良知,尽心尽职为患者及公众提供药品和药学服务,保证公众用药安全、有效、经济、合理"。在药学服务中,提倡药学服务礼仪,为患者提供主动、周到的服务,是药学服务工作人员的基本职业素养和道德要求。

第一节　药学服务道德

一、职业道德与药学服务道德

(一) 职业道德

职业道德是人们在从事职业活动中所遵循的行为准则和道德规范的总和。它既是对本职人员在职业活动中的行为要求,同时又是其对社会所负的道德责任与义务。职业道德是由职业理想、职业态度、职业技能、职业纪律、职业责任、职业良心、职业荣誉、职业作风八个要素构成。职业道德作为从业人员道德生活的特定领域,具有如下特征:①作为协调职业活动中各关系的行为规范,和人们的职业活动密不可分;②在长期的职业活动中形成了较稳定的职业心理和职业习惯,具有明显的连续性;③职业道德采取公约、守则等言简意赅、通俗易懂的形式,因而,更加通俗化、具体化和规范化。

(二) 药学服务道德

药学服务道德是指药学人员在依法开展药学服务活动时必须遵循的道德标准。它是一般社会道德在药学服务领域中的表现,是从事药学服务工作者的职业道德。高尚的药学服务道德要求药学人员既要掌握扎实的药学知识与技能,又要有良好的人文精神,以适应新形势下对药学服务的要求。药学人员应当具有对社会公众健康高度的责任感和献身精神。在药学服务工作中要认真、仔细;关心患者,热忱服务,一视同仁,平等对待;语言亲切,态度和蔼,尊重人格,保护隐私。

知识链接

药学服务领域的道德责任要求

以患者为中心,全心全意为人民健康服务,按照《药品管理法》和有关药政法规办事,正确处理社会效益和经济效益的关系。其中,采购供应的道德要求:及时准确、确保药品质量、廉洁奉公。安全储运的道德要求:迅速严谨、文明装卸、认真负责;药品销售服务中的道德要求:积极主动、热情服务、实事求是、依法销售;药品广告宣传中的道德要求:坚持实事求是,准确传播药品信息;在处方调配中的道德要求:做到认真、负责,给患者提供合理用药的正确指导,收集药品不良反应信息并及时向相关部门报告。

药学服务道德包括对药学职业认识的提高、职业情感的养成、职业意志的锻炼、职业理想的树立以及良好的职业行为和习惯的形成等多方面的丰富内容。它可以在思想上、感情上、作风上和行为上促进协调医药行业内外各种关系,避免利害冲突和意见分歧,完成和树立医药行业新风貌。药学服务道德可以帮助药学人员完善自我教育,总结医药行业的优良传统,不断纠正本行业的缺点;要求药学人员在履行自己的职业任务时,应当顾大局、讲原则、守信用、公平竞争、诚实待人、廉洁奉公,做到道德觉悟和专业才能的辩证统一。

二、药学服务道德的基本原则

(一)药学服务道德基本原则的概念

药学服务道德基本原则是从事药学人员在药学服务领域活动实践中应遵循的根本指导原则,它调整着药学服务领域各种人际关系、统帅药学服务道德的一切规范和范畴,贯穿于药学服务道德发展过程的始终,是评价与衡量药学服务领域内所有人员的个人行为和思想品质的最高道德标准。

(二)药学服务道德基本原则的内容

1. 提高药品质量,保证药品安全、有效　药品质量的优劣、真假,直接关系到社会公众的健康,甚至影响整个社会的稳定和经济的繁荣。药学服务道德要求药学人员坚持以人为本,要从治愈疾病和提高患者生活质量出发,改善药学服务工作中存在的不足,不断调整药学服务道德关系,保证每个药学人员具有高尚的思想品质。同时,在保证药品安全、有效的前提下,尽可能提供经济、合理的药品,真心实意地为患者提供药学服务,以满足社会公众防病治病的需求。

2. 实行人道主义　人道主义作为伦理道德原则,在医药道德领域内,具有十分重要的意义。人道主义其核心是尊重人的生命,一视同仁地维护健康,关心患者是传统医药学道德的精华所在。在我国提倡人道主义,不仅是主张对个人的尊重,肯定人的价值,关心人的幸福,而且扩展到对社会群体健康的关怀,贯穿整个医药卫生事业之中,从各方面提供和保证优质的医疗卫生服务及药学服务。

3. 全心全意为人民健康服务　药学服务道德原则要求药学人员应当站在国家和社会主义建设的历史高度,全心全意为人民健康服务,为社会主义现代化建设事业服务。药学人员在具体工作过程中,要真正做到全心全意为人民健康服务,必须处理好以下三个方面的关系:

(1)正确处理医药人员自身与服务对象的关系:药学人员的直接服务对象是患者,通常情况下,药学人员处于主动地位,患者处于被动地位。这就需要药学人员时刻以服务对象的利益为重,主动热情地提供与药品使用有关的各种服务,以高度负责的精神确保药品质量和用药安全,维护和促进社会公众健康。

(2)正确处理个人利益与集体利益的关系:药学服务工作需要依靠集体的力量来完成。因此,药学人员之间的密切配合尤为重要。在个人利益与集体利益发生矛盾时,应牺牲个人利益,以广大社会公众的生命健康利益为重,不可因个人或小集体利益损害社会公众的权益。

(3)正确处理德与术的关系:药学人员要做到全心全意为社会公众的防病治病、健康服务,既需要有良好的道德品质,又要有过硬的技术本领,二者缺一不可。

三、药学服务道德规范

(一)药学服务道德规范的概念及特点

1. 概念 药学服务道德规范是指药学人员在依法开展药学服务活动时,必须遵守的道德规则和道德标准,用以指导人们的言行,协调药学服务领域中的各种人际关系,是社会对药学人员行为基本要求的概括,是药学服务道德基本原则的具体表现、展开和补充。药学服务道德规范也是道德行为和道德关系普遍规律的反映,是衡量和评价药学人员道德水平与行为的具体道德标准,它体现了社会对药学人员道德行为的基本要求。

2. 特点

(1)针对性:药学服务道德是针对药学人员中存在的不良道德现象所提出的具体的职业道德要求。

(2)理想性:药学服务道德既含有基本的道德要求,又包含有较高理想的道德要求,对患者有高度责任心和为药学事业献身。

(3)现实性:药学服务道德要求药学人员在执业过程中,将患者及公众的身体健康和生命安全放在第一位,尊重患者,依法执业,严格遵守药品管理法律、法规,科学指导用药,拒绝调配错误处方等。药学服务道德规范是药学人员在药学服务实践的基础上提出的,通过努力是完全可以实现的。

(二)药学服务道德规范的基本内容

1. 药学人员对服务对象的道德规范

(1)仁爱救人,文明服务:药学人员对待服务对象一定要有仁爱之心,同情、体贴患者疾苦,对患者、服务对象极端负责。在药学服务工作过程中,应该始终把人民的利益放在至高无上的地位,尊重患者、服务对象的人格,一视同仁,热忱地为服务对象服务。

(2)严谨治学,理明术精:药学服务工作具有很强的技术性,药学人员要以科学求真的态度对待药学服务实践活动。任何马虎或弄虚作假的行为不仅会有损科学的尊严,还可能危害人们的生命健康,造成极为严重的后果。

(3)济世为怀,清廉正派:药学服务工作是一项解除患者疾苦,促进人体健康的高尚职业。药学服务工作者在工作中,必须一心一意只为患者的健康服务,抵制各种诱惑;不利用自身在专业上的优势欺诈患者,谋取私利。

2. 药学人员对社会的道德规范

(1)坚持公益原则,维护人类健康:药学人员在实践中运用自己掌握的知识和技能为患者、服务对象工作的同时,还肩负着对社会公共利益的维护责任。药学人员应坚持做到对服务对象负责与对社会负责的高度统一。

(2)宣传医药知识,承担保健职责:药品的应用不仅在于治疗疾病,还特别要强调预防疾病发生的作用。提高人口质量和生命质量已成为医药人员的社会职责。为确保药品对人的健康既不构成威胁又能起到治疗、保健的作用,这就要求药学人员要积极开展健康教育,向社会宣传医药卫生知识,实现社会公众的安全、合理用药。

3. 药学人员间的道德规范

(1)谦虚谨慎,团结协作:谦虚的态度是一切求知行为的保障。药学人员要孜孜不倦地钻研业务知识,以谦虚谨慎的态度向他人学习。同时,谦虚也是团结协作的基础,目前药学已经分化出众多的学科,现代药学工作的开展已经离不开各学科之间的精诚合作,唯有合作才能促进药学服务事业的健康发展。

(2)勇于探索创新,献身医药事业:解除人类疾病痛苦,不断满足社会公众日益增长的对健康的需求,不断在科学发展的道路上探索新理论、新技术、新产品是药学人员的神圣使命和职责。药学人员应树立献身于药学事业的精神,追求至善至美的境界。

四、药学服务道德范畴

(一)药学服务道德范畴的概念

药学服务道德范畴既是对药学服务道德实践普遍本质的概括和反映,又是一般道德范畴和药学服务实践相结合的产物,反映了一般道德范畴在药学服务实践中的应用。

(二)药学服务道德范畴的内容

1. 良心 它是一定的道德观念、道德情感、道德意志和道德信念在个人意识中的统一,是人们在履行对他人、对社会的义务的过程中形成的道德责任感和自我评价能力。药学服务道德良心是指药学人员在处理与患者等服务对象及社会的关系时,对自己的职业行为具有的道德责任感和自我评价能力。药学人员凭借这种药学道德良心在没有任何外来压力、监督和社会舆论的情况下,自觉地履行自己的义务,并对自己的道德行为作出自我道德评价。因此要求药学人员在从业过程中具有强烈的道德责任感和义务感,时刻以职业良心来约束自己,真正把患者的利益放在首位,对患者充满同情、爱护,以积极的态度热心为患者和社会公众服务。

2. 责任 它是一定的社会或阶级在一定的社会条件下,对个人确定的任务及活动方式的有意识地表达或规定个人应尽的义务。药学服务道德基本范畴的责任是人们自觉履行、不求回报的特殊责任,它不以享受某种权利和报偿为前提。药学人员的责任关系着患者的生命安危,因此要以极端负责的态度对待工作,认真调配每张处方、解答患者的每个问题,保证药品的质量不出任何差错,确保社会公众的用药安全。

3. 信誉 它是人们通过一个个具体的行为所赢得的社会信任和赞誉,是一种行为人或团体高尚的道德追求,反映了行为人的意志品质和心理特征。信誉的获得主要通过多种形式的舆论表达,尤其是群众舆论,它表现为一种广泛性和深刻性的评价能力。信誉一经获得,会对行为人的全部其他行为产生深远的影响。所以,药学人员应以荣誉为动力,踏实工作,全心全意地为社会公众的健康服务。

4. 职业理想 它是人们在职业上依据社会要求和个人条件,借想象而确立的奋斗目标,即个人渴望达到的职业境界。职业理想是人类特有的一种精神现象,是与人生奋斗目标相联系的有实现可能性的想象,是鼓舞人奋斗前进的巨大精神力量。药学人员应树立崇高的职业理想,立志为药学服务事业的健康发展贡献力量。

案例

某医院中药房主任葛某从业40余年，对工作严肃认真，一丝不苟，人们都称他"管闲事主任"。一次，他在检查一药剂员配好的几付中药时，发现药方中有"泽漆"一味与整个方意不符，处方是"济生肾气丸"，其中应有泽泻，而"泽漆"辛苦寒有毒，药性峻烈，多为外用，怎会在此方中出现呢？他立即与门诊医师核实，原来是一名实习生抄方时因工作马虎，误把"泽泻"抄成"泽漆"，而药剂员也因业务不熟没能察觉，幸亏老主任"闲事"管得及时，否则将酿成严重后果。

第二节　药学服务礼仪

一、礼仪的概念、特征和原则

（一）礼仪的概念

礼仪是指一定的社会道德观念与风俗习惯的客观体现，是表达礼节动作、容貌举止的行为规范和行为准则。它属于道德体系中社会公德范畴，是在人际交往中，以一定的、约定俗成的程序方式来表现律己敬人的过程，涉及穿着、交往、沟通、情商等内容，主要体现人们的高尚道德情操、品德修养、文明礼貌、平等尊重等基本要素，是现代社会一种重要的沟通思想、交流感情、加深了解、表白心意的人际交往形式，不仅客观反映社会文明程度、道德风尚和人们的生活习惯，而且生动展示了个人的文化修养、认知水准和沟通能力，是社会发展与进步不可缺少的润滑剂和推动器。从个人修养的角度来看，礼仪是一个人内在修养和素质的外在表现，是形式美的标准要求。从交际的角度来看，礼仪是人际交往中适用的一种艺术、一种交际方式或交际方法，是人际交往中约定俗成的示人以尊重、友好的习惯做法。从传播的角度来看，礼仪是人与人之间相互沟通的重要技巧。

知识链接

礼仪与礼貌、礼节、仪表、仪式的区别

礼貌是指人与人之间和谐相处的意念和行为，是言谈举止对别人尊重与友好的体现，是礼仪的基础。礼节是礼貌的具体表现，是人们在社交场所用以表达尊重、友好、祝颂及哀悼的行为习惯。而仪表则是一个人的容貌、姿态、服饰及个人卫生等外表特征的反映。仪式则指在一定场合举行、有专门程序规范的活动。礼仪是对礼节、仪式的总称，它实际上是由一系列具体的、表现礼貌的礼节所构成，在层次上高于礼貌、礼节，其内涵更深、更广。

（二）礼仪的特征

1. **共同规范性**　礼仪作为人类的共同需要，存在于人类的一切交往活动中，不受国家、民族、性别、年龄等因素的限制。但它并不是随心所欲存在的，是人们在交际场合待人接物时必须遵守的行为规范。这种规范，不仅约束着人们在交际场合的言谈话语、行为举止；而且也是人们在交际场合进行人际沟通活动必须采用的一种"通用语言"。尽管不同的国家、民族所进行的礼仪活动、含义和受重视的程度各不相同，都以这种"通用语言"为准绳，来衡量他人言行和判断自己是否自律通常是一样的。总之，礼仪是约定俗成的一种自尊、敬人的行为规范和习惯用法。

2. 约束限定性　礼仪主要适用于需要相互表示礼貌的特定交际场合,离开了这个特定的范围,礼仪则未必适用。当所处场合不同,所具有的身份不同时,礼仪往往会因此而各有不同,有时甚至还会有很大差异。虽然礼仪并不像法律那样具有强制性,但它可以借助舆论监督和社会影响对人们产生约束作用,从而使人们在适当范围内自觉遵守。

3. 时代差异性　礼仪在不断发展完善过程中,既受所处时代的社会风貌、政治背景、文化习俗等因素的影响,又受民族信仰、地理环境、交通条件诸因素的作用,导致礼仪在内容构成、表达形式、时代特征等方面呈现出不同程度的差异。

4. 通俗延续性　礼仪规则简明,实用易学,便于操作。它既有总体上的礼仪原则、礼仪规范,又在具体的细节上以一系列的方式、方法仔细周详地对礼仪原则、礼仪规范加以贯彻实施。礼仪的易记易行,使其被人们广泛地运用于交际实践,并得到广大公众的认可,而且反过来,又进一步促使礼仪以简便易行、容易操作为第一要旨。礼仪是人类的文明积累,在长时间的发展过程中,逐渐形成了自己的民族特色,而且相对延续,继承发扬。

5. 变动发展性　礼仪是社会历史发展的产物,是人们在长期的交际活动中逐渐发展起来的,它和特定的历史背景相联系,且具有鲜明的时代特点。随着社会的发展,社交活动不断出现新特点、新问题,迫切要求礼仪有所变化,有所进步,能推陈出新,与时代同步,以适应新形势下新的要求。

(三) 礼仪的原则

1. 自觉遵守原则　每个人都有自觉遵守、合理应用礼仪规范的义务。它能督促每位沟通者自觉自愿以礼仪规范自己在交际活动中的一言一行、一举一动。每个人不仅要学习、了解礼仪,还要将其付诸于社交实践。只有坚持这条原则,才能保障礼仪的逐步推广和规范使用。

2. 真诚平等原则　在人际交往中,做到表里如一、言行一致、诚实守信、待人真诚,避免弄虚作假、言行不一、口是心非、投机取巧等背离礼仪的行为。只有这样才能获得对方接纳、理解和尊重。同时,始终尊重对方、以礼相待。不因交往对象双方在年龄、性别、国籍、种族、地位、身份、财富等方面有所不同,就厚此薄彼、区别对待,应一视同仁,给予同等的礼遇,以免损害正常的人际交往活动。

3. 从俗适度原则　由于国情、民族、文化背景的不同,导致"十里不同风,百里不同俗"的客观事实,要求人际交往时,坚持入乡随俗,确保自己的言行与绝大多数人的习惯做法保持一致,切勿目中无人、自以为是、唯我独尊,随意批评和否定他人的习惯性做法。尊重习俗,可使礼仪规范应用得心应手、生动自如。同时,坚持适度得体、注意提高交往技巧、做到把握分寸、符合规范、体现自律和敬意,促进人际交往的有效性。

4. 宽容自律原则　宽容是尊重对方的表现。运用礼仪时,既要严于律己,更要宽以待人,真诚地体谅、理解、忍让他人,容许他人有个人行动和独立进行自我判断的自由,坚决杜绝咄咄逼人、斤斤计较、求全责备等毛病,努力使自己不失敬于人,不损害对方的人格与尊严。宽容能帮助个人获得友谊、争取朋友、扩大交往。自律是对待个人的要求,是礼仪的基础和出发点。在社交活动中,最重要的就是要自我要求、自我约束、自我控制、自我对照、自我反省、自我检点,自觉按照礼仪规范办事做人,慎独律己,杜绝假、大空话和虚假行为,成为别人愿意交往、沟通的真正朋友。

5. 沟通互动原则　沟通是一个双向过程。要实现有效的沟通,就必须首先了解他人,并努力使自己为对方所了解。所谓互动，是要求人们在社会交往中应积极主动进行换位思考，多替他人着想，处处做到"以交往对方为中心"。

二、药学服务人员礼仪要求

药学服务礼仪是礼仪在药学服务行业的具体运用，是药学服务人员在自己的工作岗位上向服务对象提供的标准的、正确的药学服务行为，它包括药学服务人员的仪容和服饰、仪态、语言和岗位规范等基本内容。拥有良好的药学服务礼仪是药学服务人员必备的职业素质之一。

1. 精神饱满　这是药学服务人员最基本的素质要求。只有热爱本职工作，正确认识和理解本行业工作的意义，不断提高和增强专业水平，才能在工作中时刻保持这种良好的精神状态。

2. 热情耐心　必须以热情的态度接待患者，以亲切的目光迎接患者，以微笑服务患者，做到有问必答。当患者比较挑剔或有较多困难和麻烦时，保持热情和耐心，才有利于圆满地完成工作。

3. 举止优雅　要遵守仪态举止有度的原则。具体说来，则是要求药学服务人员的行为举止要自然大方、高雅脱俗、规范到位、得体适度，体现自己良好的文化教养，表达对患者的尊重、友好与善意。

4. 仪表端庄　药学服务人员着装应干净、整洁，一般会有统一、简洁大方的服务制服。不可化浓妆、喷浓烈的香水，同时避免过多和较大的首饰。表情应自然，目光应温和，友好、谦虚的表情永远都有吸引力，给人以亲切感，端庄的仪表有助于提高患者对药学人员的信任度。

5. 仪态规范　待人接物落落大方，患者进门 2 米以内必须主动招呼，使用礼貌用语，语言要谦虚且富于情感。面带微笑，语调平和；举止庄重大方，不亢不卑。

知识拓展

正确的站姿

正确的站姿是一种静态的造型。对站姿的基本要求是：端正，挺拔、优美、典雅。其基本要领是站正，身体重心落在两脚中间不偏左右，胸要微挺，腹部自然地略微收缩，腰直、肩平，两眼平视，嘴微闭，面带笑容，双肩舒展，双臂自然下垂，两腿膝关节与髋关节舒展挺直。站立太累时，可变换站姿调节，其要领是：身体重心偏移到左脚或右脚上，另一条腿微向前屈，脚部放松。

三、沟通与交流

（一）沟通与交流的意义

沟通是人与人之间、人与群体之间思想与感情的传递和反馈的过程，以求思想达成一致和感情的通畅。通过药学人员与患者的沟通，有助于建立一个相互信任的、开放的医患关系，确保药学服务的实施，保证患者安全有效使用药物，这是开展药学服务工作的关键。因此，药学人员为患者提供专业药学服务，不仅要求药学人员具备良好的药学教育背景、丰富的实践经验、合适的工作场所及信息支持外，还需具备良好的沟通和交流能力。

（二）沟通与交流的技巧

药学服务中存在的许多问题都是由沟通不当或缺少沟通引起的，结果不可避免地导致误传或误解。良好地进行交流沟通是一个双向的过程,它依赖于是否能抓住听者的注意力和正确地解释所掌握的信息。沟通成功与否,不仅在于沟通的内容,而且在于沟通的方式。药学服务人员要做到在药学服务中游刃有余,需培养出有效的沟通技巧。

1. 认真地倾听　倾听是最重要、最基本的一项技巧。药学服务人员耐心倾听患者的诉说,站在患者的角度理解信息,理解患者的寻医问药的心情和愿望并有所反应,这是发展良好医患关系最重要的一步。在提供药学服务时,认真倾听可使患者感到被尊重,心理上产生亲切感和认同感。不轻易打断患者说话,保证患者说话的思路和内容的连贯性,仔细倾听患者所表达的内容和意愿,了解患者的需要,并认真地加以分析,制订相应的目标与措施,为患者提供更好的服务。

2. 注意语言的表达　希波克拉底说:"有两种东西可以治疗疾病——药物和语言。"所以,药学人员应该"学会说话",学会使用恰当的、通俗易懂的语言和词汇,尤其是说话时的副语言(即说话时所用的语气、语调、语速,它表达了说话人的情感与态度)。在交谈中,药学人员要学会熟练运用安慰性、鼓励性、劝说性以及积极的暗示性语言,应尽量使用通俗的语言,少用专业性术语,即使使用专业术语,也要向患者作必要的解释,以确保患者理解这些术语的含义。遇到问题时,尽量采取开放式的提问方式,给患者一定的宽松度,使之轻松谈出自觉感受;也使患者有机会陈述并暴露问题,使药学人员从患者处能获得更多的、更详细的信息内容。尽量使用确定性的语言,少用不确定的语言,有助于提高患者的用药依从性。对病情的解释应与医师的意见一致,避免患者产生不信任和疑惑;同时,对患者的谈话内容应注意保密,解释某些检查的异常结果或不治之症的药物治疗时要用保护性语言。药学人员适宜的语音语调、积极稳定的情绪、灵活多变的语言交流,有利于建立良好的沟通。

3. 适当运用非语言沟通　非语言沟通包括使用身体语言、个人空间、仪表效应等。非语言沟通具有较强的表现力和吸引力,可超越语言不通的障碍,比语言更富感染力。

身体语言是表达情感的方式之一,它的表露与内心活动是一致的,与患者交谈时,四目对视表达了对他的尊重和鼓励,微微点头表示你认真倾听,能激发患者进一步沟通的意愿。通过目光的接触,判断患者对谈话的理解和接受程度,以便及时调整沟通方式。

与患者的距离与角度,体现了人际相互作用的亲密程度,药学人员和患者之间适当的空间距离会使患者感到既亲切又不窘迫。良好的用药咨询环境也能给患者营造融洽的氛围。

外表的装饰体现了个人的风格。患者往往根据药学人员的服饰、发型,判断其是否值得信赖。所以,药学人员应注重和关注个人形象,力求着装整洁、佩戴胸牌(胸牌上的内容清晰可见)、仪表端庄、谈吐大方、举止有条不紊,以增强与患者的亲和力。

4. 掌握交流时间　药学人员与患者交流的时间不宜过长,提供的信息也不宜过多,否则可能会成为沟通的障碍。可事先准备好一些宣传资料,咨询时分发给患者,这样既可节省谈话时间,又可方便患者认真阅读、充分了解。

四、接待投诉

接待和处理患者的投诉是在药学服务过程中经常遇到的棘手问题。患者投诉属于危机事件,需要及时处理。妥善处理患者投诉,可改善药学人员的服务,增进患者对药学人员的信任。

（一）投诉的类型

患者投诉的原因主要是药学人员的服务态度、工作效率、等候时间等，其次是药品质量或数量，药品的不良反应和价格占少数。

1. 服务态度和质量　药房调剂是患者就医过程中接受的最后服务程序，但现在药学人员的服务态度仍然不尽如人意，工作效率低，患者等候时间长，这些问题的存在直接影响患者的心情及药物治疗的安全性和有效性。在以患者为中心的药学服务过程中，要不断地掌握药物专业的知识，将药学人员的责任心、爱心、细心、耐心深深地渗透在整个药学服务过程，落实到实际工作中，从而提高药学服务的质量。

2. 药品数量　这类投诉占的比例较大。通过加强药学人员的工作责任心，严格执行核对制度，从而可以减少此类投诉的发生。

3. 药品质量　部分患者取药后发现与过去的用药外观有差异，因此怀疑药品的质量存在问题而投诉。药学人员对确属药品质量有问题的，应立即予以退换。但对品牌更换、包装改变等导致患者产生疑问时，应耐心细致地予以解释。

4. 退药　对于此类投诉原因比较复杂，既有患者方面的，也有医院和医师方面的。患者退药通常是由于各种原因认为药品不适合自己使用。有时，也因医师对药物的作用和应用、不良反应、禁忌证、规格、剂量、用法等信息了解不够，导致处方不当，造成退药投诉。因此，对退药投诉应综合考虑医院、药店和患者的利益，充分尊重患者的特殊要求，妥善处理此类投诉。

5. 用药后发生严重不良反应　对此类投诉应会同医师共同应对，原则上应先处理不良反应，减轻对患者的伤害。

6. 价格异议　医疗机构和社会药店应严格执行国家药品价格政策。如因招标或国家药品价格调整而导致价格上调，应耐心向患者解释。但对价格或收费有误的，应立即查明原因并退还多收费用。

（二）对患者投诉的处理

1. 选择合适的地点　接待患者的地点宜选择办公室、会议室等场所，以利于谈话和沟通。发生投诉时，应尽快将患者带离现场，以缓和患者的情绪，转移其注意力，尽量避免事件对其他患者造成影响。

2. 选择合适人员　接待投诉的人员必须具备较强的亲和力、有一定的经验且善于沟通。一般性的投诉，可由当事人的主管或同事接待。事件比较复杂或患者反映的问题比较严重，则应由科主任、店长、经理亲自接待，无论是即时或是事后，均不宜由当事人接待患者。

3. 接待投诉的基本方法及技巧　接待患者投诉时，接待者的行为举止至关重要。接待者的行为端庄、语言得体等一切细节能使投诉者感到自己是备受尊重的，可使投诉过程从抱怨、谈判变为倾诉和协商，有利于投诉问题的解决。接待者应表现出积极主动地处理问题的态度，保持微笑，不打断患者的陈述；用自己平和的语气稳定患者激动的情绪，站在患者的立场为对方设想，对患者的行为表示理解，主动做好投诉细节的记录，重复患者所说的重点，确认投诉的问题重点所在，就事论事，援引相关法律法规和政策制度，耐心地解释、处理。对超权限范围的问题，首先向患者说明，并迅速请示上级管理者。对于确实属于药学人员失误的,要迅速与相关的管理者一同处理投诉。暂时无法处理的,可将事情详细记录,留下患者的联系电话,并承诺尽快答复;最后应感谢患者对药学服务工作提出的不足,并表示今后一定改进工作,对由于服务工作失误而造成患者的不便予以道歉。

4. 重视证据保全　对于患者投诉的问题应有确凿的证据,在工作中应当注意保存有形的证据,如处方、清单、病历、药历或电脑存储的相关信息,以应对患者的投诉。

目 标 检 测

一、单项选择题

1. 在药学服务道德的基本原则中,维护人民健康的重要前提是
   A. 提高药品质量、保证药品安全　　　　B. 全心全意地为人民健康服务
   C. 实行社会主义的人道主义　　　　　　D. 防病治病、健康服务
   E. 关心患者

2. 树立正确的经营道德观,首先是
   A. 对患者认真负责　　　B. 为人民服务　　　C. 对患者主动热情
   D. 确保药品质量　　　　E. 准确传播药品信息

3. 药学服务道德规范除具有道德的一般特点外,还具有以下特点
   A. 针对性、真实性、完整性　　　　　　B. 理想性、现实性、规范性
   C. 针对性、理想性、现实性　　　　　　D. 真实性、理想性、完整性
   E. 规范性、针对性、现实性

4. 药学服务道德基本范畴的内容包括
   A. 良心、责任、信誉、职业理想　　　　B. 良心、义务、责任、情感
   C. 义务、责任、情感、荣誉　　　　　　D. 情感、信誉、良心、职业理想
   E. 自我评价、舆论表达、社会信任、为人民服务

5. 以下的沟通技巧中,不适宜"药学服务"的是
   A. 积极地询问　　　B. 认真地倾听　　　C. 注意非语言的运用
   D. 多使用提问方式　E. 交流时间不宜过长

6. 在药学服务中,患者投诉的主要原因是
   A. 退药　　　　　　　B. 价格异议　　　　　　　C. 药品质量
   D. 服务态度与质量　　E. 用药后发生严重不良反应

7. 药学人员应对"即时投诉患者"的基本原则
   A. 给患者示座、倒水　　　　　　　　　B. 用微笑化解患者的怨气
   C. 尽快将患者带离现场　　　　　　　　D. 使患者换位思考
   E. 认真聆听患者倾诉

8. 在接待投诉人的行为举止规范中,最关键的是
   A. 行为端庄　　　B. 倒上一杯水　　　C. 尊重与微笑
   D. 让患者能够换位思考　E. 举止大方

二、多项选择题

1. 药学服务人员礼仪要求包括

　A. 精神饱满　　　　　　B. 热情耐心　　　　　　C. 举止优雅

　D. 仪表端庄　　　　　　E. 仪态规范

2. 应对患者投诉的处理正确的是

　A. 尽快将患者带离现场　　　　　B. 保存有形的证据

　C. 采用适当的方式和语言　　　　D. 一般投诉由当事人接待

　E. 尊重投诉人

3. 从事药学服务应具备的沟通技巧是

　A. 关注特殊人群　　　　B. 掌握交流时间　　　　C. 多使用服务用语

　D. 适当运用非语言　　　E. 注意语言的表达

4. 药学人员从事药学服务时进行沟通的意义在于

　A. 提高公众对药学人员的认知度

　B. 加强患者和药学人员之间的感情和联系

　C. 能获得患者的信息、需求及存在的问题

　D. 患者获得有关的用药指导

　E. 体现对患者的关注

5. 属于药学人员对服务对象的服务道德规范的有

　A. 仁爱救人、文明服务　　　　　B. 严谨治学、理明术精

　C. 尊重患者、承担保健　　　　　D. 坚持公益、维护健康

　E. 济世为怀、清廉正派

实 训 项 目

项目一　微笑的模拟实训

【实训目的】

学会微笑。

【实训准备】

1. 观看有关礼仪规范的实训课件、VCD 和录像带等视听教学资源。

2. 准备多张厚纸。

【实训步骤】

1. 教师进行现场示范，分为两个步骤。

（1）嘴角上翘练习：口里念普通话的"一"字音，使双颊肌肉上抬，口角的两端平均地向上翘起。

（2）眼中含笑练习：取厚纸一张，遮住眼睛下边部位，对着镜子，心里想着那些最让自己高兴的事情，使笑肌抬升收缩，鼓起双颊嘴角两端做出微笑的口型，自然地呈现出微笑表情。紧接着放松面部肌肉，眼睛恢复原形，目光中会反射出含笑脉脉的神采。

2. 学生严格按照实训大纲要求，揣摩教师示教，反复进行微笑的模拟实训，学会微笑。

3. 以小组为单位进行实训，一对一练习，通过互相检评，教师点评，纠正动作，真正意义上学会轻松自然地微笑。

项目二　言谈礼仪模拟实训

【实训目的】

1. 初步学会言谈交流方法。

2. 熟练掌握礼貌对待患者和轻松自如地与患者沟通等言谈技巧。

【实训准备】

1. 建立模拟药房。

2. 根据实训内容(镇咳药用药咨询),查阅相关文献。

【实训步骤】

1. 进行角色扮演分组(一位同学扮演药学人员,另一位同学扮演患者)。

2. 进行言谈礼仪的模拟训练。

药学人员:您好!请问我能帮助您什么?

患者:我好像感冒了,想买点感冒药。

药学人员:请问您感觉哪里不舒服?

患者:这两天我咳嗽得厉害。

药学人员:咳嗽时有没有痰?

患者:没有。

药学人员:请问您咳嗽有多长时间了?

患者:一两天吧。

药学人员:您除了咳嗽以外,还有没有其他地方感觉不舒服?

患者:没有。

药学人员:在此之前,您有没有用过什么药吗?

患者:没有。

药学人员:我去给您拿点咳必清,它会帮助您早日康复。

患者:好的。那我怎么服用它呢?

药学人员:口服,一日3次,一次2片。

患者:那它有没有什么不良反应?

药学人员:它的不良反应很少,偶有头晕、口干等。

患者:知道了。另外,在服药期间我要注意哪些问题呢?

药学人员:回去后多喝水、注意休息;避免摄入辛辣和生冷的食物;在天气变化时注意保暖。这些都是有助于咳嗽的治疗。

患者:好的,谢谢您!

药学人员:不用谢,祝您早日康复!再见!

患者:再见!

(曾莉萍)

第三章 药学信息服务

学习目标

1. 掌握药学信息服务在药学服务实践中的作用。

2. 熟悉药学信息的概念,药学信息的收集、整理和评价方法,药学信息服务的实施内容。

3. 了解药学信息服务的传播。

药学信息服务(drug information service)是 20 世纪中期提出和发展起来的。随着医药科学的迅猛发展,药物种类大量增加,有关药物的各项研究也日益深入、全面,每年仅是关于药物评价的论文就达到数十万篇。信息数量的激增,使得医师对药学信息的有效掌握变得十分困难,医师和护士对药学信息的要求也日益高涨。过去那种仅靠药师个人零星的药物信息活动已不能适应临床医疗实际工作的需要,系统的、正式的药学信息服务工作就提到了议事日程,并逐渐发展成为药学服务工作的一项重要、基本的职能。

药学信息服务或称药学信息活动(drug information activity),是所有涉及药学信息的活动,是指药师进行药学信息的收集、保管、整理、评价、传递、提供和利用等工作。实施药学信息服务是药学咨询服务工作的重要组成部分,也是药学咨询服务所有工作的中心和基础。药学信息服务是药学服务的重要内容,也是医疗机构和社会药店为患者提供的服务由目前以供应药品和保证药品质量为主,逐渐向以患者为中心模式转换的关键。

第一节 药 学 信 息

一、药学信息的概念、特点

(一) 药学信息的概念

药学信息(pharmaceutical information),也称为药物信息或药品信息(drug information,DI),其内容非常广泛。广义的药学信息包括药学学科的所有方面的信息,甚至还涉及大量的医学学科的信息,如药品的研发信息、药品专利信息、药品生产和上市信息、药品价格信息、药品的监督和管理信息、药学教育信息、药学各专业学科的信息、药物使用信息、疾病变化、耐药性、生理病理状态、健康保健信息等。狭义的药学信息,是指为实现合理用药所需要的信息,它涉及的内容仍然十分广泛,只要与用药安全、有效、经济有关的信息均属于药学信息,几乎包括药物的研发、生产、经营、检验、使用等全过程的每一个方面的信息,但集中表现是药品的使用信息。药学信息已发展成为一门独立的分支学科。

(二) 药学信息的特点

1. **载体多样、传递快捷** 现代信息技术对信息资源载体形式及传递方式的影响是最直接、最根本的。随着现代信息技术的不断发展,印刷型文献信息一统天下的局面被打破,出现了各种形式的电子出版物,增加了磁盘、光盘等载体形式和电话、传真、网络等传递方式。由此而形成信息资源的多类型、多媒体、跨时间、跨行业、跨地域的快速增加。当前,以印刷型信息资源、磁带型信息资源、光盘型信息资源、网络型信息资源为主且这四种信息资源并存的格局已经形成,现代信息技术的发展,加速了信息转换,丰富了信息资源载体形式和传递方式。

2. 内容丰富、数量激增 由于现代信息技术的应用,信息生产周期缩短,信息资源数量迅速增多,属传统信息资源的图书、期刊、特种文献等正式出版物,全世界正以每分钟2000印张的速度在增长。在浩如烟海的信息中,医药文献信息约占1/4,目前世界上生物医药刊物已达22 000种以上,每年发表的医药论文近300万篇。与此同时,光盘型信息资源和网络型信息资源的数量日益扩大并持续动态地增长,网络上既有学术性专业论文的正式信息交流,也有非正式信息交流,如电子邮件、电子布告牌、网络会议中所包含的信息内容,以及各种学术团体、企事业单位、政府部门、行业协会等单位通过正式出版物系统无法得到的信息。

3. 分布广泛、交叉分散 在印刷型文献信息一统天下的时代,资源的社会分布相对集中,图书馆、信息所、档案馆是信息资源的主要分布点,信息服务部门的信息主要来自于出版社、编辑部、书店和图书发行公司。如今信息资源的社会分布异常分散,数量众多的信息资源广泛地分布在各类社会机构、社会组织以及大部分家庭中。信息服务部门的信息除了来源于出版社、编辑部、书店外,还可以来自于计算机硬件和软件公司、数据库开发公司,甚至是遍布世界各地无法确定的千千万万服务器上。而个人可利用网络传播自己的研究成果和其他信息,也成为信息来源之一。现代科学技术综合与交叉的特点,使某一学科专业内容和相关信息分布范围极为广泛,药学除与医学、化学关系密切外还涉及生物学、生物化学、生理学、环境科学、农业、工业以及管理科学、市场营销等学科,专业信息的分散和交叉重复,无疑增加了开发和利用信息资源的难度。

4. 历史悠久、蕴义精深 我国药学研究至今已有几千年的历史,在漫长的发展过程中,积累了大量的文献信息,由于这些信息高度的经验性和实用性,得到人们的普遍重视和尊崇。在当今"人类回归大自然"的趋势下,人们越来越重视从天然药物中研究和开发新药。根据WHO资料,未来制药业创制的来自中药的新药可能由目前的不到5%快速增长到29%以上,一些欧美大医药公司纷纷成立天然药物部,不惜重金搜集中医药信息。祖国古代药学研究成果主要保存在历代遗留下来的中医药文献典籍之中,现存本草专著约278种,还有些中药信息散见于综合性中医著作中。由于年代久远,有些书籍散失,加之时代变迁、文字古奥,词义艰深,这些都为获取中药信息造成了较大的困难,因此积极开发和利用中药信息也是当今重要的任务之一。

二、药学信息获取的途径

(一)药品说明书

药品说明书是该药经国家药监部门批准的具有法律效力的重要药品文书,是临床用药的重要依据。不同生产企业生产的同一药品,说明书会有所不同,应用哪一种药品就应该阅读该药品的说明书。

（二）原始文献和数据

原始文献和数据包括报纸、期刊、药物不良反应资料、医院用药分析资料和相关医疗机构的有关资料等,具有数量大、品种多、周期短及报道快等特点。主要的报纸有《健康报》、《中国医药信息报》、《中国医药经济报》、《中国医药论坛报》等。国内外期刊是定期或不定期连续发行的科技出版物,在药学信息服务中起着重要作用。

（三）工具书和参考书籍

工具书和参考书籍在药学信息服务过程中提供的药学信息内容权威规范、系统全面,但信息的时间较晚。

1. 与药学信息服务工作相关的主要中文书籍

（1）陈新谦,金有豫,汤光主编《新编药物学》:人民卫生出版社出版。本书对各种药物的性状、药理及应用、用法、注意事项、制剂等均作了详尽的阐述。在出版该书 60 周年之际,于 2011 年初人民卫生出版社出版了第 17 版。

（2）国家药典委员会编《临床用药须知》:中国医药科技出版社出版。为药典的配套书籍,主要提供药典中的有关药物在临床中的使用信息。

（3）戴自英主编《实用抗菌药物学》:上海科技出版社出版。分总论、各论和临床应用三篇,内容主要讨论抗菌药物,也包括抗立克次体、衣原体、支原体、螺旋体、真菌、原虫和病毒等药物。

（4）李家泰主编《临床药理学》:人民卫生出版社出版。它以药理学和临床医学为基础,阐述人体对药物的代谢过程和规律、药物对人体的作用及药物之间相互作用的规律,对新药的安全性及有效性作出科学评价,并通过血药浓度监测,调整给药方案,以便临床合理、安全、有效的使用药物。

（5）古德曼·吉尔曼主编,金有豫主译,《治疗学的药理学基础》:人民卫生出版社出版,全书分 16 篇共 68 章,分别对药理研究和治疗原理,各类药物的化学结构、药理作用机制、生物代谢、常用剂型的药物效应动力学、治疗效果、适应证和禁忌证、毒副作用进行了全面系统的总结,详细地介绍了药理学研究的现状和最新理论,并有专门的章节介绍基因研究和毒理学研究的现状。

（6）《治疗指南》丛书系列翻译本:化学工业出版社出版。此系列丛书目前发行有 10 个分册:《疼痛分册》、《抗生素分册》、《内分泌分册》、《神经病分册》、《精神病分册》、《皮肤病分册》、《胃肠病分册》、《呼吸病分册》、《心血管分册》和《姑息治疗分册》。

（7）《当代药品商品名与别名辞典》:化学工业出版社出版,已更新再版 3 次。该书由四部分组成:药理学分类目录;正文即药品通用名(中、英)、药理学分类、适应证、商品名(剂型、中英文厂商)、别名;部分医药企业介绍;中英文索引。

2. 与药学信息服务工作相关的主要国外书籍

（1）《默克索引》(The Merck Index):是由美国 Merck 公司出版,是一部集化学制品、药物制剂和生物制品于一体的大辞典,辞典按标题化合物的字母顺序排列,标题后面列出美国化学文摘采用的名称及其他可供使用的名称、药物编号、商品名、化学式、分子式、参考文献、结构式、物理数据、衍生物的通用名称和商品名、用途等内容。

（2）《英国国家处方集》(British National Formulary):主要收集了关于开药方、配药和医药管理方面的信息,旨在指导医师配药。还提供了一些药品方面的信息,这些主要来源于药品制造商、产品目录、医学与药物文献、有关的管理部门和药方价格单等。

（3）《医师案头参考》（Physician's Desk Reference，PDR，美国）：该书定期把说明书汇编成册，每年综合汇编一次，介绍市场上的新药，内容比较全面，并且还出版补充本，用途较广。

（4）《马丁代尔大药典》（Martindale the Extra Pharmacopoeia）：英国药学会出版，全书分为三个部分，第一部分为医院制剂，按药物作用类别分类；第二部分为辅助药物部分，按字顺排序；第三部分为专利药物部分。书末附有厂商索引、药物临床用途索引和总索引。

3. 各国药典　药典是国家颁布的有关药品质量标准的法规，属政府出版物。药典正文包括各种法定药物的名称、化学名、化学结构、分子式、含量、性质、用途、用法、鉴定、杂质检查、含量测定、规格、制剂、贮藏等项目，附录包括制剂通则、一般的检查、测定方法、试剂等重要项目。

（1）《中华人民共和国药典》（Chinese Pharmacopeia，Ch. P）：由国家药典委员会编辑出版。新中国成立以来，我国先后出版了9版药典，现行使用的是《中华人民共和国药典》2010年版，分为三部：一部收载药材及饮片、植物油脂和提取物、成方制剂和单味制剂等；二部收载化学药品、抗生素、生化药品、放射性药品以及药用辅料等；三部收载生物制品。

（2）《美国药典》（The United States Pharmacopeia，USP）：由美国药典委员会编辑出版，是美国政府对美国药品质量标准和检验方法作出的技术规定。《美国药典》于1820年首版，1950年以后每5年修订一版。此外，《美国国家处方集》（National Formulary，NF）收载了《美国药典》（USP）尚未收入的新药和新制剂，1883年首版。1980年15版起并入USP，称为《美国药典/国家处方集》（U. S. Pharmacopeia/National Formulary，USP/NF），但仍分两部分，前面为USP，后面为NF。

（3）《英国药典》（British Pharmacopoeia，BP）：由英国药品委员会编辑出版，不仅提供药用和成药配方标准以及公式配药标准，而且提供所有明确分类并可参照的欧洲药典专著。《英国药典》1864年首版，每5年修订一次。1999年17版后分为两卷本，第一卷内容为药剂与药物专论，记载药物的名称、分子式、分子量、结构式、化学名称、CAS登录号、物理常数试验分析方法及规格标准等，条目按照英文字母顺序编排。第二卷除继续第一卷的条目外，还有配方、血液制品、免疫制品、放射性制剂等，书后附有索引。

（4）《欧洲药典》（European Pharmacopoeia，EP）：由欧洲药典委员会编辑出版，1977年首版。从1980～1996年期间，每年将增修订的项目与新增品种出一本活页本，汇集为第2版《欧洲药典》各分册，未经修订的仍按照第1版执行。1997年出版第3版《欧洲药典》合订本，并在随后的每一年出版一部增补本，由于欧洲一体化及国际间药品标准协调工作不断发展，增修订的内容显著增多。

（5）《日本药局方》（The Japanese Pharmacopoeia，JP）：由日本药局方编集委员会编纂，经厚生省颁布执行。分两部出版，第一部收载原料药及其基础制剂，第二部主要收载生药、家庭药制剂和制剂原料。

（6）《国际药典》（Pharmacopoeia Internationalis，Ph. Int. ）：是世界卫生组织（WHO）为了统一世界各国药品的质量标准和质量控制的方法而编纂的，1951年首版。国际药典目前有5卷，卷1（1979）为通用分析方法；卷2（1981）和卷3（1988）为世界卫生组织基本药物示范目录中的大部分药物的质量标准；卷4（1994）为有关试验、方法的信息，以及药品原料、赋形剂的一般要求和质量说明，以及剂型；卷5（2003）为制剂通则以及药品原料和片剂的质量标准。国际药典对各国无法律约束力,仅作为各国编纂药典时的参考标准。

（四）网络药学信息资源

上述医药文献检索工具除了印刷形式的出版物外,目前大都建立了计算机联机检索系统,有的还有光盘形式的电子出版物。文献报道时滞减小,甚至可以从中查找到印刷中的文献。信息数据库光盘已非常普及,同时,几乎所有光盘数据库都建有相应网站。常见的医药学数据库有:中文科技期刊数据库、CNKI 全文数据库、万方数据库、维普科技期刊数据库、pubmed(美国国立医学图书馆提供)、CA(Chemical Abstracts,美国化学文摘)、SCI(Science Citation Index Expanded,美国科技信息所科学引文索引数据库)、OVID 外文全文数据库、Springer Link 外文全文数据库等,但是各网站的检索格式和习惯各异。另外,可以通过一些药学专业网站、药学相关网站和药学论坛获取所需药学资源。

知识链接

药学相关网站

网站中文名	网址
临床药师网	http://www.clinphar.com/
四月蒿药学在线	http://www.syhao.com/
中国临床药学网	http://www.phr.com.cn/
中国医药信息网	http://www.cpi.gov.cn/
米内网	http://www.menet.com.cn/
新药在线	http://www.cndrug.org/
药网	http://www.chinapharm.com.cn/
世界医药网	http://www.world-medicine.org/
世界卫生组织	http://www.who.int/zh/
美国食品与药品管理局(FDA)	http://www.fda.gov/
美国国家药物滥用研究所(NIDA)	http://www.nida.nih.gov/
国家食品药品监督管理局(SFDA)	http://www.sda.gov.cn/
中国食品药品检定研究院	http://www.nicpbp.org.cn/
中华人民共和国卫生部	http://www.moh.gov.cn/
中华人民共和国国家中医药管理局	http://www.satcm.gov.cn/
中国药学会	http://www.cpa.org.cn/
中国药理学会	http://www.cnphars.org/
丁香园	http://www.dxy.cn/
生命科学论坛	http://bbs.bioon.net/bbs
小木虫	http://emuch.net/bbs/

（五）学术交流

积极参加学术会议、专题报告和继续教育讲座是专业技术人员更新知识的好机会,也是获取新信息的渠道。从专家的学术报告,可以了解某一专业领域前沿的情况。把这些报告资料收集起来,可以弥补药学期刊的不足,因为这些资料都是药学期刊未发表的。另外,产品推广会、新药介绍等资料虽然具有一定的片面性,但也有一定的参考价值。

（六）临床实践

药师参与临床实践，如查房、会诊、病例讨论，在直接与医师、护士和患者的接触中学习，并取得第一手资料，这是一般书本上难以找到的药学信息。

三、药学信息的评价

（一）对文献信息的评价

文献是获取信息的主要来源，客观衡量其准确性与价值，是成功利用信息的关键。在文献评价中，循证药学既强调严谨的科研方法，又注重大规模的临床试验结果。因此，在药学信息服务中，药学专业人员可以将收集到的药学信息，运用随机对照试验的系统评价、Meta分析和描述性系统评价技术，对药物的安全性和有效性进行评价，最后得到可靠的结论。运用循证药学的方法，根据证据有效程度由强至弱将文献信息分为以下五级：

一级：至少来自于一篇设计良好的大样本多中心随机对照试验系统综述的强烈证据；按照特定病种或特定疗法收集所有质量可靠的随机对照试验后，作出的系统评价或 Meta 分析结果。

二级：来自于设计良好单个大样本的随机对照试验的强烈证据。

三级：来自于设计良好但随机性不佳的证据。

四级：来自于设计良好但无对照试验的证据。

五级：来自于权威的临床经验为基础的意见、描述性研究或专家委员会的报告。

对文献信息的评价须注意以下几点：①内容相关性；②内容新颖性；③内容广度与深度；④文献作者；⑤内容客观性；⑥结构准确性；⑦参考文献。

（二）对网络信息资源的评价

由于网络信息发布无需编辑或专家的预审，而且不对任何组织机构负责，因而缺乏像出版印刷品那样有力的质量保障机制。因此，对网络信息更有必要仔细衡量其信息价值。尤其对于需要高质量的药学信息的药学专业人员来说更是如此。网络信息资源的评价标准是：权威性、准确性、客观性、适时性和内容范围，评价方法可分为：第三方评价法、用户评价法、引文分析法及网络计量法。

1. 第三方评价法　是由第三方根据特定的信息需求，建立符合特定信息需求的信息资源评价指标体系，按照一定的评价程序或步骤，得出网络信息资源的评价结论。

2. 用户评价法　主要是有关网络资源评价的专业机构向用户提供相关的评价指标体系和方法，由用户根据其特定信息需求从中选择符合其需要的评价指标和方法。

3. 引文分析法　是评价期刊质量的经典工具。Web 网站中的链接可被看作类似于印刷型出版物中的引文，可通过计算其相关的数量指标来计算网站的相对质量。

4. 网络计量法　是目前正在探讨和研究的一种网络资源评价方法，具有方便、快速、客观公正、评价范围广等优点。但由于其通过网站之间的"引用"情况差异来衡量网站的质量或影响度，其结果是相对的，这就有可能造成评价的误差。

以上评价方法各有利弊，药学专业人员可以根据需要借鉴和参照这些评价方法和指标体系，对网络信息进行评价。

四、药学信息的管理

面对信息的海洋，如何将能够"为我所用"的药学信息采集、整理出来，是药学信息管理工作中非常重要的一环。正确分类、编目与索引是信息查询利用的基础。为使收集到的资料能够有效地利用,并保持其完整性,必须进行科学的组织保管,包括文献资料的摆放布局、信息资料的贮存、文献的阅览和出借、信息的查询、文献的清理等。可以从以下几个方面入手:

1. 所有图书包括新购置书都要及时登记、编号、建卡、分类存放,借阅有严格的手续。

2. 期刊每年都要整理装订成册,保持资料的连续性。

3. 建立药物资料卡片库。从各种最新期刊、资料上摘录的药学信息建立卡片。按药物相互作用、不良反应、老药新用、新方法、新剂型、研究进展等几大类进行整理,各类中再按每种药的汉语拼音字头进行排列、存档,便于检索查询。这一方法在计算机技术还没有应用以前发挥了很大作用。

4. 建立药学信息数据库。计算机辅助系统的引入使药学信息的管理登上一个新台阶,计算机被广泛应用于门诊药房、住院药房、药库管理、护士工作站、医师工作站等,各系统之间虽然功能各异,但都有一个共同的特点,即包含了大量的药学信息。将信息资源充分利用并加以开发,是提高药学信息工作效率的重要手段和发展方向。

第二节 药学信息服务的目的、特点及质量要求

一、药学信息服务的目的

药学信息服务的目的是收集药物安全性和疗效等信息,建立药学信息系统,提供用药咨询服务,使药物得到安全、有效、经济的使用。

1. 促进合理用药 在药物治疗过程中,药物的使用需要通过不同人员的参与和协作才能完成。医师正确地诊断和下医嘱,药师及时准确地调配药品,护士正确地执行医嘱,患者遵从医嘱正确地用药。在这一过程中,药学信息服务将医师、药师、护士和患者紧密地联系起来,共同以合理用药为目的,形成一个相互协作的整体,发挥着提供药物治疗决策依据、促进各类人员互相沟通的作用,推动了整体合理用药水平的发展和提高。

2. 改善药物治疗结果 节省药物资源、降低药物治疗成本、减少药物对患者的伤害固然重要,但把着眼点放在用药过程是否合理上,还不能全面体现药学信息服务的深层含义。药学信息服务的最终目标是确保药物治疗获得预期的、令人满意的结果。根据现代医疗保健模式的要求,药物治疗的目的已不仅限于缓解症状和治愈疾病,而是提高到维护患者身体和心理健康、改善患者生活质量的高度。对临床用药结果的认识由原来只统计发病率和治愈率,扩大到综合评价患者的身体状况、精神心理状况、社会功能和生活质量改善情况等。

3. 实现药师角色的转换 开展药学信息服务,一方面使药师的专业特长得到发挥,药物治疗学、药代动力学、药效学等专业知识有用武之地,更重要的是强化了药师在临床医疗工作中的作用,重新塑造药师在患者面前的专业形象。

二、药学信息服务的特点

1. 高技术性 为了适应药学信息服务的发展,药学专业人员必须具备较强的信息获取能力、信息加工处理能力及综合业务能力。高水平的文化素质和合理的知识结构是做好药

学信息服务工作的必备条件。药学信息服务人员不仅要具备药学专业的基础理论知识,还要具备计算机及网络知识、较高的外语水平和相关学科的知识。既要成为本专业的行家里手,同时也要具备对新知识、新技术兼收并蓄、快速接受的能力,使自己成为业务精、知识面广、沟通能力强、管理手段先进的药学信息服务专家。

2. 双向性　药学信息服务是双向的,在提供信息服务的同时得到反馈,得到对信息质量、提供信息方式的评估。药学信息服务能帮助医师作出更好的药物治疗决策,避免护理人员给药过程中的不当,同时药学人员可以获得治疗效果和不良反应等反馈的信息。正确获取和合理利用药学信息是保证药学服务成功实施的重要步骤。

3. 全面性　药学信息服务是全面的。①药学信息的内容是全面而完整的,不带有个人的意愿和偏见,其收集与评价是按照科学方法与标准进行的;②信息服务的对象是全面的,它包括了专业与非专业、公众与管理者的各种人群;③药学信息服务的手段或途径也是全面的。

4. 开放性　药品消费者对药学信息的需求正在日益增加。随着自我保健意识的增强,公众主动地参与到卫生保健、药物治疗过程中,药学信息服务对象已经从医疗机构就诊的患者延伸到非处方药品的消费者,延伸到预防阶段的药品潜在使用者,药品使用者不再都是患者。除在医院、社会药房开设用药咨询处,由资深药师解答用药相关的问题,指导患者合理用药外,还应开设社会药学信息服务,为公众提供全方位的药学信息服务,通过面谈、电话或者互联网提供药物的治疗有关的问题,及时提供关于疾病预防、药品正确使用、药物中毒解救等方面的专业指导。

三、药学信息服务的质量要求

药学信息服务具有一般信息服务的共性,即强调可靠性、针对性、及时性、系统性、公开性,也有其自身的特点和要求。

1. 可靠性　药师实施药学信息服务首先要保证信息的可靠性。无论是回答用药咨询,还是主动进行指导服务,药师都必须以高度的责任感,确保信息内容准确、可靠。同一信息源获取信息过程中人为因素是不可避免的,个人态度对信息的取舍有非常大的影响,文献来源也对结论有影响。为确保药学信息的可靠性,药师要全面收集准确可靠的信息。在药学信息服务全过程中严格把关,不论在采集还是分析整理过程中,不能放过任何一个疑点,运用既往药学信息,对新的信息进行分析判断,去伪存真,才能保证信息的可靠性。

2. 针对性　药学信息服务要注意针对性,重点突出。医师往往关注药物的作用特点和相互作用,护士往往关注药物的配伍问题,患者则关注疗效和不良反应,药师提供的药学信息应有所侧重。对医务工作者和公众有用的药学信息才会受到欢迎,药学信息服务的对象才是决定信息服务内容和方式的关键。

3. 及时性　时间是信息价值的生命,信息传递越及时越有效。药学信息日新月异,如新的适应证、新的用法用量、未报道过的不良反应和相互作用等信息呈几何级增长。药学信息服务工作应把握时机,尤其对急诊的药学信息服务,在急诊环境下应及时提供药物疗效、代谢特征和禁忌证等方面的信息。

4. 系统性　药学信息服务的内容要有系统性。对来源于医药研究机构及企业的最新信息和来源于临床的药物治疗信息以及回溯性药学知识,进行有效地组织和优化处理。在时间上应保证连续性,具有反映各时期情况及发展趋势的系统性。

5. 公开性 药学信息服务的宗旨决定了药学信息服务要面向社会公众,共享药学信息,药物相关信息如应用报告、新药的专利、科研成果等,都是公开报道的。互联网的开通使药学信息的共享达到了世界范围。药学信息服务也应是开放式的,对医师、药师、护士和公众提供药学信息。还可以通过交换药学刊物、建立网站等,加强与其他单位的横向交流,互通信息,交换信息资料,与其他单位实现信息共享。

第三节 药学信息服务的实施

一、用药咨询服务

用药咨询是指从事药房或其他医疗保健机构的专业药学人员,为医、护、患提供药物使用的针对性专业建议,提供信息咨询服务的过程,是药学工作的主要内容之一。用药咨询应紧紧把握合理用药的四个要素,即在用药安全、有效、合理、经济的情况下来开展药学咨询服务工作。不同的用药咨询对象对所咨询的信息内容、信息质量和服务方式有所不同(详见第一章绪论)。

二、药学信息的传播途径

药学信息只有被利用,对医务工作者或药品使用者才有帮助,才能体现药学信息服务的价值,药学信息服务才会得以生存和发展。药学信息咨询是被动的药学信息服务,虽然针对性较强,但服务对象窄。为了更好地发挥药学信息人员的作用,必须以各种方式主动传播交流药学信息。药学信息的传播可通过编写文字资料、讲座和网络媒体宣传等途径。

(一) 编写文字资料

1. 药讯 药讯是一种由药师编辑的药物知识宣传材料,其内容着重在于新药介绍、药学新进展、药事管理、用药经验、治疗药物监测、不良反应报道及有关药品管理的文件和法规等栏目。亦可增加电子版,方便全院医务人员的阅览。

知识链接

药 讯

药讯是药师为了指导合理用药,编辑的有针对性的药学宣传材料。其内容包括药事管理、药物评价、不合理用药分析、新药和新剂型介绍、老药新用、用药问答、药物的配伍禁忌、药物不良反应等。形式可以有普及型、专题型、专栏型、答疑型和指导型。内容要新颖可读,并可与院外有关单位进行交流。很多医院建立了药讯网站,使药学信息资源得到即时共享,方便了医药工作者之间的信息交流,也使药学信息情报收集工作更加及时、高效。

如广东省食品药品监督管理局推行了"药讯通",是一种可以在手机上看药讯的业务,方便了合理用药知识的推广。利用移动信息网络和传递手段,用户可随时随地了解健康知识、政策法规及行业动态。药品监督管理部门也可在第一时间下发相关信息。

---

2. 药品处方集 各医院为规范临床用药,需要编印《医院处方集》,它对开展药物情报活动、药物治疗发挥了很大的作用。同时也减少了临床开方、用药差错,降低了药学部门回答临床科室问题的次数。

3. 宣传窗　利用各种形式介绍药物用药知识和信息,如利用医院、药房公共场所的宣传橱窗、黑板报或者张贴宣传画等形式,介绍合理用药知识,传播药学信息。

(1)板报宣传:其办法简单易行。可宣传一些合理用药的基础知识,如何合理掌握给药时间,常用剂型的正确给药方法等。可在门诊药房周围,用药咨询的环境中或患者候诊室里张贴。注意应定时更换并应该根据用药咨询的常见问题有针对性地更换。

(2)图画宣传:是一种简单易行,通俗易懂的方法。更多见于合理用药的概念宣传,也可以作为合理用药知识的宣传。

(3)单页或卡片式宣传:药师在承接咨询中或在用药中发现错误观念或问题,可针对这些问题编印单页或卡片式的宣传资料,此法针对性比较强,可更有效地解决问题。

(4)宣传册:一般针对一种疾病或一类药品而编写,不仅可以宣传合理用药,而且可以宣传疾病的预防、心理治疗、健康锻炼等相关知识。这样内容相对比较系统,尤其适合于慢性病患者的教育。

(二)药学讲座

药师在健康教育和社区医疗中,承担着患者用药教育及药学知识的科普教育的责任。讲课的内容主要以合理用药为主,可根据不同的患者群选择内容,采用通俗易懂的形式,介绍如何正确的服药;如何处理用药后出现不良反应;误服药如何处理;漏服药如何处理;如何储存药品;特殊剂型的药品如何使用等。讲课的地点可利用门诊候诊厅、医院的会议室等,也可在社区进行,并配合发放一些资料。

(三)网络、电视等媒体宣传

1. 电视宣传　针对疾病或一类药物合理应用而拍摄专题片,在候诊大厅演播。还可以在门诊大厅安装触摸式计算机显示屏,方便患者自己查询有关药学信息和合理用药知识等。

2. 建立药学网站,提供开放式查询服务　充分利用计算机网络技术,建立药学信息网,将收集到的药学信息进行再加工整合,根据信息属性进行分类,通过设立"医药动态"、"药政法规"、"合理用药指南"、"疾病药物治疗方案"、"药学文摘"、"药学论坛"等栏目,来实现药学信息服务的公示化、远程化、现代化,为药师-患者-其他医务人员之间架起了信息共享与相互交流的平台。

目 标 检 测

一、单项选择题

1. 下列关于药学信息错误的是

　　A. 药学信息也称为药品信息

　　B. 药学信息不包括医学方面的信息

　　C. 药品生产和上市信息属于药学信息

　　D. 只要与用药安全、有效、经济有关的信息均属于药学信息

　　E. 药学信息包括合理用药方面的信息

2. 下列哪项不是药学信息服务的主要目的

　　A. 使药物得到安全、有效、经济的使用

　　B. 促进合理用药

C. 提高到维护患者身体和心理健康、改善患者生活质量的高度

D. 收集药学情报，增加医疗机构收入

E. 促进医师、药师、护士之间的沟通交流

3. 关于药学信息服务的特点不正确的是

　　A. 高技术性　　B. 双向性　　C. 经济性　　D. 全面性　　E. 开放性

4. 以下哪项不是药学信息特点

　　A. 载体多样、传递快捷　　　　　　　B. 内容丰富、数量激增

　　C. 分布广泛、交叉分散　　　　　　　D. 历史悠久、蕴义精深

　　E. 内容系统、收集方便

5. 关于药学信息服务的对象正确的是

　　A. 医师、药师、护士、患者　　　　　B. 医师、护士、患者、普通民众

　　C. 药师、护士、患者、普通民众　　　D. 医师、药师、护士、患者、普通民众

　　E. 患者

6. 下列哪种药学信息质量最高

　　A. 大样本多中心随机对照试验资料　　B. 单个大样本的随机对照试验资料

　　C. 以权威的临床经验为基础的意见　　D. 描述性研究或专家委员会的报告

　　E. 病例报告

二、多项选择题

1. 药学信息服务的质量要求是

　　A. 可靠性　　B. 针对性　　C. 系统性　　D. 及时性　　E. 公开性

2. 网络药学信息的评价标准有

　　A. 权威性　　B. 准确性　　C. 客观性　　D. 适时性　　E. 内容范围

3. 下列概念正确的是

　　A. 药学信息是指为实现医院临床合理用药所需要的信息

　　B. 药学信息服务是指药师进行的药学信息的收集、保管、整理、评价、传递、提供和利用等工作

　　C. 药学咨询是指从事药房或其他医疗保健机构的专业药学人员，为医、护、患提供药物使用的针对性专业建议

　　D. 药讯是一种由医师编辑的药物知识宣传材料，其内容着重在于新药介绍、药学新进展、药事管理、用药经验、药物治疗监测、不良反应报道及有关药品管理的文件和法规等

　　E. 药学信息服务也称为药学信息活动

实 训 项 目

社区用药咨询服务

【实训目的】

1. 学会面向社区开展正确的用药咨询服务，指导患者合理用药。

2. 掌握用药咨询、用药指导的基本程序和注意事项。

【实训准备】

1. 选定社区用药咨询服务对象，并与社区相关部门进行沟通，以求得到社区的支持。

2. 通过药学信息检索，制订社区用药咨询方案，并准备健康教育和用药咨询的相关材料。

【实训步骤】

1. 以 5～8 人为一个小组，到社区走访典型患者，向患者详细询问病情、诊治过程和用药情况。

2. 结合患者的用药情况，评价药物治疗的合理性，讲授安全用药知识，进行用药咨询和用药指导，并对活动内容做详细记录。

3. 对实训内容在班级组织一次汇报和答辩，各组同学在预先充分讨论的基础上推选 1 名代表参加，同组同学可作补充。

4. 指导教师在汇报和答辩结束时进行总结，指出各组咨询和指导的成功和不足之处，并现场评分。

（唐滋贵）

第四章　健康教育与健康促进

学习目标

1. 掌握影响健康的因素、健康教育的任务、健康促进的策略、社区健康传播的基本形式及健康教育传播的技巧。

2. 熟悉健康的概念及健康传播的特点及基本形式。

3. 了解健康传播的特征及分类。

健康是人类永恒的话题,保持健康是自己的义务,同时也是每个人的权利,也是最基本的人权。人类自从有了最基本的医疗活动,就产生了最原始的健康教育,到目前为止,健康教育与健康促进仍是促进人类健康最有效、最经济的手段,世界卫生组织(WHO)已把健康教育与健康促进列为当前预防和控制疾病的三大措施之一,列为 21 世纪前 20 年全世界减轻疾病负担的重要政策和策略。

第一节　概　　述

一、健康的概念

长期以来人们把健康单纯地理解为"无病、无伤、无残"。第二次卫生革命后,人们在战胜传染病等方面取得了丰硕的成果,疾病谱发生了巨大改变,慢性病、精神疾病、意外伤害等对健康的影响逐渐凸显出来,成为威胁人类健康的主要杀手。人们对健康的认识不断深化,健康不再简单地被认为是"没有残疾、疾病或者虚弱的状态"。

1990 年,WHO 重新颁布了健康的概念:一个人只有在躯体、心理、社会适应和道德四个方面都健康,才算是完全健康。躯体健康就是生理健康。心理健康就是人格完整,情绪稳定,积极情绪多于消极情绪,自我感觉良好,有较好的自控能力;能够保持心理上的稳定,能自尊、自爱、自信,有自知之明;在自己所处的环境中有充分的安全感,能保持正常的人际关系,能受到他人的欢迎和信任;对未来有明确的生活目标,能切合实际地不断进取,有理想和事业上的追求。社会适应健康就是自己的各种心理活动和行为能适应复杂的环境变化,为他人所理解和接受。道德健康就是不以损害他人的利益来满足自己的需要,有辨别真伪、善恶、美丑、荣辱、是非的能力,能够按照社会公认的准则约束、支配自己的言行,愿为人们的幸福作贡献。

为了帮助人们判断一个人是否完全健康,WHO 又提出了个人健康的 10 条具体标准,以备参考:①有充沛的精力,能从容不迫地应付日常生活和工作的压力而不感到过分紧张;②处事乐观,态度积极,乐于承担责任,对日常生活的小事不计较;③善于休息,睡眠良好;

④应变能力强,能适应环境的各种变化;⑤能够抵抗一般感冒和传染病;⑥体重适当,身体匀称,站立端正,臂、臀部位协调;⑦眼睛明亮,反应敏锐,眼睑不发炎;⑧牙齿清洁,无龋齿,无痛感,牙龈颜色正常,无出血现象;⑨头发有光泽,无头屑;⑩皮肤有弹性,走路感觉轻松。

然而,健康与疾病之间并没有明确的界限,一个人的机体可能潜伏着病理性缺陷或功能不全,而表面仍是"健康"的。例如,约有半数的高血压患者不知道自己患有高血压,在已知患有高血压的患者中,由于缺乏保健知识、自己感觉症状不严重而没有及时就医或坚持服药,最终导致脑卒中、冠心病等严重后果。这就要求我们的医药卫生服务走进社区,去治疗潜伏着的生理、病理或心理的缺陷,促进社会公众的生命质量和健康水平。

二、影响健康的因素

在我们的工作、生活中,影响健康的因素有很多,但归纳起来主要有以下四类。

(一)医药卫生服务因素

医药卫生服务是指由医药卫生服务部门提供的医疗、预防、保健等服务。经济欠发达的国家和地区,由于医药卫生服务质量低下,导致婴儿死亡率高、人群预期寿命短。我国医药卫生体制改革中提出的社区卫生服务中心就是体现以群众为基础,以健康为中心,实现公平、平等和人人享有卫生保健宏伟目标的重要措施。

(二)行为和生活方式因素

行为和生活方式因素是指因自身不良行为和生活方式,直接或间接给健康带来的不利影响。如高血压、糖尿病、冠心病、结肠癌、乳腺癌、前列腺癌、精神性疾病、自杀、性传播疾病等均与行为和生活方式有关。

1. 行为因素　行为是影响健康的重要因素,有些行为和特定的疾病之间关系密切。例如吸烟与肺癌、慢性阻塞性肺病、缺血性心肌病及其他心血管疾病关系十分密切。婚外性行为、吸烟、酗酒等不良行为也严重危害着人类的健康。

2. 生活方式　生活方式包括饮食习惯、社会生活习惯等,受到社会关系和个体特征的制约,是建立在文化继承、社会关系、个性特征和遗传等综合因素基础上的稳定的生活特征。生活方式不良导致疾病进展缓慢,容易被忽视,危害更加严重。例如,由于饮食结构的改变、运动的减少、社会心理压力的增加、不良性行为导致了慢性非传染性疾病及性传播疾病的迅速增加。近年来,我国恶性肿瘤、心脑血管病已占总死亡原因的61%,高血压和糖尿病的患病率持续上升。美国的一项研究表明,只要有效地控制行为危险因素,合理饮食、增加体育锻炼、戒烟、限酒和合理用药等,就能减少1/3的急性残疾、1/2的早死、2/3的慢性残疾。

(三)生物学因素

生物学因素包括遗传因素、病原微生物因素、生物个体差异因素、心理因素等。对生物学因素的控制是20世纪人类医学的快速发展的主要表现。

1. 遗传　已知人类明确的遗传缺陷和遗传性疾病近3000种,占人类各种疾病的20%左右;目前我国新生婴儿缺陷总发生率为13.7‰,其中严重智力低下者每年有200万人。遗传还与高血压、糖尿病、肿瘤等慢性疾病的发生密切相关。

2. 病原微生物　20世纪中期以前,病原微生物引起的感染性疾病一直都是人类死亡的主要原因。青霉素的发现、疫苗的发明、医学的进步、新型药物的合成使大部分的感染性疾病逐渐被人类控制。但是,艾滋病(AIDS)病毒、严重急性呼吸综合征(SARS)病毒等新型病原微生物的不断出现,给人类健康提出了新的挑战。

3. 个体的生物学差异　包括年龄、性别、形态和健康状况等方面的差异。不同个体之间存在较大的差异,故对某种疾病的易感状态也有很大不同。例如,不同的人处于相同的危险因素下,其健康的伤害程度是不同的。

4. 心理因素　现代社会是充满竞争的社会,社会竞争给个体带来很大的心理压力,越来越多的"过劳死"、自杀、抑郁症等给人类健康带来了很大的影响。震惊全国的"富士康员工跳楼事件"是心理因素影响健康的一个典型事例。

(四) 环境因素

健康不应仅仅立足于个人生理和心理的健康,更应强调人类与环境的统一,强调健康、环境与人类发展问题的整体性。影响健康的环境因素包括自然环境因素和社会环境因素。

1. 自然环境　自然环境包括阳光、空气、水、气候、地理等,是人类赖以生存和发展的物质基础,是人类健康的根本。保持自然环境与人类社会和谐发展,对维护、促进健康有十分重要的意义。

众所皆知,对健康有益的居住环境比有效的医疗服务更能促进健康。一旦破坏了人与自然之间的和谐,人类社会会遭到大自然的报复,如空气污染导致的酸雨、光化学事件;地表水污染导致的骨痛病、水俣病等。

2. 社会环境　社会环境又称文化-社会环境,包括社会制度、法律、职业、经济、文化、教育、人口、民族、人际关系和社会状态等因素。它们都与健康息息相关。社会制度为健康提供相关的政策和资源保障;法律、法规是人们的行为准则;职业决定着人们的劳动方式、强度和环境等;经济条件决定着衣、食、住、行等物质文明的程度;民族、文化决定着人的风俗、习惯、道德、饮食结构、生活方式等精神文明的程度。贫穷、人口拥挤等都会给健康带来负面的影响。

环境因素对健康的影响越来越被人们所重视,然而卫生部门已不能彻底改变不利的环境因素,这就需要全社会共同承担起这份责任。

知识链接

摧残人类健康的"十大杀手疾病"

2002 年 WHO 宣布摧残人类健康的"十大杀手疾病"按严重程度分别为:心脏病、中风、肺炎、艾滋病、支气管炎、肺气肿、腹泻、结核病、肺癌、交通事故。

三、健 康 教 育

(一) 健康教育的概念

健康教育是通过有计划、有组织、有系统的社会和教育活动,促使人们自愿改变不良的健康行为,消除或减轻影响健康的危险因素,预防疾病,促进健康和提高生活质量。

健康教育的核心是促使个体或群体改变不健康的行为和生活方式,尤其是群体行为的改变,从而改善健康状况。要促使群众改变不良的行为和生活方式,首先应采取各种方法帮助他们了解自己的健康状况,根据卫生保健知识作出选择;为他们提供技术和方法以改善其健康状况,而不是单纯强迫他们改变某种行为。健康教育是有计划、有组织、有系统的教育活动,并不是简单的卫生知识的宣传,卫生宣传仅仅是健康教育的重要手段而已。健康教育更需要提供物质的、社会的、经济的、环境的支持,提供积极的卫生政策和可获得的医药卫生服务。因此健康教育不仅是教育活动也是社会活动。如果我们不能有效地促使群众积极参与并自觉采纳健康行为,这种健康教育是不完善的。

(二)健康教育的特点、目的和任务

1. 健康教育的特点

(1)健康教育是所有卫生问题、控制措施及预防方法中最为重要的措施。

(2)健康教育是能否实现"人人享有卫生保健"宏伟目标的关键所在。

(3)健康教育是一项投入少、产出高、效益大的保健措施,是一项改变人们不良生活方式和行为,一本万利的事业。健康教育可使人们利用有限的卫生资源产生最大的经济和社会效益,并具有持久性、多重性和潜效性。按我国 GDP 粗略估算,通过健康教育提高自我保健能力,因病缺勤天数平均减少 2.44 天,就可创造百亿元产值,几乎等于全部的国家卫生经费投资。

2. 健康教育的目的 健康教育的目的是通过健康教育活动过程,达到改善、维护、促进个体和社会的健康状况,使个体和社会获得可以达到的最高健康水平和生活质量,由被动治疗模式向主动健康促进模式转变(图 4-1)。具体内容包括:①增进个人和群体的健康意识;②提高或维护健康;③改善人际关系,预防心理疾病的发生;④预防非正常死亡、疾病和残疾的发生。

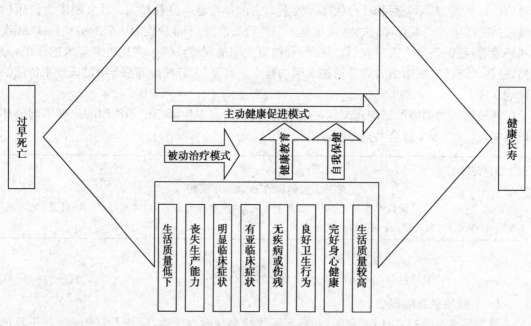

图 4-1 被动治疗模式和主动健康促进模式

3. 健康教育的主要任务

(1)应首先取得领导和决策层的认可和支持,使各部门参与进来,共同制订促进健康和利于开展各项健康教育活动的政策。

(2)以社区为依托,以健康为中心,加强社区职能,动员与组织社区公众积极参与社区活动。

（3）创造有益于健康的外部环境（硬件设施和人文环境）。

（4）推动和完善保健队伍的建设，改变重治轻防的局面，以"医疗服务"为中心转向以"促进健康"为中心。

（5）改变社会风俗习惯中的愚昧落后状态，提倡文明、健康、科学的生活方式，促进社会主义精神文明建设。

（6）努力促使社会公众与医药卫生专业人员共同积极、主动地参与，社会公众既参与活动，也要参与决策。

（7）加强社会支持网络的建设，降低心理压力，缓解紧张。

然而，健康教育并不是万能的，它也存在自身的局限性。

首先，从影响健康的四大因素来看，生活习惯因素和行为因素可以通过健康教育来改变；生物因素和医药卫生服务因素可以通过发展生物医学技术、提供医药卫生服务来解决；环境因素，包括自然环境、社会环境，是难以通过健康教育来改变的。其次，不良的生活方式受社会环境的影响，许多不良行为并非属于个人责任，也不是有了个人的愿望就可以改变的，需要家庭、社会的支持才能完成。许多不良行为或生活方式受经济条件、文化背景、社会习俗和卫生服务等影响，并且与工作条件、居住条件、饮食习惯、市场供应、环境状况、社会规范等密切相关。

四、健康促进

（一）健康促进的概念

健康促进是在健康教育的基础上发展而来的。《渥太华宪章》中指出："健康促进是促使人们提高、维护和改善他们自身健康的过程。"健康促进是个人与家庭、社会和国家一起采取措施鼓励健康的行为，增强人们改进和处理自身健康问题的能力。其基本内容包含了个人行为改变和政府行为（社会环境）改变两个方面，并重视发挥个人、家庭、社区、社会的健康潜能。

（二）健康促进的活动领域

《渥太华宣言》中明确指出了健康促进所涉及的5个主要活动领域。

1. 发展个人的技能 通过健康教育给人们提供健康信息，提高其作出健康选择的技能，使人们能更好地控制自己的健康。人们通过不断地学习健康知识，能够有准备地应对人生各个阶段可能出现的健康问题，并很好地对付慢性非传染性疾病和意外伤害。家庭、社区、学校和工作单位都要帮助人们做到这一点。

2. 加强社区的行动 健康促进的重点是社区，要挖掘社区资源，充分发挥社区的作用。社区领导要积极地参与卫生保健计划的制订与执行，帮助社区人群认识自己的健康问题，并提出解决问题的办法。

3. 营造支持性的环境 健康促进必须创建安全的、令人满意的生活和工作环境，系统地评估快速变化的环境对健康的影响，以保证社会和自然环境有利于健康的发展。

4. 制定健康促进的公共政策 健康促进的含义已超过了卫生保健的范畴，它把健康问题提到各个部门、各级政府和组织的决策者的议事日程上。健康促进明确要求非卫生部门实行健康促进政策，其目的就是要促使人们作出更有利于健康的选择。

5. 重新调整医药卫生服务的方向 健康促进中保健服务的责任由个人、社区团体、卫生专业人员、医疗保健部门、工商机构和政府共同分担。他们必须共同努力,建立一个有助于健康的卫生保健系统。医疗部门的作用必须超过仅能提供治疗服务的职责,更多地提供健康促进服务。

（三）健康促进的策略

1989 年 WHO 进一步探讨了健康促进在发展中国家的作用,明确地提出了健康促进应力求通过以下 3 个主要策略促进健康的发展。

1. 政策倡导　从政策上积极争取各级领导对有利于健康的活动的支持,争取立法;激发群众对健康的关注,促进卫生资源的合理分配并保证健康作为经济和政治的一部分;积极提供支持环境和方便,使群众更容易作出健康选择。

2. 发展强大的联盟和社会支持系统　争取各方的支持与合作,建立强大的健康促进联盟和支持系统,目的在于激发人们对健康促进的兴趣,鼓励个体和群体积极参与各项有益于健康的活动,从而产生有效的社会氛围,以保证更广泛、更平等地实现健康目标,使健康的生活方式成为普遍被人们接受的社会规范。卫生部门应主动协助各参与部门明确职责、完成目标。

3. 积极参与　通过各种手段和方法改变群众的态度,促使他们能明智、有效地解决个人或群体的健康问题,充分发挥健康潜能。通过各种渠道,促使个人、群体和社会组织积极参与社区卫生规划,参与决策和管理,参加到健康促进的各项活动中。

第二节　健康教育传播

健康教育的目的是消除或减轻影响健康的危险因素、预防疾病、促进健康和提高生活质量,而人们获得在健康问题上作出决定时所需要的知识、信息和事实等则是通过健康传播实现的。

一、健康教育传播概述

传播是人类借助符号和媒介传递信息、交流思想感情以及发生相应变化的活动。它是人类认识世界、反映世界和主宰世界的工具,也是人类社会生命进化的高速公路。在健康教育与健康促进的过程中,传播是“知→信→行”转变的一个重要环节,传播效果影响着健康教育的成败。而传播效果又受到社会、经济、心理诸因素的影响。

健康传播是指一种将医学研究成果转化为大众的健康知识,并通过态度和行为的改变,降低疾病的患病率和死亡率,有效提高个人、社区和国家生活质量和健康水准为目的的行为。健康传播是健康信息传递、分享和流动的过程。健康信息是人类繁衍生存、保持和促进健康不可缺少的资源,是健康传播的内容。它随着社会经济的发展、科学技术的进步、人们健康观的变化而变化,传播的方式方法也随着传播技术的发展而发展。健康传播的重点是要了解当信息传到目标人群后产生的效果。

社区健康传播是指社区居委会和卫生服务中心利用各种媒体,将各种健康知识、观念、行为、资讯等有计划地与居民进行交流和分享的过程。它是以“人人健康”为出发点,运用各种传播媒介,制作、传递、分享健康信息的过程,目的是为了维护和促进社区居民健康。健康传播是社区健康教育与健康促进的重要手段和策略。

二、传 播 模 式

传播模式就是指采用简化而具体的图解模式来研究传播现象，对复杂的传播结构和传播过程进行描述、解释和分析，以求揭示传播结构内各因素之间的相互关系。

传播模式种类很多，最早的传播模式是美国传播学家哈罗德·拉斯韦尔在1948年《社会传播的构造和功能》中提出的拉斯韦尔模式，又称"5W"模式（图4-2）。描述传播行为的简单方法，就是回答下列5个问题：谁（who），说了什么（say what），通过什么渠道（in which channel），对谁（to whom），取得什么效果（with what effects）。

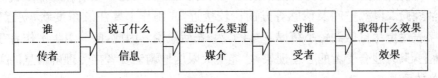

图4-2　拉斯韦尔模式及其相应的传播过程诸要素

作为概括传播过程的早期尝试，该模式具有综合性及简洁明了的特点，抓住了传播的主要方面，至今仍为指导人们传播的方便的综合性方法。

（一）传者

传者泛指信息的发出者，可以是特定的个人如记者、编辑、主持人等；也可能是一个机构如出版社、影剧院、报社、广播电台、电视台以及各级宣传部门和教育机构等。在社区的健康信息的传播中，信息的传播者主要是指社区的社会工作者、社区卫生服务中心（站）的医药卫生工作者、社会药房药师及其他社会有关人员。

在进行健康教育的传播中，要重视传者的学术声誉、专业水平、信息的准确性和可靠性等。传播者的声誉在传播过程中构成特殊的心理定势，影响着传播效果。例如，由一位药学专家或一位学生来做同样内容、同样水平的安全用药知识讲座，听众听前的积极性、听时的注意力和听后的记忆程度会有很大的差距，这就是心理定势的作用。

（二）信息

信息就是传者所传递的内容，泛指消息、数据、信号等。信息可以是观点、判断、思想和情感。信息是传播活动得以进行的最基本的因素，是传播的灵魂。

健康信息是指与人的健康有关的信息，泛指一切有关人的生理、心理、社会适应能力的知识、技术、观念和行为模式。健康信息具有以下几个特点：①符号通用和通俗性。信息传递过程中所使用的符号必须通用、准确，并且是受者易于接受理解的，尽量少用专业术语，否则达不到健康教育的目的。②科学性。只有科学准确的健康信息，才能促进人们的健康，达到健康传播的效果；反之，不正确、不科学的信息不仅不会促进人们的健康，甚至会草菅人命。③针对性和适用性。健康信息应根据受者的需要因时、因地、因人有针对性地制作。要能够保证不被人们错误理解，并能在现有的社会经济水平上加以应用。④指导性。健康信息对人们具有较强的现实指导意义，告诉人们如何运用健康知识、技能，教育人们改变不良的生活习惯，采纳健康的行为方式。

（三）媒介

媒介又称传播途径。采取不同的传播途径对传播的效果有直接的影响。讲话、电传、电话、信件等是常见的个人传播媒介,报刊、电视、广播、书籍等是常见的大众传播媒介。健康教育者在实际工作中,应根据具体情况,兼顾各方面的利益,选择适宜的传播媒介,以确保传播的效果。

(四) 受者

受者是指信息通过各种途径所到达并被接受的个人或群体,大量的受者称之为受众。在社区健康信息传播中,受者主要是指居住在社区的居民。

受者对健康信息的认识、态度和行为与其心理现象有关。受者具有求真、求近、求新、求短的心理特点,也就是说所传播的健康信息在内容上要科学真实,在信息选择上要与受者在知识、生活经验、环境、空间及情感等方面比较接近,在制作上要注意角度新、立意新、技巧新,在文字表述上尽量做到短小精悍、一目了然、长话短说。因此,医药卫生工作者在健康信息的传播上,只有迎合受者的心理现象,才能更大限度地调动受者接受理解信息的兴趣。

(五) 效果

传播效果是指受者接受信息后,在情感、思想、态度和行为等方面发生的反应。研究健康传播效果的目的在于探索健康传播效果产生的规律及提高传播效果的方法,使健康传播实现其预期目标,更好地发挥健康传播在健康教育和健康促进中的作用,提高全民的健康水平。

健康传播的效果,主要从受者身上反映出来,按健康传播的目的,由低到高依次分为4个层次。

1. 知晓健康信息 这是传播效果中的最低层次,是仅作用于受者的感觉和知觉的浅层传播效果。传者与受者共享某种信息,使其健康知识水平得以提高,为以后自身保健技能的提高打下良好的基础。健康信息的知晓情况主要取决于信息传播的强度、比对度、重复率、新鲜度和创意性等信息的结构性因素。

2. 健康信念认同 不仅作用于受者的感知觉,还进一步影响其思维、情感的中层传播效果。受者接受所传播的健康信息,并对信息中倡导的健康信念理解、认同,自觉或不自觉地按照这样的信念对自我在健康方面的态度、行为表现和客观环境进行分析判断,有利于受者的态度、行为的转变以及对健康环境的追求和选择。

3. 态度转变 健康传播者通过健康信息的传播,使受者的态度从不利于健康向有利于健康的方向转变。健康态度一旦形成,就具有固定性,成为一种心理定势,一般不会轻易转变。

4. 采纳健康行为 这是健康传播效果的最高层次。受者接受健康信息后,在知识增加、态度转变、健康信念认同的基础上,改变原有的不利于健康的行为和生活方式,采纳有利于健康的行为和生活方式,也就是接受了传者的信息,并在行为方面作出了反应。这是健康传播的最终目的。只有实现这一效果,才能真正改变人的健康状况,实现人人享有健康的宏伟目标。

传播过程中的每个环节都有许多因素直接或间接地影响着传播的效果。因此,在传播活动之后,应注意作好反馈性的调查研究,以了解传播是否达到了预期的效果。

知识拓展

其他影响较大的传播模式

1. 施拉姆的共同经验范围模式 传者和受者在编码、阐释、解码、传递、接受信息时,形成一种环形的、相互影响的和不断反馈的过程。施拉姆提出了编码、解码、反馈概念,参加传播的人既是传者又是受者的双重角色概念。该模式更注重传播的过程,而不是效果。

2. 申农-韦弗的线性模式 该传播模式的优点是对传播过程的分析比"5W模式"更细致,提出了噪音(也称为干扰)概念,表明传者发出的信息和受者收到的并不是相同的。

3. 控制论和社会系统模式 该模式的主要贡献是变"单向直线性"为"双向循环性",引入了"反馈"的机制,从而更客观、更准确地反映了现实的传播过程。

三、社区健康传播的特点及其基本形式

(一)社区健康传播的特点

社区健康传播因其在内容、方式上与医院及一般的商业传播具有不同的侧重点,加上社区居民组成的多层次性和复杂性,所以社区健康传播除具有科学性、针对性的特点外,还包括以下一些特点:

1. 传播形式的多样性 在社区,居民的构成具有多层次性和复杂性,不同文化、职业、年龄的人,对健康信息的兴趣、接受能力也是有差别的。因此,在健康传播时,必须针对不同的对象、目的采取不同的传播形式。

2. 传播对象的广泛性 社区健康传播的对象应包括该社区的所有居民。社区居民根据职业、年龄、文化等主要特征分为不同的群体。从居民的职业角度看,某些社区居民的职业可能有一定的类似性,如机关、学校、企业、个体经营者等。从年龄的角度看,居民可被分为婴幼儿、青少年、中年、老年。故社区健康信息传播的对象具有广泛性。

3. 传播内容的趣味性 文化水平不高的社区居民,其健康信息的接受程度不仅取决于其内容的科学性,同时还取决于内容的趣味性。具有趣味性的健康信息更能引起他们的注意。因此,在社区健康信息的传播中要注意内容的趣味性、丰富性和多样性。

4. 传播时间的不定性 因社区居民年龄、职业、生活习惯的不同,很难找到一个固定的时间,让更多的社区居民集中在一起接受健康信息的传播。因此,必须根据社区居民的实际情况,灵活多样地安排时间,让更多的人有机会接受到健康信息的传播。

(二)社区健康传播的基本形式

传播是人们在社会活动中极为普遍的现象。根据人类传播的发展过程,一般将传播分为6种类型:自我传播、组织传播、人际传播、群体传播、大众传播和网络传播,社区健康传播中常用的为后面4种。

1. 人际传播 又称人际交流或人际沟通,是指个体之间运用一定的符号系统传递社会信息的过程,是最基本、最常用的社会传播形式。按其表现形式可分为面对面传播和非面对面传播两种。前者一般通过语言、动作和表情等媒介进行交流,后者则通过电话、书信等媒介进行交流。由于任何健康信息的落实都需要更多的具体指导才能变为正确的健康行为,因此人际传播在健康信息的传播中,不管是单独使用还是配合其他传播媒介综合使用,都能发挥更好的作用。人际传播的特点如下:①及时性,人际传播简便易行,不受机构、媒介、时空等条件的限制,可以比较随意地进行。在交流中,传、受双方不断地交换着自己的传、受角色,不断地接受信息和发出信息,反馈及时,交流充分,双方可以随时了解对方对信息的接受程度和传播效果。例如,有人对你喊一声"小心",你就跳起来,望着对方,或皱起眉头或睁大眼睛。这几个动作就是反馈。反之,在看电视时,你就无法对节目主持人作出反馈。②针对

性,传者可以根据传播对象和传播的信息内容以及传者自己的意图、目的,选择传播的方式、内容、地点。在进行传播的同时,传者还可根据受者的接受情况、反应情况等随时调整传播策略,充分运用和发挥传播技巧。这种针对性是在大众传播方式中做不到的。③双向性,传、受双方相互依赖,双方参与相互间的传播行为所构成的有机整体,是双向互动的过程。④速度慢,信息量相对较少,与大众传播相比,人际传播在一定时限内的信息覆盖量和人群数量远不如前者。

2. 群体传播　是指在一定的规章下,对临时聚合于某一场所、具有一定人数的公众进行传播。例如:信息发布、集会、参观、展览会、举办用药安全知识讲座、组织社区居民收看 VCD 等,均属于群体传播。群体传播的特点如下:①广泛性,群体传播的场合是公开的,信息的覆盖量可以达到几十人、几百人甚至更多。②综合性,在群体传播中,可以利用人际传播,也可以利用实物,还可以利用电视等媒体进行传播。③及时性,由于面对面的交流,受众能及时地反馈自己的意见,使传播者及时调整传播内容,以达到更好的传播效果。④双向性,在群体传播中,传、受双方可以面对面的交流,实现信息交流的双向性。

3. 大众传播　是指职业性信息传播机构和人员通过广播、电视、电影、报纸、期刊、书籍、传单等大众媒介和特定传播技术手段,向范围广泛、为数众多的社会人群传递信息的过程。大众传播的特点如下:①即时性,大众传播一旦发出,立即会发生社会影响。大众传播中某条确切或虚假的消息,可能使很多人受益或使很多人上当受骗。②公开性,大众传播内容是公开的、公共的,是一种"公开的说话",不具有保密性。因而,公开性也是普遍分享性,广大受众可以分享大众传播媒体中的任何信息。③单向性,大众传播属于单向性很强的传播活动,它的传者特定,传者与受众通过媒体发生间接联系,很难互换传、受角色,信息流动基本上是单向的。受众一般无法要求当面解释与直接提问,信息反馈不及时,速度缓慢而缺乏自发性。④广泛性,受众为数众多,分散广泛。受众的多少取决于媒体的传播范围。⑤超越性,大众传播超越时空,信息传递量大,速度快。大众传播运用日益先进的设备和技术,使媒体传递信息的速度不断加快,超越时空功能不断加强。

4. 网络传播　是指通过计算机网络进行信息传播活动。具体来说,就是以现代计算机网络技术和光纤技术为基础,融合计算机网络、电话、有线电视及无线电通讯系统的所有功能,对文字、声音、图像或三者的结合进行的信息传播。它以全球海量信息为背景、以海量参与者为对象,参与者同时也是信息接收者和发布者。并随时可以对信息作出反馈。它的文本形成与阅读是在各种文本之间随意衔接并在文化程度不同而形成各种意义的超文本中完成的。网络传播使人类传播活动出现了新的飞跃。它的出现不仅使整个的信息传播发生了从量到质的改变,而且使我们的地球发生了巨大的变化。网络传播是对以往各种传播的一种全新延伸、全面超越和彻底整合,具有强烈的人性化、时尚化、生活化等传播优势和大容量性、交互性、多样性等传播特点。网络传播在健康教育中的应用如下:

(1)直接的、互动式交流:在网络上,人们可以通过"聊天室"、E-mail 及对话栏进行直接的、互动式交流,还可直接进行对话或可视对话交流。这使得医师、药师与居民之间能够建立一种双向的沟通渠道,医师、药师可有针对性地对居民传播卫生保健、合理用药知识。居民如有疾病或健康方面的问题,可上网与社区医师、药师或其他医学专家进行在线双向可视交流。

（2）检索健康信息：网络中信息资源丰富，信息内容无所不包，有科学技术专业信息，也有教育、文化、娱乐、医学、药学等方面的信息。这些信息分布在世界各国的计算机系统的服务器或数据库中。人们可以根据不同的主题内容对这些信息资源进行检索，获取感兴趣的信息。

（3）在线健康咨询或网上医院：人们可以通过在线健康咨询或网上医院解决其健康问题，同时节省一定的就诊时间。由于网络具有一定的匿名性，使得人们不愿意面对医师、药师说的一些问题可以在这里得到解决。

四、健康传播技巧

健康信息的传播是一个十分复杂的过程。传播效果作为传播的目的来说，在传播的每个环节上都有许多因素能直接或间接地影响它。这其中，研究传播技巧能在很大程度上提高传播效果，正确地进行健康信息的收集、判断、认同，相应地转变健康行为。

（一）常用的沟通技巧

1. 交谈技巧　健康传播者，尤其是医药工作人员的责任不只是把健康信息表达清楚，还要考虑怎么谈才能使对方产生兴趣，容易理解，并根据对方的各种反馈信息来调整自己的讲话内容和方式。

（1）谈话的技巧：谈话就是通过言语活动交流思想、互通信息的过程。语言传播是人际传播中最基本的形式。"一对一交谈"是健康传播过程中最常用的一种口头教育方式。

1）尊重对方：就是传播者要尊重社区居民或患者的权利和人格，平等地对待他们。传播要取得效果，必须建立在传、受双方互相尊重的基础上。作为传者要礼貌待人，正确地称呼社区居民或患者；要尊重他人隐私及拒绝回答问题的权利，避免使用批评、威胁或阻碍沟通的语言。传者要热情、亲切、诚恳，努力做到"声情并茂"，否则，即便口才再好，也只能给人以哗众取宠之感。

2）语言通俗易懂：使用简单句和通用词语，避免使用对方不易理解的专业术语和俚语。如果对一个不懂英语的人讲英语，对一个不懂方言俚语的人讲方言俚语，对一个不懂药学的人讲药学术语，信息自然无法传递，交流活动也就无法进行。所以，在说话的过程中，要尊重群众习惯，使用群众语言，不要卖弄学问。讲话时发音清晰，语速适中，注意使用普通话。

3）适当重复重要的和不易被理解的概念：一般在一次交谈过程中，对于比较重要的或对方比较陌生而难以理解的概念应重复 2～3 遍，以加强理解和记忆。

4）谈话的内容简单、明确：一次谈话围绕一个中心问题，涉及的内容不宜过多、过广。

5）及时取得反馈：传播的本质是互相间的呼应。有的健康教育传播者习惯于喋喋不休地向别人传播一些健康信息，而不顾及对方在想什么，这样交流的效果就很差。在谈话的过程中可随时停下来询问对方是否听懂了，是否有问题，是否有需要重复的地方，并注意对方的情绪变化和行为反应。

6）使用辅助材料：必要时可运用图画、模型等辅助谈话，以达到更好的沟通效果。另外，使用生动的语言和表情，抑扬顿挫的语调和节奏使对方产生兴趣、共鸣、反应和效果。

（2）倾听技巧：倾听是人们通过视觉、听觉媒介接受、吸收和理解对方信息的过程。有效地听取对方讲话是人际交往的基本技能之一。倾听是人主动参与的过程,不仅听对方所说的词句,还要注意其说话的音调、流畅程度、选择用词等方面的问题,借以洞察说话人的真正含义和感情,是对接受到的信息所作的积极能动的心理反应。有效的倾听应注意以下一些问题:

1)及时地用动作和表情给予响应:在听的过程中要作出适当的反应,不可自始至终默不作声。采取稳重的姿势,力求与说话者保持同一高度。用各种对方能理解的动作与表情,表示自己的理解,如微笑、皱眉、迷惑不解等表情,给讲话人提供准确及时的反馈信息以利其及时调整;还应通过动作和表情,如点头或说"哦"、"嗯"等,表示自己的感情,表示自己对谈话和谈话者的兴趣。

2)保持良好的精神状态,排除干扰:与人交谈时要排除有碍于倾听的环境因素,客观原因如噪音、有人来访等,主观因素如分心、产生联想、急于表态等心理因素。对外界的干扰要听而不闻,即使偶尔被打断,也要尽快把注意力集中回来;对于主观因素,要有意识地加以克服和排除,培养健康的心理机制。

3)注意观察,体察言外之意:充分听取对方的谈话,捕捉每一个有关的信息,有时对方可能由于种种原因绕着圈子讲话,这就需要能够分辨出"表"和"里",听出话外音,注意了解说话人不自觉地以表情等非语言形式表达的情感及其内在含义,这将有助于对其谈话内容的理解和解释。

4)不轻易打断对方的谈话,但注意适时引导:在很多情况下,患者叙述病情的过程同时也是内在心理压力缓解和释放的过程,所以,传播者在倾听时要有耐心,不轻易打断对方的谈话。倾听的含义并不是一味地听,对于离题过远或不善于言表者,可以给予委婉、恰当的引导。提出一个富有启发性的问题,或抓住对方的某一句话,自然地引导到另一个双方都感兴趣的话题上。

5)总结要点,准确理解信息:充分听取对方的讲话,不轻易给对方的话作出判断,也不急于表达自己的观点和意见。要在听的过程中不断进行分析,抓住要点,准确理解信息。

(3)提问的技巧:提问的目的在于开启话题,获取信息,便于进一步沟通。提问的方式有时比提问的内容还要重要。同样一个问题,善于提问,则可以使对方作出清楚完整而真实的回答;反之,则可能一无所获。

1)提问应选择合适的时机,并注意提问的口气,不要把提问变为质问。

2)问话要有间隔,给对方一些间歇,不要一个紧接着一个地提问,那样会给对方造成紧张和心理压力。

3)根据不同情况及提问目的选择不同类型的提问方式:①封闭式问题:要求对方给予简短而准确的答复,例如,问:"您抽烟吗?"答:"抽"或"不抽"。适用于希望迅速得到确切答复的场合。②开放式问题:这类问题给对方以思考、判断和发挥的余地,要求对方在回答时必须根据自己的理解说出一定的内容,可以获得较多的信息,例如"用药后您有哪些不舒服的地方呢?"答:"腹痛、恶心、呕吐等。"要获得较多的信息,或要了解对方的某种态度、观点以及某些知识的掌握情况、行为情况,应多用此问题。因为开放式问题有利于对方开阔思路,谈出自己的情况、自己的认识和思路,或者是客观存在的事实等。③探索式问题:为进一步了解对方存在某种认识、信念、行为现象的缘由而提问以获得更深层次的信息,也就是再问一个"为什么"。如"你为什么不继续用药呢?"适用于对某一问题进行深入了解的场合。在提问此问题时,要注意使用缓和的语气,如果态度生硬可能就变成质问了。④诱导式问题:又叫倾向性提问。提问者实际上已经表明了自己的立场,诱导对方按自己的思路回答问题,有暗示作用。如"你今天感觉好多了吧?"更容易使人回答:"嗯,好多了。"在调查研究、用药咨询等以收集信息为首要目的的活动中,应注意避免使用此类问题,因为所得到的信息不可靠。但是涉及敏感性问题和隐私时,可以适当的应用诱导式问题来获得信息。⑤复合式问题:在所提的问题中包括了两个和两个以上的问题。如"你有抽烟、喝酒的习惯吗?"此类问题使回答者感到困惑,不知如何回答,且易顾此失彼。因此,在任何交流场合,都应避免使用复合式问题。

(4)反馈的技巧:反馈是指信息使受者接受到信息后产生的反应又通过某种传播形式返回到传播者的现象和过程。在健康传播过程中,传者及时取得反馈,得以及时了解受者的知识、态度及行为状况;同时,适当地给予反馈,则使受者可获得必要的激励和指导。

1)积极性反馈:受者用语言或动作、表情等对对方的言行表示理解、赞同或支持。在交谈的过程中,适时地插入这样一些话:"是的"、"我也这样认为",或微笑、点头、伸出大拇指等形式表示肯定对方。这样会使对方感到高兴,受到鼓舞而易于接受。在用药咨询、技能训练、行为干预时,运用积极性反馈尤为重要。

2)消极性反馈:受者用语言、动作、表情等对对方的言行表示不赞同或反对。为了取得预期效果,消极性反馈应注意两个原则:一是首先肯定对方值得肯定的一面,力求心理上的接近;二是用建议的方式指出问题所在,态度和缓、口气婉转。如"要是我处在你的位置,我也会这样的,但……"或摇头、摆手表示反对等。消极性反馈的意义在于使谈话对方保持心理上的平衡,易于接受批评意见和建议,敢于正视自己存在的问题。

3)模糊性反馈:对对方的言行没有表示出明确的态度和立场。如"是吗?""真的吗?"适用于难以回答的问题或暂时回避对方某些敏感问题。

4)鞭策性反馈:有些情况下,需要用这种方法来激励健康传播对象树立更高层次的目标,以促进其知、信、行达到更完善、更健康的境界。运用这种反馈技巧,首先要对对方的言行作出客观的评述,然后说明这种言行给你的印象,再向对方提出要求,最后请对方作出答复,所以又称为"四步谈话法"。这种反馈既指出了问题的所在,提出了改变的方向,又以征求意见的方式要求对方自己作出抉择,很有激励性。如"你不愿意谈论某某问题,这让我觉得你不敢正视它。希望我们能一起分析一下,你看怎么样?"

5)情感性反馈:对对方的感情流露作出恰当的反应,表示对对方的理解,这对于建立良好的人际关系是非常重要的。

(5)非语言传播技巧:非语言传播指以动作、体态等非语言形式传递信息的过程。

1)动态体语:即通过无声的动作来沟通思想和感情,如目光、面部表情、手势、触摸等。①目光:目光在传播中有重要的功能,人的喜怒哀乐都可以通过眼神表达出来。在其具体运用中,要注意增强自觉控制目光的能力,使眼神的变化有一定的目的,表现一定的内容。在不同的环境中可以采用环顾、专注、虚视等形式。②面部表情:人们对现实环境和实物所产生的感情,经常会在不经意间通过面部表情显示出来。在交往中,应该有意识地控制一些不利于良好传播的面部表情,比如面含微笑点头,表示赞许等,而表示不愉快或迷惑的皱眉,表示冲突、敌意态度的眉头皱起、嘴唇紧绷等;表情表现要得体,以微笑待人,是人际交往中解除生疏紧张气氛的重要条件。总之谈话时面部表情应该是坦诚、轻松、友好的,而不是自负、自矜或生硬僵滞的。③手势:在传播中,人们也常常用手势表达,比如否定或制止时用手左右摇摆,兴奋时鼓掌,愤怒时握拳,不知所措时抓耳挠腮,认真倾听时用手托腮等。恰当地运用手势会增强信息的清晰性,增加表达思想感情时的感染力。

2)静态体语:主要通过姿势、体态、仪表服饰等非语言形式传递信息,它能反映人的气质、文化修养及一个人的心理状态。着装整洁,姿势稳重,是对健康传播者最基本的职业要求。

3)有声的类语言:口语的物质载体是声音,声音的音量、速度、语调、节奏等虽然并不是语言,但有意识地加以控制和利用也会产生语义的效果,因此又称为类语言。在交谈中适时适度地改变声调、音量和节奏,可有效引起对方注意和调节气氛;适当地运用鼻音等则可表达对对方的理解和关注。因此,要使传播有感染力,就应学会控制声音。

4)时空语:利用由时间、环境、设施和交往气氛所产生的语义来传递信息。包括时间语和空间语。约会时遵守时间,是有礼貌、有诚意的表现。不同的空间距离、不同的空间方位不仅标志着人们不同的感情关系,而且影响着人们的情感表达。一般来讲,人们处于同一高度时,较易建立融洽的交流关系;封闭式的安静环境、较小的空间适宜做较长时间的深谈;而开放的场所,则比较适合进行较大规模的宣传活动。

2. 组织小组讨论技巧　在健康传播中,针对特定的对象,也会经常采用小组讨论的方式,大家各抒己见,畅所欲言,在轻松、愉快的气氛中获得知、信、行的改变。在健康教育中,小组讨论常用于调查研究,了解人们对有关健康问题的认识、态度和习惯做法;还可以用于开展健康教育活动,通过成员共同学习、交流、鼓励和支持改变态度和行为。

(1)做好小组讨论的准备工作:要使达到预期的目标,就要做好小组讨论的准备工作,包括:拟定小组讨论的内容提纲,以便讨论过程中不脱离既定的目标和内容;做好时间和地点的选择,安排合适的时间和舒适、方便、不受外界干扰的地点;讨论小组的成员应该根据讨论主题选择有一定相似背景和共同需求或兴趣的人组成。

(2)热情接待:主持人应该提前到达会场,对每一个前来参加讨论的小组成员表示欢迎。在开始讨论之前,大家互相之间可就一些轻松话题进行交谈,以建立良好的人际关系。

(3)说好"开场白",明确讨论主题:通过开场白向人们说明讨论的目的和主题,作好自我介绍,并表明每一个与会者对于讨论都是十分重要的,使他们感到自己的作用和参加讨论的意义。

(4)使用引发材料,打破僵局:在小组讨论开始过程中,经常会出现沉默不语的情况。预先设计一些讨论方法、应用一定的印刷材料可有效地克服这一情况。如使用宣传画、幻灯片或播放一段短小的录像片、读某些文章等作为引子,为人们提供生动形象的讨论情境和主题。

(5)轮流发言:在会议开始或结束时或需要获取信息反馈时,多采用轮流发言形式,即与会者依次发言,人人参与,机会均等。运用这一方法有 3 条原则:①在发言过程中不干扰、不打断发言;②在全体人员发言结束前不作任何评论和总结;③允许不想发言的人不参加讨论,不可强迫发言。

(6)分散讨论法:即化整为零,2～4 人组成一个小组,以小组为单位分头充分讨论,再集中起来由每一小组派一名代表作汇报。

（7）无记名提案法：即让每个人在纸上写下自己的意见，集中放入纸箱中，然后每个人随机抽取一张，当众读出纸条上所写的内容，再根据发现的问题进行讨论。这种方法适用于对敏感问题的讨论。

（8）注意适时引导，控制局面：大家情绪高涨，讨论热烈时，难免出现偏离主题的现象。主持人要及时提醒与会者，比如利用积极或消极性的反馈方式，或通过向他人提问，改变对话方式。不要急于制止成员之间的争论，待每人的见解都表达完了，再对有争议的问题作出小结，然后再转向其他问题。

（9）结束讨论：主持人对讨论的问题作出小结，并对大家的参与表示感谢。

（二）常用的知识灌输技巧

知识灌输是健康教育的主要途径，知识对形成健康的行为十分重要。人们健康知识的获得要依赖于健康教育传播者的健康教育服务，因此，掌握知识灌输技巧对满足人们对健康知识的需求是必不可少的。

1. 讲授　讲授是指健康教育者通过循序渐进的叙述、描绘、解释等向学习者传递信息、知识，阐明概念，以帮助学习者理解和认识健康问题，树立健康的态度和信念。讲授的主要技巧是讲述、讲解和讲演。讲述是教育者用口述的方法，将教学内容传达给学习者。讲述的基本要求是重点突出，注意启发鼓励受教育者参与教学，提出问题，引导受教育者分析和思考问题，激发其学习兴趣，避免照本宣科。讲解是对要领、原理、现象等进行的解释。在讲解时应尽量使用通俗易懂的语言。讲述与讲解各有侧重，在实践中常结合使用。讲述是从广度上说明问题，讲解是从深度上讲述理解问题的意义。讲演是一个人在公共场合向众多人就某问题发表意见或阐明事理的传播活动，是以讲为主、以演为辅、讲演结合的信息传播形式。举办专题讲座是健康教育的常用方式。讲演效果的好坏主要取决于讲演者的口才、个人魅力、讲演内容的吸引力、讲演过程中恰当的举例及能否有效地应用非语言技巧。从某种意义上讲，一次成功的讲演就是一次成功的学术演讲。

2. 阅读指导　知识的获得，只有传播者的讲授，是远远不够的。要领会、消化、巩固和扩大知识还必须靠自己去阅读。这就要求健康教育的传播者要掌握阅读指导，提高受者的自学能力。

（1）针对对方当前的健康问题指导其有针对性地阅读相关材料，比如对于高血压患者指导阅读心血管疾病合理用药的书籍。

（2）根据受者的学习能力、身心状态进行评估，制订相应的阅读计划。每次阅读的内容不要过多。

（3）帮助受者制订经济、实用的购书方案，学会选择具有权威性、科学性、可读性的书籍。

3. 演示　演示即通过实物、直观教具使受者获得知识或巩固知识。演示的特点在于加强教学的直观性，它不仅是帮助受者感知和理解书本知识的手段，也是获得知识、信息的重要来源。演示的主要作用是帮助受者学习自我照顾的技能，如胰岛素自行注射、自测血糖、如何使用家庭常用保健用具等。

（1）演示者要先解释操作的全过程，并示范一遍，然后再重新慢慢地示范，并解释每个步骤、原理、方法及如何与其他步骤相联系。

（2）演示者要耐心，尽量用简单易学的步骤教学。

（3）演示时要注意安排好场所，尽量让所有参与者都能看到示范的进行，人数较多，可以分组示范。

（三）常用的行为干预技巧

健康教育的主要目的是改变人们的不健康行为，培养和巩固有益于健康的行为和生活方式。为了帮助患者或社区居民建立有益于健康的行为，必须掌握行为干预的技巧，也就是注重行为的模仿和强化训练。

1. 行为指导　行为指导是指通过文字、语言、声像等材料和具体的示范指导，帮助教育对象形成健康态度，作出行为决策，学习和掌握新的行为方式。

2. 行为矫正　行为矫正是现代心理治疗的一种重要技术。国内外实践证明，应用行为矫正技术是快速取得健康教育干预效果的一种有效的手段，特别适用于戒烟、减肥等成瘾行为以及儿童的不良行为矫正。

3. 群体行为干预　群体行为干预是利用小群体开展健康教育，是行为干预的一种有效途径。群体可以是社会生活中自然存在的，如家庭、居民小组、学生班集体等，也可以是为了某一特定目标把人们组织起来成为小的活动集体，如冠心病、糖尿病患者学习小组等。对于依靠个人努力难以实现的行为改变，如改变个人饮食习惯、戒烟、锻炼等，在有组织的集体中，在家人、同伴和朋友的帮助监督下，可以较容易实现。群体行为干预的方法主要有：①注意树立榜样；②制定群体规范；③多应用鼓励手段，对已改变的态度和行为给予支持和强化；④提倡互帮互助，增进群体的凝聚力。

目 标 检 测

一、单项选择题

1. 吸烟、酗酒对人体健康的危害属于
   A. 环境因素　　　　　　　B. 行为与生活方式因素　　　　C. 生物学因素
   D. 卫生保健服务因素　　　E. 上述各种因素的综合

2. 健康促进的基本内涵
   A. 改变人们的个人行为
   B. 侧重于政府行为
   C. 包含了个人行为改变，政府行为改变两个方面
   D. 主要着眼点是个体健康问题
   E. 主要着眼点是群体健康问题

3. 健康教育的重点在于
   A. 个体健康　　　　　　　B. 群体健康　　　　　　　C. 个体与群体的结合
   D. 解决危险因素　　　　　E. 解决环境问题

4. 在健康传播中，如果能适当加入娱乐的因素，将收到更好的效果，这体现了受者的
   A. 求新心理　　B. 求真心理　　C. 求近心理　　D. 求短心理　　E. 求乐心理

5. 下列属于人际传播的是
   A. 医师对患者的咨询　　　　B. 出版书籍　　　　　C. 在公共汽车上做广告

D. 在电视上做广告　　　　　E. 打电话

6. 下列选项中正确的是

　A. 健康促进＞健康教育＞卫生宣传　　　B. 健康促进＞卫生宣传＞健康教育

　C. 健康教育＞卫生宣传＞健康促进　　　D. 健康教育＞健康促进＞卫生宣传

　E. 卫生宣传＞健康教育＞健康促进

7. WHO 提出的健康概念是

　A. 没有疾病　　　　　　　　　　　B. 没有残疾

　C. 没有虚弱　　　　　　　　　　　D. 生理与心理的健康

　E. 身体的、精神的和社会适应的完美状态

8. 不属于拉斯韦尔模式的是

　A. 传者　　　B. 信息　　　C. 反馈　　　D. 效果　　　E. 受者

9. 在下列传播形式中,反馈效果最差的是

　A. 广播　　　B. 劝服　　　C. 指导　　　D. 小组讨论　　　E. 座谈

10. 健康传播效果中的最低层次为

　A. 知晓健康信息　　　　　B. 态度转变　　　　　C. 采纳健康行为

　D. 健康信念认可　　　　　E. 以上都不是

11. 谈话中最重要的一个技巧

　A. 力求讲普通话　　　　　B. 适当重复　　　　　C. 尊重对方

　D. 及时取得反馈　　　　　E. 重点突出

二、多项选择题

1. 社区健康促进的意义是

　A. 医学模式转变的必然

　B. 初级卫生保健持续发展的体现

　C. 居民素质教育和社会主义精神文明建设的重要内容

　D. 能有效治疗慢性病

　E. 促进地区经济发展

2.《渥太华宪章》中提出的健康促进的策略有

　A. 制定健康的公共政策　　　B. 倡导　　　　　C. 创造支持性环境

　D. 强化社区行动　　　　　　E. 促成

实 训 项 目

社区高血压患者的健康教育

【实训目的】

1. 熟悉社区健康教育的主要形式与方法。

2. 了解社区居民高血压的患病情况。

【实训准备】

1. 联系有关社区居委会,争取取得协助。

2. 围绕高血压,查阅资料,制作宣传单、宣传报或宣传展牌。

【实训步骤】

1. 在老师的带领下,开赴某选定校区。以小组为单位,分别行动。第一组负责在小区卫生宣传栏/橱窗张贴准备好的宣传报。第二组负责在人流量较大的地方发放宣传单,并向居民说明此次活动的目的。第三组负责摆放宣传展牌,并"摆摊"提供健康咨询。带教老师在整个过程中起指导和协调作用。

2. 2～3周后,进行回访,采用调查问卷的方式评价健康教育的效果。

3. 完成实训小结。

（熊存全）

第五章　处方调剂

处方调剂是指医院药剂科或社会药房取得药学专业技术资格的调剂工作人员,按医师处方进行正确调配和发药的过程。处方调剂工作是药学服务的重要内容之一,也是医院或社会药房直接面对患者的重要工作之一。其服务水平及质量直接关系到患者的用药安全,同时也影响患者对医院或药房的信任度。因此药师应根据医师处方,及时、准确地调配和分发药品,严格按照处方调配操作规程,尽可能避免处方差错,进而保障患者的权益与用药安全,同时也为患者与医护人员之间搭起沟通的桥梁。

第一节　概　　述

一、处方的含义

处方是指由注册的执业医师和执业助理医师(以下简称医师)在诊疗活动中为患者开具的、由取得药学专业技术职务任职资格的药学专业技术人员(以下简称药师)审核、调配、核对,并作为患者用药凭证的医疗文书。

二、处方的分类

(一)按处方性质分类

1. 法定处方　主要指《中华人民共和国药典》(以下简称《中国药典》)和国家食品药品监督管理局标准收载的处方,具有法律约束力。在制备法定制剂或医师开写法定制剂时均应照此规定。

2. 医师处方　是指医师为患者诊断、治疗与预防用药所开具的处方。

3. 协定处方　是指医院药剂科与临床医师根据医院日常医疗用药的需要,共同协商制订的处方。它适合大量配制和储备,便于控制药品的品种和质量,提高工作效率,减少患者取药等候时间。每个医院的协定处方仅限于在本单位使用。

(二)按处方管理办法及相关药事法规分类

处方还可分为麻醉药品处方、一类精神药品处方、二类精神药品处方、急诊处方、儿科处方和普通处方(医保处方、自费处方)等。麻醉药品和第一类精神药品处方印刷用纸为淡红色,右上角标注"麻、精一"。第二类精神药品处方印刷用纸为白色,右上角标注"精二"。急诊处方印刷用纸为淡黄色,右上角标注"急诊"。儿科处方印刷用纸为淡绿色,右上角标注"儿科"。普通处方的印刷用纸也为白色,右上角无需标注。

三、处方的意义

处方具有技术性、经济性和法律性。

1. 技术性　处方的技术性表现为开具或调配处方者必须是经过医药院校系统专业学习,并经国家职业资格认定的医药卫生技术人员。

2. 经济性　处方的经济性体现在药品消耗及药品经济收入结账是以处方为原始依据的,处方也是患者在治疗疾病,包括门诊、急诊、住院全过程中用药的真实凭证。

3. 法律性　在我国临床实践中,医师具有诊断权和开具处方权,但无调配处方权;药师具有审核、调配处方权,但无诊断和开具处方权。一旦发生医疗差错、事故或纠纷,处方是追查医疗责任和法律责任的依据之一。对处方中的任何差错和疏漏,药师都有权提请医师修改。

四、处方的结构

处方由前记、正文、后记三部分组成。其中处方正文是处方开具者为患者开写的用药依据,是处方的核心部分。

1. 处方前记　前记包括医院全称、科别、费别、门诊号、住院号、患者姓名、性别、年龄、就诊日期、临床诊断等。也可根据需要,在前记中添列特殊要求的项目。麻醉药品和第一类精神药品处方还应当包括患者身份证明编号,代办人姓名及其身份证明编号。

2. 处方正文　正文以R或Rp起头(拉丁文"recipe"请取的缩写),意为"请取下列药品"。正文内容包括药品的名称、剂型、规格、数量、用法、用量等。

3. 处方后记　后记包括医师、配方人、核对人、发药人的全名签名(或加盖专用签章)、药品金额等。

随着计算机的广泛应用,医院多使用电子处方。电子处方的格式要求与纸质手写处方一致,应有处方医师和调剂、核查、配发药师的手写全名签字。由于处方具有法律意义,电子处方必须设置处方或医嘱正式开具后不能修改的程序,以明确有关责任。常见处方格式参见下列图5-1和图5-2。

五、处方调剂的基本程序

药师在处方调配过程中,应根据《处方管理办法》的要求,严格遵守处方调配原则,重视处方审查,正确调配处方,严格防范差错。处方调剂的基本程序见图5-3。

收方是药师接触患者的第一个环节,态度应和蔼,收方后应审查处方,包括处方形式审核和用药适宜性审核。如果发现药名书写不清、用药重复,或有配伍禁忌、妊娠忌用及超剂量等情况,应向顾客说明情况,经处方医师更正或重新签章后再调配,否则拒绝调剂。

医师处方经收方审查后,按处方所列药品的用法用量和用药天数,计算药品价格并标明在处方上,患者交费后交由调剂人员调配;调配处方时,应按处方逐一操作,调配完毕,经核对无误后,调配人员在处方上签字或盖章,交由处方审核员核查;确认无误,审查员签字后才可发药;发药人员应认真核对患者姓名、药剂数量,同时向顾客说明用法、用量等注意事项。

普通处方

×××医院

处 方 笺

门诊/住院号_____　　科室_____　　床号_____

姓名_____　　　　　性别_____　　　年龄_____

临床诊断_____　　__年__月__日

Rp.

（白色）

医师_____　　　　　　　　　　　　　金额_____

药师（审核、核对、发药）_____　　调配_____

图 5-1　普通处方格式示例

处方编号: ☐

第二类精神药品

×××医院

处 方 笺

门诊/住院号＿＿＿＿＿　　科室＿＿＿＿＿　　床号＿＿＿＿＿

姓名＿＿＿＿＿　　　　性别＿＿＿＿＿　　年龄＿＿＿＿＿

身份证明编号＿＿＿＿＿＿＿＿＿＿＿＿＿＿　＿年＿月＿日

代办人姓名＿＿＿＿＿　　性别＿＿＿＿＿　　年龄＿＿＿＿＿

代办人身份证明编号＿＿＿＿＿＿＿＿＿＿＿＿＿

病情及诊断＿＿＿＿＿＿＿＿＿＿＿＿＿＿＿＿＿＿＿

Rp.

（白色）

医师＿＿＿＿＿　　　　　　　　金额＿＿＿＿＿

药师（审核、核对、发药）＿＿＿＿＿　调配＿＿＿＿＿

图 5-2　第二类精神药品处方示例

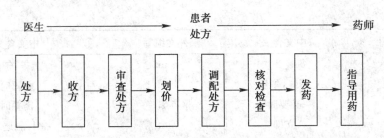

图 5-3 处方调剂的基本程序

六、处方的管理制度

现行的处方管理制度是于 2007 年 5 月 1 日起正式施行的《处方管理办法》,共有 8 章 63 条。该制度在《处方管理办法(试行)》基础上进行了增加和修订:明确了监管部门为卫生行政部门;规定了开具处方应使用药品通用名;严格了"麻、精神"药品的监管;提出了病区用药问题;还要求医疗机构建立处方点评制度,对不合理用药及时干预,提出动态监测及超长预警;并增加了法律责任条款。以下介绍处方管理制度的部分内容:

(一)处方权的获得

执业医师或执业助理医师在注册的执业地点取得相应的处方权。执业助理医师开具的处方须执业医师签字或加盖专用签章后方有效。试用期的医师开具处方,须经有处方权的执业医师审核并签名或加盖有备案的专用签章后方才有效。

(二)处方书写规定

1. 患者一般情况要求填写清晰、完整,并与病历记载相一致。除特殊情况外应注明临床诊断。

2. 每张处方限于一名患者的用药。

3. 字迹清楚,不得涂改;如需修改,应当在修改处签名并注明修改日期。

4. 药品名称应当使用药品通用名,应当使用规范的中文名称书写,没有中文名称的可以使用规范英文名称书写,但在一张处方中一种药品不得用中英文混写;医疗机构或者医师、药师不得自行编制药品缩写名称或者使用代号;药品剂量、规格、用法、用量要准确规范,药品用法可用规范的中文、英文、拉丁文或者缩写体书写,但不得使用"遵医嘱"、"自用"等含糊不清字句。

药师应掌握处方正文中常见的外文缩写,并理解其中文含义。处方中常见的外文缩写及含义见表 5-1,同时,医师和药师在书写处方和审核时要特别注意识别易混淆的药品名称(表 5-2)。

表 5-1　处方常见外文缩写字简表

外文缩写	中文含义	外文缩写	中文含义
q. m.	每日早晨	q. d.	每日 1 次
b. i. d.	每日 2 次	t. i. d.	每日 3 次
q. i. d.	每日 4 次	q. h.	每 1 小时
q. o. d	隔日一次	q. n.	每晚

续表

外文缩写	中文含义	外文缩写	中文含义
b. i. n.	每晚2次	a. m.	上午,午前
p. m.	下午,午后	h. s.	临睡时
p. r. n.	必要时	s. o. s.	需要时
Stat! 或 St. !	立即	Cito!	急! 急速地!
q. s.	适量	aa.	各
i. m.	肌内注射	i. v.	静脉注射
i. v. gtt. 或 i. v. drip	静脉滴注	gutt. (gtt.)	滴
i. h.	皮下注射	C. T.	皮试
p. o.	口服	Tab.	片剂
Amp.	安瓿(瓶)	Caps.	胶囊
Ocul	眼膏	Aq.	水剂
Inj	注射剂	Supp.	栓剂
GS	葡萄糖溶液	NS	生理盐水
O. D.	右眼	O. S. 或 O. L.	左眼
O. U.	双眼	Add.	加至

表5-2 处方中容易混淆的中文药名对照表

药品	易与之混淆药品
阿拉明(间羟胺,抗休克的血管活性药)	可拉明(尼可刹米,中枢神经兴奋药)
安妥明(氯贝丁酯,血脂调节药)	安妥碘(普罗碘铵,眼科用药)
消心痛(硝酸异山梨酯,抗心绞痛药)	消炎痛(吲哚美辛,非甾体消炎镇痛药)
潘生丁(双嘧达莫,抗心绞痛药)	潘特生(泛硫乙胺,血脂调节药)
安坦(盐酸苯海索,抗帕金森病药)	安定(地西泮,抗焦虑药)
泰能(亚胺培南/西司他丁,抗菌药)	泰宁(卡比多巴/左旋多巴,抗帕金森病药)
培洛克(培氟沙星,氟喹诺酮抗菌药)	倍他乐克(美托洛尔,β受体拮抗药)
安可欣(头孢呋辛,头孢菌素类抗生素)	安可米(扎鲁司特,白三烯受体拮抗药)
病毒唑(利巴韦林,抗病毒药)	病毒灵(吗啉胍,抗病毒药)
特美肤(氯倍他索,糖皮质激素)·	特美汀(替卡西林/克拉维酸钾)
雅司达(对乙酰氨基酚,非甾体类抗炎药)	雅施达(培哚普利,血管紧张素转换酶抑制剂)
亚思达(阿奇霉素,大环内酯类抗生素)	压氏达(氨氯地平,钙离子通道阻滞剂)
普鲁卡因(局部麻醉药)	普鲁卡因胺(抗心律失常药)
氟嗪酸(氧氟沙星,抗菌药)	氟哌酸(诺氟沙星,抗菌药)
克林霉素(抗菌药)	克拉霉素(大环内酯类抗生素)
氟尿嘧啶(抗肿瘤药)	氟胞嘧啶(抗真菌药)
阿糖腺苷(抗病毒药)	阿糖胞苷(抗肿瘤药)
异丙嗪(抗组胺药)	氯丙嗪(抗精神病药)

5. 患者年龄应当填写实足年龄，新生儿、婴幼儿写日、月龄，必要时要注明体重。

6. 西药和中成药可分别开具处方，也可开具一张处方，开具处方时每一种药品应当另起一行，每张处方不得超过5种药品。

7. 中药饮片应单独开具处方，一般应当按照"君、臣、佐、使"的顺序排列；调剂、煎煮的特殊要求注明在药品右上方，并加括号，如布包、先煎、后下等；对饮片的产地、炮制有特殊要求的，应当在药品名称之前写明。

8. 药品剂量与数量一律用阿拉伯数字书写。剂量应当使用法定剂量单位。处方一般不得超过7日用量；急诊处方一般不得超过3日用量；毒麻药品不得超过1日极量。一类精神药品不得超过3日常用量，二类精神药品不得超过7日常用量。对于某些慢性病、老年病或特殊情况，处方用量可适当延长，但医师必须注明理由。

9. 开具处方后的空白处画一斜线以示处方完毕。

10. 处方医师的签名式样和专用签章应当与院内药学部门留样备查的式样相一致，不得任意改动，否则应当重新登记留样备案。

（三）处方有效期

处方开具当日有效。特殊情况如一些慢性病或老年病需要延长有效期的，经医师在"诊断"栏注明有效期限的不得超过3天。过期处方需开方医师重新签名才予以调配。需反复多次调配的处方，需医师注明使用次数及使用日期。

（四）处方保管规定

普通处方、急诊处方、儿科处方保存期限为1年，医疗用毒性药品、第二类精神药品处方保存期限为2年，麻醉药品和第一类精神药品处方保存期限为3年。处方保存期满后，经医疗机构主要负责人批准、登记备案，方可销毁。

（五）处方点评制度

医疗机构应建立完善的处方点评制度，填写处方评价表，对处方实施动态监测及超常预警，登记并通报不合理处方，对不合理用药及时予以干预。

第二节　处方审核

处方审核包括对处方形式的审核和对用药适宜性的审核。

一、处方的形式审核

1. 审核处方资质　药学专业技术人员须确认处方的合法性，非经医师处方不得调剂。

2. 审核处方内容　药学专业技术人员应当认真逐项检查处方前记、正文和后记书写是否清晰、完整，并认真检查处方类型（普通处方、急诊处方、麻醉药品处方、儿科处方）、处方的报销方式（公费医疗专用、医疗保险专用、部分自费、自费等）、处方开具时间、有效性及医师签字是否规范等。

二、用药适宜性的审核

（一）规定必须做皮试的药品，处方医师是否注明过敏试验及结果的判定

有些药品如β-内酰胺类的青霉素类、氨基苷类的链霉素、碘造影剂（如碘化油）、局部麻

醉药(如盐酸普鲁卡因)、生物制品(酶、抗毒素、类毒素、血清、菌苗、疫苗)等在给药后极易引起过敏反应,甚至出现过敏性休克。为安全起见,需根据情况在注射给药前进行皮肤敏感试验,皮试后观察 15～20 分钟。在明确药品敏感试验结果为阴性后,再调配药品;对尚未进行皮试者、结果阳性或结果未明确者应拒绝调配药品,同时注意提醒有家族过敏史或既往有药品过敏史者在应用时提高警惕性,于注射后休息、观察 30 分钟,或采用脱敏方法给药。

药物是否需要做药物皮肤敏感试验,请参照药品说明书和官方的药物治疗指南。所有抗毒素、血清、半合成青霉素、青霉素或头孢菌素类、β-内酰胺酶抑制剂的复方制剂均应按说明书要求做皮肤试验;此外应根据各单位具体要求,对皮试做具体规定。

(二)处方用药与临床诊断的相符性

为加强对合理用药的监控,药师审方时应仔细查看诊断结果与处方用药是否相符,这要求药师具备较强的专业知识和处方分析的能力。例如医师给流感、咳嗽等患者开具抗生素。流感的病原体主要是 A 型、B 型、C 型(也称甲型、乙型、丙型)及变异型流感病毒等,对未继发细菌感染的患者不应当使用抗生素;咳嗽可能是寒冷刺激、花粉过敏、空气污染或气道阻塞所致,不一定因细菌感染所致。对于这类处方,药师可建议医师修改处方。

(三)药物剂量、用法的正确性

剂量即药物治疗疾病的用量,药师审核处方时应注意核对剂量与剂量单位。剂量常以g(克)、mg(毫克)、ml(毫升)等表示。中药饮片以克(g)为单位;片剂、丸剂、胶囊剂、颗粒剂分别以片、丸、粒、袋为单位;溶液剂以支、瓶为单位;软膏及乳膏剂以支、盒为单位;注射剂以支、瓶为单位,应当注明含量;中药饮片以剂为单位。

对效价不恒定的部分抗菌药物、性激素、维生素、凝血酶及抗毒素等采用特定的 IU(国际单位)或 U(单位)表示剂量,如青霉素钠每 1IU 等于 0.5988μg,肝素每 1mg 不少于 150U。

此外,药学专业技术人员还应注意单位时间内进入体内的药量,特别是静注或静滴的速度。

根据病情和药物作用机制的特点,每种药品服用时应选择适宜的时间。

(四)选用剂型与给药途径的合理性

1. 剂型与疗效　由于处方组成及制备工艺不同,同一药物的不同剂型,其生物利用度、作用快慢、强弱、疗效及副作用都有可能不同。比如甘露醇注射液静滴可用于治疗各种原因引起的脑水肿、颅内高压和青光眼,但作为冲洗剂,则应用于经尿道作前列腺切除术。又如吲哚美辛胶囊剂用于消炎镇痛时,其剂量显著低于吲哚美辛片,副作用更少。

对于同一药物相同剂型,其药效也可表现不同:如 1968～1969 年澳大利亚曾发生癫痫患者广泛的苯妥英钠中毒,其原因是在生产苯妥英钠胶囊时用乳糖替代了原处方中的硫酸钙作为稀释剂而增加了苯妥英钠的吸收。

2. 给药途径　正确的给药途径是保证药品发挥疗效的关键之一,也是药师审核处方的重点。不同途径给药,可使同一个药物的作用、性质、强弱、起效快慢不同。如硫酸镁溶液,外敷可消除水肿,口服可导泻或解除胆管痉挛,注射可降压和抗惊厥;又如尿素,静脉滴注可降低颅脑内压,外用可软化指(趾)甲甲板,抑制真菌生长,用于甲癣的治疗。故药师应熟悉各种药品的给药途径,以便根据病情和药物性质作出适当的选择。

（五）是否有重复给药现象

重复用药系指含同一种化学单体的药物，同时或序贯应用，导致剂量和作用的重复，易导致用药过量。造成重复给药多因为：

1. 一药多名 我国药品一药多名的现象比较严重，如头孢呋辛有 60 多个商品名，头孢哌酮、头孢他啶、阿奇霉素有 80 多个商品名。公众可能将含有同一成分而商品名不同的药当作不同的药物，易致重复用药、过量或中毒，在临床用药上存在较大安全隐患。

案例

何某，男，22 岁，因感冒出现流鼻涕、打喷嚏，咽痛，有轻微咳嗽，并伴有白色黏痰，疲乏。经检查被确诊为上呼吸道感染，医师开具下列处方：

Rp.

1. 白加黑片　20 片
   Sig. 依照说明书使用
2. 抗病毒冲剂　10 袋
   Sig. 1 袋　t.i.d 冲服
3. 泰诺感冒片　10 片
   Sig. 2 片　t.i.d.　p.o.

分析：上述处方不合理。泰诺感冒片和白加黑中均含对乙酰氨基酚、伪麻黄碱、右美沙芬等相同成分的化学药，属于重复用药，药学人员应拒绝调配或为患者重新推荐其他非处方药。此外，在处方正文中药品名称未采用药品通用名书写，不符合处方书写规定。

---

2. 中成药中含有化学药成分 伴随中药、化学药联合应用及复方制剂的出现，累加用药、重叠用药或过量用药越发多见。如有的降糖中成药中含有格列苯脲，若与其他格列类降糖药合用，可能引起低血糖反应；某些中成药中含甘草，若与阿司匹林合用，可导致或加重胃、十二指肠溃疡；某些治疗感冒的中成药中含有对乙酰氨基酚、氯苯那敏，若与其他解热镇痛药或抗过敏药合用，可能出现出血、急性肾衰竭、嗜睡、疲劳、口干、少尿、贫血、多汗、膀胱颈梗阻等不良反应。故当中成药与化学药联合应用时，须弄清成分，避免因累加而出现严重不良反应。常用含有化学药成分的中成药参见表 5-3。

表 5-3　常用含有化学药成分的中成药品种

中成药	内含主要的化学成分	重复用药可能发生的不良反应
消渴丸	格列苯脲	低血糖反应（严重者死亡）、恶心、呕吐、腹泻、食欲不振、皮疹
胃泰康胶囊	氢氧化铝、三硅酸镁、罗通定	便秘
维 C 银翘片	对乙酰氨基酚、氯苯那敏、维生素 C	出血、急性肾衰竭、嗜睡、疲劳、口干、少尿、贫血、多汗、膀胱颈梗阻
强力感冒片	对乙酰氨基酚	出血、急性肾衰竭、贫血
抗感灵片	对乙酰氨基酚	出血、急性肾衰竭、贫血
金羚感冒片	阿司匹林、氯苯那敏	虚脱、出血、血小板减少、嗜睡、胃溃疡
桑兰抗流感片	阿司匹林	虚脱、出血、血小板减少、胃溃疡

中成药	内含主要的化学成分	重复用药可能发生的不良反应
感冒灵胶囊（颗粒）	对乙酰氨基酚、氯苯那敏、咖啡因	出血、急性肾衰竭、嗜睡、疲劳、口干、少尿、多汗、贫血、胃绞痛、胃痛、多汗、膀胱颈梗阻、紧张激动、焦虑、兴奋、失眠、头痛
重感冒灵片	氯苯那敏、安乃近	膀胱颈梗阻、昏迷、嗜睡、骨髓抑制
感冒清	对乙酰氨基酚、吗啉胍、氯苯那敏	出血、急性肾炎、贫血、出汗、食欲不振、嗜睡
脉君安片	氢氯噻嗪	多尿、低血钾、血糖升高、血压过低
珍菊降压片	可乐定、氢氯噻嗪	多尿、血压过低、失眠、头痛、低血钾
溃疡宁片	阿托品、氢氯噻嗪、普鲁卡因	口干、血压过低
谷海生	呋喃唑酮	恶心、呕吐、过敏、头痛、直立性低血压、低血糖反应
痢特敏片	甲氧苄啶	皮疹、瘙痒、贫血、白细胞减少
安嗽糖浆	麻黄碱、氯化铵	排尿困难、焦虑、头痛、心悸、恶心、失眠、不安、震颤、发热、血压升高
清咳散	溴己新	胃刺激、肝功能异常
咳喘膏	异丙嗪	嗜睡、晕眩、低血压、视力模糊、口鼻咽喉干燥、反应迟钝、白细胞减少
海珠喘息定片	氯苯那敏、去氯羟嗪	嗜睡、疲劳、口干、少尿、贫血、胃痛、多汗、膀胱颈梗阻、失眠、激动、嗜睡、视力模糊、便秘
咳特灵片/胶囊	氯苯那敏	嗜睡、疲劳、口干、少尿、贫血、肾绞痛、胃痛、多汗、膀胱颈梗阻
鼻炎康片	氯苯那敏	嗜睡、疲劳、口干、少尿、贫血、肾绞痛、胃痛、多汗、膀胱颈梗阻
苍鹅鼻炎片	氯苯那敏	嗜睡、疲劳、口干、少尿、贫血、肾绞痛、胃痛、多汗、膀胱颈梗阻
复方小儿退热栓	对乙酰氨基酚	虚脱、出血、恶心、多汗、胃痉挛
新癀片	吲哚美辛	恶心、呕吐、消化不良、厌食、出血、头痛、腹泻、粒细胞减少、皮疹、血小板减少、晕厥、肝损伤

（六）**是否有潜在临床意义的药物相互作用和配伍禁忌**（参见本节"三、药物相互作用和配伍禁忌"）

三、药物相互作用和配伍禁忌

药物相互作用是指同时或相继使用两种或两种以上药物时，其中一种药物作用的强度、持续时间甚至作用性质受到另一种药物的影响而发生明显改变的现象。药物相互作用包括发生在体内的药动学、药效学方面的作用以及发生在体外的相互作用。药物相互作用是双向的,既可能产生对患者有益的结果,使疗效协同或毒性降低,也可能产生对患者有害的结果。因此应权衡利弊,避免盲目同服。

(一)药物相互作用对药动学的影响

1. 影响吸收 如含有二、三价的阳离子(Ca^{2+}、Mg^{2+}、Al^{3+}、Bi^{3+}、Fe^{3+})的复方制剂与四环素同服,可形成难溶性的配位化合物(络合物)而不利于吸收,影响疗效;改变胃排空或肠蠕动速度的药物,如阿托品、颠茄、丙胺太林等可延缓胃排空,增加药物的吸收,而甲氧氯普胺(胃复安)、多潘立酮(吗丁林)、西沙必利等药物,增加肠蠕动,从而减少了药物在肠道中滞留时间,影响同服药物吸收。若上述药物同时在处方中应用,应建议医师修改处方。

2. 影响分布 水杨酸类、依他尼酸、水合氯醛等均具有较强的血浆蛋白结合力,与口服磺酰脲类降糖药、抗凝血药以及抗肿瘤药等合用,可将其从蛋白结合部位置换出来,使后三者的游离型药物增加,使得在剂量不变的情况下,加强了这些药物的药理作用,加大了药物的毒性。

3. 影响代谢 由肝药酶代谢的药物与肝药酶诱导剂如苯巴比妥、苯妥英钠、利福平等合用时,前者代谢加快,因此剂量应适当增加。反之,若与肝药酶抑制剂如大环内酯类抗生素、咪唑类抗真菌药、异烟肼、西咪替丁等合用时,前者剂量应酌减。如普伐他汀、辛伐他汀等 β-羟基-β-甲基戊二酸单酰辅酶 A(HMG-CoA)还原酶抑制剂在治疗剂量下与环孢素、伊曲康唑、酮康唑、大环内酯类抗生素等合用时血药浓度能显著增高。

4. 影响排泄 如丙磺舒可延缓 β-内酰胺类药物经肾小管的排泄,使其发挥持久的治疗作用。而非甾体类抗炎药如水杨酸类与甲氨蝶呤联用时由于抑制后者从肾小管分泌,增加甲氨蝶呤的毒性,严重时甚至威胁到患者的生命。

(二)药物相互作用对药效学的影响

1. 作用相加或增加疗效 如磺胺甲噁唑(SMZ)与甲氧苄啶(TMP)联用,两者分别作用于细菌的二氢叶酸合成酶与二氢叶酸还原酶,使细菌的叶酸代谢受到双重阻断,抗菌作用增强。亚胺培南与西司他丁钠合用时,后者阻断亚胺培南在肾脏中被肾肽酶破坏,保证药物的有效性。

2. 协同作用和减少药品不良反应 如普萘洛尔与硝酸酯类产生抗心绞痛的协同作用,并抵消或减少各自的不良反应;阿托品与吗啡合用,可减轻后者所引起的平滑肌痉挛而加强镇痛作用。

3. 敏感化作用 一种药物可使组织或受体对另一种药物的敏感性增强,即为敏感化现象。如排钾利尿剂可降低血浆钾离子浓度,使心脏对强心苷类药物敏感化,易诱发心律失常。

4. 拮抗作用 拮抗作用分为竞争性、非竞争性拮抗作用。前者的拮抗发生在同一部位或受体,如甲苯磺丁脲促进胰岛 β 细胞释放胰岛素产生降糖作用可被氢氯噻嗪类药拮抗。

5. 增加药品不良反应 甲氧氯普胺与吩噻嗪类抗精神病药合用加重锥体外系反应。氨基苷类抗生素与依他尼酸、呋塞米和万古霉素合用,耳毒性和肾毒性增加,可能发生听力损害,停药后仍可发展至耳聋。

将中药与化学药进行合理联合应用,可呈现较显著的协同作用,有的还能降低化学药品的不良反应。如将氟尿嘧啶、鲨肝醇、环磷酰胺、奋乃静、白及以及海螵蛸粉制成片剂，用于临床治疗消化道肿瘤有较好疗效，还可防止出现严重的消化道反应。

（三）药物的体外配伍禁忌

药物配伍禁忌主要表现在静注、静滴及肠外营养液等溶液的配伍，包括药液的浑浊、沉淀、变色或活性降低。如20%磺胺嘧啶钠注射液与10%葡萄糖注射液混合后，pH改变，磺胺嘧啶结晶析出，进入微血管后引起栓塞，导致周围循环衰竭。青霉素类与头孢菌素类药物在静脉输液中若加入以下药物如红霉素、两性霉素B、血管活性药（间羟胺、去甲肾上腺素等）、苯妥英钠、盐酸羟嗪、氯丙嗪、异丙嗪、B族维生素或维生素C时，将出现浑浊。此外，其他抗菌药物如去甲万古霉素和克林霉素等也不宜加入组成复杂的输液中，以免发生配伍禁忌。

中药、化学药同服也可能会发生相互作用而引起不良反应，这是由于一些化学药与常用中成药的有效成分可能发生配伍禁忌。化学药与常用中成药可能发生配伍禁忌的情况参见表5-4。

表5-4　化学药与常用中成药可能发生配伍禁忌的实例

化学药	中成药	中成药有效成分（作用）
甲氧氯普胺	舒肝丸	芍药（解痉作用）
利血平、帕吉林	止咳定喘膏、麻杏石甘片、防风通圣丸	麻黄碱（动脉收缩）
地高辛	麻杏止咳片、消咳宁片、通宣理肺丸	麻黄碱（心脏兴奋）
吗啡、哌替啶、可待因	蛇胆川贝液	苦杏仁苷（抑制呼吸）
苯巴比妥	虎骨酒、人参酒、舒筋活络酒	加强中枢神经的抑制作用
阿托品、咖啡因、氨茶碱	小活络丹、香连片、贝母枇杷糖浆	含有乌头、黄连、贝母等生物碱成分（增加毒性）
乳酶生	黄连上清丸	抑制乳酶生的活性
氢氧化铝	丹参片	丹参酮、丹参酚（与铝相互结合）
碳酸氢钠、氢氧化铝、胃舒平、氨茶碱等碱性药物	山楂、乌梅、保和、五味子	酸性成分（与碱性药物发生中和反应）

药师在审查处方时应严格审查药品的相互作用和配伍禁忌，对于有害的药物相互作用，应对处方医师提出建议或拒绝调配；对于目前尚有争议的相互作用，应提示医师注意，或在监护条件下用药。

第三节　处方调配、核查与发药

一、处方调配

《处方管理办法》明确指出，药师调剂处方时必须做到"四查十对"，其内容是：查处方，对科别、姓名和年龄；查药品，对药名、剂型、规格、数量；查配伍禁忌，对药品性状、用法用量；查用药合理性，对临床诊断。

药师在审查过程中发现处方中有不利于患者用药处或其他疑问时，应拒绝调配，并联系处方医师进行干预，经医师改正并签字确认后，方可调配。对发生严重药品滥用和用药失误的处方，及时告知处方医师，并应当记录，按有关规定报告。另外，药师应当对麻醉药品和第一类精神药品处方，按年月日逐日编制顺序号。

二、核查、发药与服药标签的书写

(一) 核查

处方药品调配完成后由另一药师进行核查。内容为：

1. 再次全面认真地审核处方内容。

2. 逐个核对处方与调配的药品、规格、剂量、用法、用量是否一致。

3. 逐个检查药品的外观质量是否合格（包括形状、色、嗅、味和澄明度），是否在有效期内。

4. 核查无误后检查人员签字。

(二) 发药

发药是患者在用药前重要的药学服务之一，是处方调剂工作的最后环节，也是确保患者用药安全有效的重要环节。要使差错不出门，必须把好这一关。

1. 核对患者姓名，并询问患者就诊的科室，以确认患者。

2. 逐一核对药品与处方的相符性，检查药品剂型、规格、剂量、数量、包装，并签字。

3. 发现处方调配有错误时，应将处方和药品退回调配处者，并及时更正。

4. 发药时向患者交代，进行用药指导。认真交代每种药品的使用方法和特殊注意事项，同一种药品有 2 盒以上时，需要特别交代。

5. 发药时应注重尊重患者隐私。

6. 如患者有问题咨询，应尽量回答，对较复杂的问题可建议到用药咨询窗口。

(三) 药品标签的书写

配方中，常有需特殊处理或另行交代服用方法的药物，在配方前应先写好标签或药袋。书写要简明、确切、通俗易懂，防止患者误用。特别注意写清以下几点：①患者姓名；②药品通用名或商品名、剂型、剂量和数量；③用法用量；④调剂日期；⑤处方号或其他识别号；⑥药品贮存方法和有效期；⑦有关服用注意事项（如餐前、餐后、冷处保存、驾车司机不宜服用、需振荡混合后服用等）；⑧调剂药房的名称、地址和电话。

三、处方调剂注意事项

1. 仔细阅读处方，按照药品的顺序逐一调配。

2. 对贵重药品、麻醉药品以及精神药品等分别登记账卡。

3. 调配药品时应首先检查药品的批准文号，并注意药品的有效期，以确保使用安全。所取同一种药品若有不同批号时，取用批号最早的药品。

4. 药品调配齐全后，与处方逐一核对药品名称、剂型、规格、数量和用法，对药名相近相似而药理作用不同的药品,应问清患者病情是否与所用药品对应。

5. 准确、规范地书写标签。对需特殊保存条件的药品应加贴醒目标签,以提示患者注意,如 2～10℃冷处保存、凉暗处(避光且不超过 20℃)或遮光(用不透光的容器包装)贮藏。

6. 尽量在每种药品上分别贴上用法、用量、储存条件等标签,并正确书写药袋或粘贴标签。

7. 调配好一张处方的所有药品后,再依次调配下一张处方,以免发生差错。

8. 核对后签名或盖名章。

知识拓展

药品编码

药品编码是新技术在药品调剂中的应用。建立国家药品编码系统是我国药品监督管理的一项基础的标准化工作,也是一项专业性极强的技术工作。国家药品编码适用于药品生产、经营、使用、检验、科研、教学、统计、财务、保险、物价、海关、监督、管理等领域和包括电子政务、电子商务在内的信息化建设与应用中的信息处理和信息交换。药品作为特殊商品,为防止"假冒伪劣",遵循"单品单码"的原则。实现药品编码利于药品的识别、鉴别、跟踪、查证。

四、特殊调剂

依据患者个体化用药的需要,药师在药房进行特殊剂型或剂量调配,如稀释液体、研碎药片并分包、分装胶囊、配制合剂、调配软膏剂等,应按现行版《药典》规定在洁净或相对清洁的环境中操作,并作记录。

第四节 处方调配差错的防范与处理

一、处方调剂差错的防范

处方调剂差错是所有医疗错误中常见的一类,属于临床不合理用药现象的一项特殊内容,是发生在药物调配和发药操作中的疏忽。

(一)调配差错的表现

1. 处方差错的内容 处方差错包括药品名称出现差错、药品调剂或剂量差错、药品与其适应证不符、剂型或给药途径差错、给药时间差错、疗程差错、药物配伍禁忌差错以及药品标识差错等内容。如在调配过程中将 0.9% 的氯化钠注射液发成 10% 氯化钾注射液,将己烯雌酚软膏调配成己烯雌酚片,贴错瓶签、错写药袋及其他等不同类型的处方差错。

2. 处方差错的后果 处方调配差错发生后,如果被处方核对人及时核查出来,未将药品发给患者则不会影响到患者。但是如果已将药品发给患者,则有可能对患者造成不同程度的伤害。处方差错可能造成患者暂时性伤害、可能导致患者住院或延长患者住院时间、可能导致患者永久性伤害、可能导致患者生命垂危甚至死亡。差错一旦发生,需要检查差错对患者的后果,并根据后果判断是否需要采取预防或减少伤害的措施。

（二）调配差错出现的原因

1. 精神不集中或业务不熟练。

2. 选择药品错误 药品位置邻近易导致选择药品错误。如将都放在冰箱里的50％硫酸镁溶液调配成水合氯醛溶液。

3. 处方辨认不清 对于处方字迹模糊的，由于药师的假设或猜想导致调配差错。

4. 处方缩写不规范 如用"KCl"代替"氯化钾"。

5. 药品名称相似 药名相似是调配差错中最多的一类。如将泰诺调配成泰诺林。

6. 药品外观相似 同一厂家的不同品种往往包装、颜色以及字号相近，易导致出差错。如将同为某一厂家生产的那格列奈片发成特比萘芬片。

7. 药品分装、稀释、贴标签时出错。

（三）调配差错的防范与处理

药师必须清醒认识到他们在药品调配和给药差错干预中的地位和作用，在调配药品的各环节中，增强责任心和集中注意力，每个环节的工作人员必须掌握必要的预防措施，以减少和预防调配错误的发生。同时指导和提示患者正确应用药品，提高疗效，减少药品不良反应的发生。

1. 在调配处方过程中严格遵守《药品管理法》《药品经营质量管理规范》《药品不良反应报告和监测管理办法》以及《处方管理办法》等相关法律、法规以及医疗机构有关医疗行为的各种规定，严格做到"四查十对"。

2. 严格执行有关处方调配管理和工作制度，熟知工作程序及工作职责。

3. 建立差错登记，包括时间、地点、差错或事故内容与性质、原因、后果、处理结果及责任人等。对差错及时处理、及时报告。

4. 建立首问负责制。无论所发生差错是否与己有关，第一个接到询问、投诉的药师必须负责接待患者，就有关问题作出耐心细致的解答，并立即处理或向上级药师汇报。

5. 防止调配差错需遵守的规则

(1)药品储存：药品码放按药品的使用频率结合中英文首字字母顺序，或药品的药理作用或制剂剂型分类码放；受过训练且经过授权的药学人员才有资格往药品货架上码放药品；对效期药品的使用应按生产批号摆放，做到先产先用，近期先用；特别注意要将相同品种不同规格的药品分开，包装相似或读音相似的药品分开，在易发生差错的药品码放处贴上醒目标签，以便药师在配方时注意。

(2)调配处方：调配处方前首先读懂处方，有疑问时不要猜测，可咨询上级药师或致电与处方医师联系；依次调配处方，以免混淆；贴标签时再次与处方核对；如果核对人发现错误，应将药品退回配方人，并提示配方人改正。

(3)发药：首先确认患者身份，确保药品发给对应的患者；对照处方向患者逐一交代每种药物的用法，可帮助发现并纠正调配和发药中的错误；对理解服药标签有困难的患者，需耐心仔细地说明药品的用法并辅以更详细、明确的服药标签；在用药咨询服务中提示或确认患者及家属了解药品的使用方法。

(4)制订明确的差错防范措施：制订和公示标准的药品调配操作规程，有助于提醒工作人员在工作中注意操作要点；合理安排人力资源，保证调剂人员的数量，调配高峰期可适当增加调配人员，减少因疲劳而引发的调配差错；及时让工作人员掌握药房中新药信息；发生差错后，及时讨论，分析原因、采取杜绝措施，及时让所有工作人员了解如何规避类似差错发生；定期召开工作人员会议，接受关于差错隐患的反馈意见，讨论并提出改进建议。

6. 应用现代化技术与设备 有条件的医院可引入并采用先进的技术与设备，如单剂量配方制、静脉药物配置中心(PIVAS)、智能输液泵、自动摆药机、条形码技术、计算机处方录入(CPOE)等。这些技术与设备在药师的监管下增强药品调配过程的质量保证，提高调配效率，减少人为差错。

二、调配差错的应对原则和报告制度

(一) 调配差错的报告制度

所有调配差错必须及时向部门负责人报告并进行登记，明确责任。部门负责人得知后向药房主任或药店值班经理报告，如发生差错导致严重的不良反应或事故，应及时通报医院主管领导并采取相应措施；部门负责人还应着手调查差错发生的经过、原因、责任人，分析出现差错危害的程度和处理结果；及时与患者的家属联系更正错误，并致歉；调配差错报告流程见图5-4。

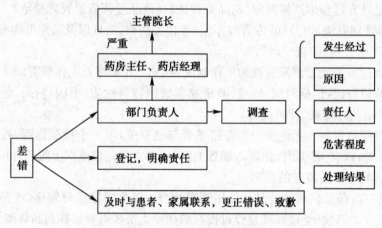

图5-4 调配差错报告流程图

(二) 调配差错处理的步骤

1. 建立本单位差错处理预案。

2. 核对、处理并上报 一有药品差错反映，立即核对相关处方和药品；如果是发错了药品或发错患者，药师应立即按照本单位差错处理预案迅速处理，并上报部门负责人。

3. 采取救助措施 根据差错后果的严重程度，分别采取救助措施，请相关医师帮助救治或治疗，到病房或患者家中更换药品，致歉，随访，取得谅解。

4. 提供救助指导和用药教育 对患者本人用药不当引起的问题，应积极提供救助指导，并提供用药教育。

(三) 调配差错的调查

差错发生后，进行彻底地调查后应向药房主任或药店经理提交"药品调配差错报告"，药品调配差错报告应包括：

1. 差错的事实、发现的经过、发生过程细节和原因的确认。

2. 事后对患者的安抚措施与差错处理意见。

3. 保存处方的复印件。

（四）改进措施

1. 总结经验教训，对杜绝再次发生类似差错提出建议。

2. 修订处方调剂工作流程。药房主任或药店经理应根据既往差错发生的情况，对处方调剂工作流程及时进行修订，防止或减少此类差错的发生。

3. 药房主任或药店经理将发生的重大差错向医疗机构、药品监督管理部门报告，由医疗机构管理部门和药品监督管理部门协同相关科室、药店，共同杜绝重大差错的发生。

目 标 检 测

一、单项选择题

1. 仅限于本单位使用的处方是

    A. 电子处方　　B. 药师处方　　C. 协定处方　　D. 法定处方　　E. 医师处方

2. 《处方管理办法》中明确要求药学技术人员不仅对处方的前记、正文、后记要逐项检查，同时还要对下述的哪方面进行审查

    A. 麻醉药品处方中患者身份证明编码　　　　B. 处方用药的适宜性

    C. 一类精神药品处方中患者身份证明　　　　D. 处方的报销方式

    E. 处方开具日期

3. 处方调剂工作的最后环节是

    A. 核查　　　　B. 发药　　　　C. 交代注意事项　　D. 确认患者　　E. 更正

4. 处方前记中不应包括的内容有

    A. 医师的签名或专用签章　　　B. 医疗机构名称　　　C. 门诊或住院病历号

    D. 临床诊断　　　　　　　　　E. 开具日期

5. 关于处方书写的说法过错的是

    A. 每张处方只限于一名患者用药

    B. 处方一律用规范的中文或英文名称书写

    C. 不得超过 3 日用量

    D. 开具麻醉药品处方时，需要病历记录

    E. 西药、中成药可以分别开具处方，也可以在一张处方上开具

6. 药物相互作用对药动学的影响为

    A. 增加疗效　　　　　B. 毒性增加　　　　　C. 拮抗作用

    D. 影响吸收　　　　　E. 协同作用和减少药品不良反应

7. "四查十对"的内容不包含

    A. 查处方，对科别、姓名、年纪

    B. 查药品，对药名、剂型、规格、数目

    C. 查配伍禁忌，对药品性状、用法及用量

D. 查合理用药,对临床诊断

E. 查药物相互作用,对药品包装、使用办法

8. 调配每一种药品前,应检查该药的

A. 有效期　　　B. 批准文号　　　C. 名称　　　D. 失效期　　　E. 剂量

9. 下列出现调配差错的原因中不正确的是

A. 药品名称差错　　　　　B. 业务不熟悉　　　C. 处方辨认不清

D. 药品名称相似或外貌相似　　　E. 处方中缩写不规范

10. 如果调配差错引起严重的不良反应或事故,最重要的处置程序为

A. 部门负责人向药房主任报告

B. 及时通报医院主管领导并采取相应措施

C. 及时向患者家属或患者道歉

D. 向部门负责人报告

E. 部门负责人立即调查调配差错发生的过程

二、多项选择题

1. 处方的用药适应性审核包括

A. 审核药物剂量和用法的准确性

B. 审核药物的剂型与给药途径的合理性

C. 审核处方用药与临床诊断的相符性

D. 审核处方中对规定必须做皮试的药物,处方医师是否注明过敏实验及成果的判定

E. 审核处方是否有重复给药现象

2. 以下哪些药品是规定必须做皮试的药物

A. 链霉素　　　　　B. 碘造影剂　　　　　C. 静脉注射丙种球蛋白

D. 破伤风抗毒素注射剂　　　E. 青霉素钾注射剂

3. 下列药物联用对临床药动学可能有影响的是

A. 丙磺舒联用青霉素

B. 丹参片联用复方氢氧化铝

C. 山楂丸联用复方氢氧化铝片(胃舒平)

D. 庆大霉素联用万古霉素

E. 阿托品联用甲氧氯普胺

4. 对于药师核查处方和发药的说法正确的是

A. 处方调配完成后需由另一名药师核查,但不需要检查人员签字

B. 处方核查人员只需要核对调配的药品数量、规格、剂量、用法及用量是否与处方一致即可

C. 向患者发放药物是处方调剂工作的最后环节

D. 发药时应向患者交代每种药品的服用方法和特别注意事项

E. 患者如有问题要咨询,必须到药物咨询窗口

5. 关于处方调配下列说法正确的是

A. 调剂处方过程中须做到"四查十对"

B. 药师必须按说明书上的用法用量向患者交代服用方法

C. 药师调配完处方后需由另一名药师进行核查

D. 一般处方 3 日有效

E. 药师在审查处方时发现不利于患者用药处,应谢绝调配

实 训 项 目

项目一　处 方 分 析

【实训目的】

1. 能正确说明处方含义、组成及格式。

2. 学会正确的分析处方合理性的方法及处方调配技术。

【实训准备】

1. 收集常见疾病的处方。

2. 根据处方中出现的药品,查阅相关文献或药品说明书。

【实训步骤】

1. 给出案例处方,提示学生该案例需解决的问题。

2. 让学生分组讨论完成处方分析,并由该组组长汇报讨论结果,教师逐一对其进行点评。

3. 教师点评小结案例分析,给出实训成绩。

【案例一】

幼儿,男,两岁零十个月,感冒,流鼻涕三天,在家服用感冒药未见好转,现又伴有剧烈咳嗽,来附近的医院诊治,医师开出下列处方,请分析是否合理,为什么?

Rp.

1. 左氧氟沙星胶囊　　0.1g×12

Sig. 0.1g　b. i. d.　p. o.

2. 小儿速效感冒片　　2g×12

Sig. 2g　t. i. d.　温水冲服

3. 小儿百部止咳糖浆　　100ml×2

Sig. 10ml　t. i. d.　p. o.

【处方分析】

上述处方不合理。左氧氟沙星胶囊为喹诺酮类抗菌药,该类药物的作用机制为抑制细菌脱氧核糖核酸(DNA)的合成。该类药物能使幼龄动物承受重力关节的损害,并能抑制四肢的增长发育,还可能诱发骨骺端结构破坏,发生关节病。故建议在妊娠期、哺乳期妇女、婴幼儿以及骨生长期禁用或限制性使用该类药物。该处方可选择使用三代头孢菌素类抗生素替换左氧氟沙星胶囊。

【案例二】

贺某,女,25 岁,月经量多 4 年,头昏、乏力、食欲减退,活动后心慌,气短约 7 个月。近日来

我院就诊,门诊号12,经检查被诊断为缺铁性贫血,医师开出下列处方,请分析是否合理。

Rp.

1. 硫酸亚铁片　0.3g×20 片

Sig. 0.3g　t. i. d.　p. o.

2. 维生素 C　100mg×20 片

Sig. 100mg　t. i. d.　p. o.

3. 四环素片　0.25mg×20 片

Sig. 0.25mg　q. i. d　p. o.

【处方分析】

上述处方不合理。因为四环素类药与高价金属阳离子易形成不溶性络合物,影响药物的吸收而降低疗效。此外服用四环素的副作用较大,可致牙齿黄染、牙釉质发育不良及龋齿,还可导致骨发育不良。应拒绝调配。

【案例三】

王某,男,58 岁,患尿路感染。医师处方为:

乌洛托品片　9g,0.6g　t. i. d.　p. o.

碳酸氢钠片　15g,1.0g　t. i. d.　p. o.

【处方分析】

上述处方不合理。乌洛托品(化学名:环六亚甲基四胺)是甲醛与氨的缩合物,本身无抗菌作用。本品口服吸收后,在酸性尿中缓慢分解成甲醛和氨,甲醛有杀菌作用。但氨易使尿液碱化,服用时需要加服酸化尿液药物,如氯化铵。该处方中误用碱化尿液药物,加重尿液碱化,易形成结晶尿,违背配伍禁忌。

【案例四】

李某,男,25 岁,近几天感冒,鼻塞、头痛、咽痛,体温 39℃,有黄色黏痰,咳嗽不止。医院门诊医师给他开了治疗感冒的复方氨酚烷胺片和治疗呼吸道感染的罗红霉素分散片。他拿着处方来到药店,想让药师再给他加上一种止咳药喷托维林。假如你是药师,应怎样指导李某用药?

【处方分析】

虽然李某有咳嗽症状,但通过咳嗽才能使黏痰不断排出,用了止咳药则使痰液不能咳出而堆积,造成气道阻塞引起其他症状,所以李某不宜用止咳药,但可以加服一种化痰药,加服化痰药有利于黏痰的排出,黏痰排出咳嗽自然就会减轻或消失。如选用盐酸溴己新片,口服:一次 1～2 片,每日 3 次。偶有恶心、胃部不适,减量或停药后可消失。但若患者有胃炎或胃溃疡最好不用。

项目二　处方调剂

【实训目的】

学会正确的处方调剂技术。

【实训准备】

1. 收集常见疾病的处方。

2. 根据处方中出现的药品,查阅相关文献。

3. 准备常用的基本药品,并对模拟药房进行处方调配场景的布置。

【实训步骤】

1. 进行角色扮演分组(一位同学扮演药学人员,另一位同学扮演患者)。

2. 按照处方调配的基本程序,扮演药学人员的同学完成处方调配。老师根据学生的完成情况给出实训成绩。

(杨元娟 甘淋玲)

第六章 常见症状和疾病的自我药疗

学习目标

1. 掌握常见症状和疾病在自我药疗中不同药物的选择和用药注意事项。
2. 熟悉购买使用非处方药的注意事项和自我药疗的益处与风险。
3. 能够运用药学的基本知识与技能,理论联系实际,对常见症状和疾病的自我药疗进行用药指导。

　　自我药疗是在没有医师或其他医务工作者指导的情况下,恰当地使用非处方药物,用以缓解轻度的、短期的症状及不适,或者用以治疗轻微的疾病。自我药疗是自我保健的一项重要内容,其前提和关键是要有非处方药。自我药疗不但可以减轻社会的经济负担,还可以通过患者的自行用药治疗,避免因不愿就医而酿成大病的后果。自我药疗逐渐成为人们进行健康保健的一种重要方式。我国实施公费医疗制度改革、处方药与非处方药分类管理制度以及社会医疗保险体制改革后,自我药疗作为自我医疗体系中的一个重要组成部分已被人们所接受,尤其是正在普及的社区健康保健服务体系,为社会公众实施自我药疗创造了良好的条件。

知识链接

自我药疗的益处

　　1. 可使全民用药状况得到改善,公众具有更多更便利的健康保健机会　公众通过社区健康保健服务系统、大众媒体、因特网、非处方药广告等渠道获取医疗保健和用药的信息,采用自我药疗的方式解决健康与保健方面的问题,对一些不需要医药咨询的症状实施快速、有效的缓解手段,比去医院诊疗更便利,节约了时间和费用。

　　2. 减少公众对国家医药资源的依赖,缓解对医疗服务日益增长的压力　自我药疗的实施将改变人们过去生病不分大小、轻重都去医院的观念。用药者可选择更多价格相对低廉的非处方药品,从而控制了国家公共卫生费用的增长,减少个人医疗账户的支出,实现了对资金的合理分配和最佳利用。

　　3. 强化药师的药学服务作用　用药者对药品消费将不再满足于仅仅到药房买药,而是希望在买药的同时能够享受周到、细致的用药指导和咨询服务,充分实现“自我药疗、自我保健”的价值。因此,在这一领域内,药师可以更好地发挥自己的专业特长,为患者提供药学服务。

第一节　常见症状的自我药疗

一、发　热

(一)概述

正常人的体温一般为 36～37℃左右,但各个部位的温度不尽相同,如直肠温度平均为

37.2℃，口腔温度比直肠低0.3~0.5℃，而腋窝下的温度又比口腔低0.3~0.5℃。体温在一日内也会发生一定的波动，如一般在清晨2~6时体温最低，7~9时逐渐上升，下午4~7时最高，继而下降，昼夜温差不会超过1℃。体温在性别、年龄上也略有不同，如女性略高于男性，新生儿略高于小儿，老年人因代谢率低，体温相对低于青壮年。

当机体在致热原作用下或各种原因引起体温调节中枢功能障碍时，体温升高超出正常范围，称发热（fever）。当直肠温度超过37.6℃、口腔温度超过37.2℃、腋下温度超过37.0℃，昼夜体温波动超过1℃时即为发热，超过39℃时即为高热。

（二）临床表现

发热的主要表现是体温升高、脉搏加快，突发热常为半日至1日，持续热常为3~6日。

1. 伴有头痛、关节痛、咽喉痛、畏寒、乏力、鼻塞或咳嗽，可能患有感冒。

2. 血常规检查白细胞计数高于正常值，可能有细菌感染；白细胞计数低于正常值，可能有病毒感染。

3. 小儿伴有咳嗽、流涕、眼结膜充血、麻疹黏膜斑及全身斑丘疹，可能是麻疹。小儿或青少年伴有以耳垂为中心的腮腺肿大，多为流行性腮腺炎。

4. 发热有间歇期，表现有间歇发作的寒战、高热，继之大汗，可能患有化脓性感染或疟疾。

5. 持续高热，如24小时内体温持续在39~40℃，居高不下，伴随寒战、胸痛、咳嗽、吐铁锈色痰，可能患有肺炎。

6. 起病缓慢，持续发热，无寒战、脉缓、玫瑰疹、肝脾大，可能患有伤寒。

（三）药物治疗

1. 非处方药　《国家非处方药目录》中收录的解热镇痛药的活性成分有对乙酰氨基酚、阿司匹林、布洛芬、贝诺酯等。

（1）对乙酰氨基酚：解热作用强，镇痛作用较弱，但作用缓和而持久，对胃肠道刺激小，正常剂量下对肝脏无损害，较为安全有效，可作为退热药的首选，尤其适宜老年人和小儿服用。

（2）阿司匹林：口服吸收迅速而完全，解热镇痛作用较强，能降低发热者的体温，对正常体温则几乎无影响。

（3）布洛芬：镇痛作用较强，退热作用与阿司匹林相似但较持久。其胃肠道的不良反应较轻，易于耐受，为此类药物中对胃肠刺激性最低的。

2. 处方药　5岁以下小儿高热时应紧急退热，可选用20%安乃近溶液滴鼻。

（四）用药注意事项

1. 解热镇痛药用于退热仅为对症治疗，并不能解除疾病的致热原因，由于用药后改变了体温，可能掩盖病情，影响疾病的诊断，应当予以重视。

2. 发热会消耗体力，感觉不适，影响休息，甚至可发生惊厥，小儿、年老体弱者在高热骤降时，有可能引起虚脱。故在应用解热镇痛药时，应严格掌握用量，避免滥用，老年人应适当减量，并注意两次用药应间隔4~6小时。同时，在解热时，需多饮水和及时补充电解质。

3. 为避免药物对胃肠道的刺激，多数解热镇痛药（肠溶制剂除外）宜在餐后服药，不宜空腹服药。老年人、肝肾功能不全者、血小板减少症患者，以及有出血倾向、上消化道出血或穿孔病史者应慎用或禁用。特异体质者，使用后可能发生皮疹、血管性神经性水肿、哮喘等反应，应当慎用。胃、十二指肠溃疡患者慎用或禁用。

4. 阿司匹林可透过胎盘屏障引起胎儿缺陷；此外，在妊娠后 3 个月长期大量应用可使妊娠期延长，有增加产期综合征及产前出血的危险；在妊娠的最后 2 周应用，可增加胎儿或新生儿出血的危险；在妊娠后期长期用药也有可能使胎儿动脉导管收缩或早期闭锁，导致新生儿持续性肺动脉高压及心力衰竭。对乙酰氨基酚可通过胎盘屏障，孕妇使用本品后可能对胎儿造成不良影响。布洛芬用于妊娠后期可使孕期延长，孕妇及哺乳期妇女不宜使用。

5. 如患者对解热镇痛药或复方制剂中某一成分有过敏史，则不宜再次使用其他同类解热镇痛药，因为此类药物中大多数彼此之间有交叉过敏反应。对乙酰氨基酚虽对阿司匹林过敏者一般不发生过敏反应，但有报道在因阿司匹林过敏发生哮喘者中，少数人改服对乙酰氨基酚后发生轻度支气管痉挛反应。

6. 解热镇痛药用于解热一般不超过 3 日，如症状未缓解应及时向医师或药师咨询，不得长期使用。如发热持续 3 日不退，或伴有寒战、胸痛、咳嗽；小儿发热在 39℃ 以上，并且神志不清；伴有严重疼痛、频繁呕吐；长期反复发热或有不明原因的发热时，应及时去医院就诊。

7. 不宜同时应用两种以上的解热镇痛药，以免引起肝、肾、胃肠道的损害。

8. 使用解热镇痛药时，不宜饮酒或饮用含有酒精的饮料。

9. 发热时宜注意控制饮食，多喝水、果汁，补充能量、蛋白质和电解质。对高热患者应当用冰袋和凉毛巾冷敷，或用 50% 的酒精擦拭四肢、胸背、头颈部以帮助退热。发热期间宜多休息，在夏季要注意调节室温，保持充足的睡眠。

二、头　痛

（一）概述

头痛（headache）是指额部、顶部、颞部及枕部的疼痛，可见于多种疾病，大多数无特异性，如全身感染发热性疾病往往伴有头痛，精神紧张、过度疲劳也可有头痛。但反复发作或持续的头痛，可能是某些器质性疾病的信号，应认真检查，明确诊断，及时治疗。

（二）临床表现

1. **感冒发热性头痛**　这是最常见的一种头痛，患者表现为感冒初起，低热或不发热，但头痛明显，并伴有全身肌肉酸痛或其他感冒症状。

2. **紧张性头痛**　这也是最常见的一种头痛，常反复发作，发作前有明显的诱发因素，如工作或学习压力过大，紧张、焦虑等。发作时，可扩散至颈、肩、背部，呈轻、中度疼痛，疼痛时有麻木、发硬、紧绷感等。

3. **偏头痛**　这也是一种常见的头痛类型，疼痛集中于头的一侧，呈搏动性，常伴有恶心、呕吐。约 60% 的偏头痛患者有家族史，成年后发病者女性多于男性，发病次数不等，但女性成年患者发作周期与月经周期有很大关系。药师可建议患者选用下述治疗紧张性头痛的药品。

4. **鼻窦炎性头痛**　各类鼻窦炎，尤其是慢性鼻窦炎可引起头痛，患者用力擤鼻涕时，疼痛加重。根据病变部位的不同，头痛部位也不尽相同，如是额窦病变，则头痛时眼睛上方前额下面会有触痛；如是上颌窦病变，则面颊、上颌及牙齿会疼痛。

5. **三叉神经性头痛**　表现为一侧面部（颞侧）闪电样剧烈疼痛，患者常难以忍受。

6. **青光眼引起的头痛**　头痛部位多在眼眶的上部或眼球周围，主要是眼压过高，并伴有视力障碍。

7. 脑血管意外性头痛　属突发性头痛,伴恶心、呕吐及意识障碍,有脑出血或蛛网膜下隙出血的可能,多见于中老年人,病情危急,药师应建议患者立即去医院就医。

8. 高血压性头痛　伴有头晕、头胀等症状,也有头部沉重或颈项板紧感。多发于早晨,疼痛部位位于前额、枕部或颞部,可能是颅外颈动脉系统血管扩张,脉搏振幅增高所致。

（三）药物治疗

1. 非处方药　《国家非处方药目录》收载的药物活性成分有对乙酰氨基酚、布洛芬、阿司匹林等。

（1）感冒发热性头痛:如果是单纯头痛、全身酸痛,可建议其选用对乙酰氨基酚、阿司匹林、布洛芬、萘普生、复方对乙酰氨基酚(散利痛)等;如头痛还伴有鼻塞、流涕等症状,则应建议其选用抗感冒药。

（2）紧张性头痛:遇到这类患者,药师可建议患者养成良好生活习惯,劳逸结合、戒除烟酒、不饮浓茶、咖啡,除此之外,可应用下列药物:谷维素加维生素 B_1,也可服用中成药正天丸或通天口服液等。

（3）鼻窦炎性头痛:药师可以建议患者局部治疗,用麻黄碱呋喃西林滴鼻液,或 0.05% 盐酸羟甲唑啉滴鼻液,或 0.1% 盐酸赛洛唑啉滴鼻液滴鼻。

2. 处方药

（1）紧张性头痛:长期精神比较紧张者,推荐应用地西泮片。

（2）有反复性偏头痛:推荐应用抗偏头痛药,如麦角胺咖啡因片、罗通定片、天麻素、苯噻啶、舒马普坦、佐米曲普坦。

（3）三叉神经痛:使用阿司匹林、散利痛无效时,可选用卡马西平,如无效可选用苯妥英钠或氯硝西泮等药物。应当在医师的指导下使用,必要时进行 TDM。单药治疗无效者两药合用可能有效。

（四）用药注意事项

1. 引起头痛的原因很多,首先要明确引起头痛的原因,积极治疗原发疾病,不宜轻易使用镇痛药,以免延误病情。

2. 人体内如缺乏维生素 B_1,脑组织中的丙酮和乳酸可出现堆积,刺激血管平滑肌收缩,引起头痛。游离的维生素 B_1 对神经传导有调节作用,对血管性或精神紧张性头痛均有一定的缓解作用。

3. 对乙酰氨基酚、阿司匹林、布洛芬等仅对疼痛的症状有缓解作用,不能解除疼痛的致病原因,也不能防止疾病的发展和预防并发症的发生,故不宜长期使用。

4. 布洛芬对胃肠道的刺激小,不良反应发生率甚低,在各种非甾体抗炎药中为耐受性最好的一种。

5. 解热镇痛药用于头痛一般不超过 5 日,如症状未缓解,或伴有发热、嗜睡、复视、血压或眼压升高、手脚冰凉、神志不清时应及时去医院诊治。

6. 为避免药物对胃肠道的刺激,解热镇痛药宜在餐后服,或与食物同服,不宜空腹服用;同时不宜饮酒或饮用含有酒精的饮料,对老年人宜适当减量。

7. 为缓解和预防头痛,应保证充足的睡眠,多喝水,多吃水果,补充蛋白质和电解质;戒除烟酒,忌食巧克力或辛辣食品,保持乐观情绪,劳逸结合,注意休息;长期伏案工作患者,应经常锻炼身体,放松颈部肌肉。

三、咳　嗽

(一) 概述

咳嗽(cough)是机体一种反射性防御动作,通过咳嗽可以清除呼吸道分泌物及气道内异物,是一种保护性呼吸道的反射。但是咳嗽可使呼吸道内感染扩散,剧烈的咳嗽可导致呼吸道内出血,甚至诱发自发性气胸。在一般情况下,对轻度、不频繁的咳嗽,只要将痰液或异物排出,就可自然缓解,无需应用镇咳药。但对无痰而剧烈性的干咳,或有痰而过于频繁的剧烈性咳嗽,不仅增加患者的痛苦,影响其休息和睡眠,加大体能消耗,甚至出现其他并发症,对此应适当应用镇咳药,以缓解咳嗽。

(二) 临床表现

1. **咳嗽伴发热**　常见于急性上、下呼吸道感染、肺炎、肺结核、胸膜炎等。

2. **咳嗽伴胸痛**　常见于肺炎、胸膜炎、支气管肺癌、肺梗死和自发性气胸。

3. **咳嗽伴有呼吸困难**　常见于喉水肿、喉肿瘤、支气管哮喘、慢性阻塞性肺病、气胸、肺水肿及气管或支气管异物等。

4. **咳嗽伴咯血**　常见于支气管扩张症、肺结核、肺脓肿、支气管肺癌、二尖瓣狭窄等。

5. **咳嗽伴有大量脓痰**　常见于支气管扩张症、肺脓肿、肺囊肿合并感染等。

6. **咳嗽伴有哮鸣音**　常见于支气管哮喘、慢性喘息性支气管炎、心源性哮喘、气管与支气管异物等。当支气管肺癌引起气管与支气管不完全阻塞时也可出现哮鸣音。

7. **咳嗽伴有杵状指(趾)**　常见于支气管扩张症、慢性肺结核等。

(三) 药物治疗

1. **非处方药**　《国家非处方药目录》中收载的中枢性镇咳药有右美沙芬、喷托维林;末梢性镇咳药有苯丙哌林。

(1)咳嗽症状:以刺激性干咳或阵咳症状为主者宜选用苯丙哌林或喷托维林。

(2)咳嗽的频率或程度:剧烈咳嗽者宜首选非麻醉性强效镇咳药苯丙哌林,奏效迅速;次选右美沙芬,与相同剂量的可待因大体相同或稍强;咳嗽较弱者选用喷托维林,其对咳嗽中枢有直接抑制作用,镇咳作用为可待因的1/3,大剂量可使痉挛的支气管松弛,降低呼吸道阻力。

(3)咳嗽发作时间:白天咳嗽宜选用苯丙哌林;夜间咳嗽宜选用右美沙芬,其镇咳作用显著。

(4)感冒所伴随的咳嗽:常选用右美沙芬复方制剂,可选用酚麻美敏、美酚伪麻、双酚伪麻、美息伪麻、伪麻美沙芬等制剂。

2. **处方药**

(1)对频繁、剧烈性无痰干咳及刺激性咳嗽,可考虑应用可待因,其能直接抑制延髓的咳嗽中枢,镇咳作用强大而迅速,尤其适用于胸膜炎伴胸痛的咳嗽患者。

(2)对呼吸道有大量痰液并阻塞呼吸道,引起气急、窒息者,可及时应用司坦类黏液调节剂如羧甲司坦,以降低痰液黏度,利于痰液排出。

(3)在使用镇咳药的同时,应注意控制感染,对合并气管炎、支气管炎、肺炎和支气管哮喘者,凭医师处方或遵医嘱服用抗菌药物,以控制感染,消除炎症;或采用抗组胺药、糖皮质激素等对抗过敏治疗措施,以提高镇咳药的效果。

（四）用药注意事项

1. 对干性咳嗽可单用镇咳药;对痰液较多的咳嗽应以祛痰为主,不宜单纯使用镇咳药,应与祛痰剂合用,以利于痰液排出和加强镇咳效果。

2. 对痰液特别多的湿性咳嗽应慎用镇咳药,以免痰液排出受阻而滞留于呼吸道内或加重感染。

3. 对持续 1 周以上的咳嗽,并伴有发热、皮疹、哮喘等症状的持续性咳嗽,应及时去医院就诊。镇咳药连续口服 1 周,症状未缓解者应及时向医师或药师咨询。

4. 对支气管哮喘时的咳嗽,应适当合用平喘药,以缓解支气管痉挛,并辅助应用镇咳药和祛痰药。

5. 除药物治疗外,还应注意休息,注意保暖,戒除烟酒,忌食有刺激性或辛辣食物。

6. 注意药物的不良反应。如右美沙芬可引起嗜睡,对驾车、高空作业或操作机器者应慎用,对妊娠期妇女、严重高血压者、有精神病史者禁用。苯丙哌林有麻醉作用,会使口腔产生麻木感觉,须整片吞服,不可嚼碎。喷托维林对青光眼、心功能不全、肺淤血者、妊娠期及哺乳期妇女慎用;5 岁以下小儿不宜应用。

四、消化不良

（一）概述

消化不良(dyspepsia)是胃肠道不适的总称,可发生于任何年龄和性别。导致消化不良的原因很多,主要有:①慢性胃炎(萎缩性胃炎)、胃溃疡、十二指肠溃疡、慢性十二指肠炎、慢性胆囊炎、慢性胰腺炎等;②偶然的消化不良,可能与进食过饱、进食油腻食物、饮酒过量有关;③药物因素,如使用阿司匹林、红霉素、抗恶性肿瘤药等;④精神因素,如抑郁、疼痛、失眠等也可能会影响消化功能;⑤胃动力不足,老年人由于年龄增大而胃肠动力降低,食物在胃内停留时间过长,胃内容物排空的速度缓慢,也会引起功能性消化不良;⑥全身性疾病在胃肠方面的表现,如感染、月经期、小儿缺乏锌元素、发热、贫血、食物中毒、尿毒症、甲状腺功能减低及慢性肝炎等消耗性疾病。

（二）临床表现

1. 进食或食后有腹部不适、腹胀、嗳气、上腹部或胸部钝痛或烧灼样痛、恶心,并常常伴有舌苔厚腻及上腹部压痛。

2. 进食、运动或平卧后上腹正中有烧灼感或反酸,并可延伸至咽喉部。

3. 食欲下降,对油腻食品尤为反感。

4. 经常感觉饱胀或有胃肠胀气感,打嗝、排气增多,有时可出现轻度腹泻。

（三）药物治疗

1. 非处方药 《国家非处方药目录》收载的助消化药的活性成分和制剂有:干酵母、乳酶生、胰酶、胃蛋白酶、复合消化酶胶囊、龙胆碳酸氢钠、地衣芽胞杆菌活菌胶囊、复合乳酸菌胶囊、口服双歧杆菌胶囊、双歧三联杆菌胶囊;胃动力药有多潘立酮等。

(1)对食欲缺乏者可服用增加食欲药,如口服维生素 B_1、维生素 B_6、干酵母片,也可选用中成药如香砂枳术丸、人参健脾丸等。

（2）对胰腺外分泌功能不足或由于胃肠、肝胆疾病引起的消化酶不足者可选用胰酶片，餐前或进餐时服用。

（3）对偶然性消化不良或进食蛋白质食物过多者可选乳酶生、胃蛋白酶合剂。

（4）中成药选用大山楂丸或冲剂，可开胃消食，用于食欲缺乏，消化不良，脘腹胀闷。对功能性消化不良、肠易激综合征以及习惯性便秘者，可口服六味安消散。

（5）对中度功能性消化不良或餐后伴有上腹痛、上腹胀、嗳气、胃灼热、恶心、呕吐、早饱症状者及暴饮暴食或老年人因胃肠功能障碍引起的恶心、呕吐等可选用多潘立酮。

2. 处方药

（1）对精神因素引起者，应予以解释和安慰，必要时口服地西泮。胃肠器质性疾病引起的消化不良多是一些慢性疾病，常难于在短时间内治愈，因此，改变不良的饮食起居习惯，改善消化功能及提高患者的营养状况，亦有利于本病的治疗。

（2）对功能性消化不良伴胃灼热、嗳气、恶心、呕吐、早饱、上腹胀者可选用莫沙必利、伊托必利。

（3）对由于慢性胃炎、胃溃疡、十二指肠溃疡等导致的消化不良，可口服抗酸药和胃黏膜保护药；如伴有腹部疼痛、发热、尿色深等症状可能意味着患有慢性胆囊炎、胃溃疡或肝炎，应及时去医院就诊。

（四）用药注意事项

1. 助消化药中多为酶或活菌制剂，性质不稳定，不耐热或易于吸湿，应置于冷暗处贮存，超过有效期后不得再用。另外，服用时不宜用热水。

2. 抗菌药可抑制或杀灭助消化药中活菌制剂的活性，使后者效价降低；吸附剂可吸附药物，降低疗效，如必须药物合用，应间隔2~3小时。

3. 酸和碱均可降低助消化药的效价，服用时禁用酸、碱性较强的药物和食物。胃蛋白酶在中性、碱性及强酸性环境中作用减弱，在弱酸性环境中作用最强。胃蛋白酶不宜与抗酸药同服。

4. 干酵母和乳酶生的不良反应较少，但不可过量，过量可能发生腹泻；胰酶偶见腹泻、便秘、恶心及皮疹等不良反应。

5. 胰酶对急性胰腺炎早期患者禁用，对蛋白质及制剂过敏者禁用。胰酶在酸性条件下易被破坏，故须用肠溶衣片，口服时不可嚼碎，应整片吞下，以免药物残留于口腔内，发生口腔溃疡。忌与稀盐酸等酸性药同服。胰酶与阿卡波糖、吡格列酮合用，可降低降糖药的疗效；与等量碳酸氢钠同服，可增强疗效；与西咪替丁合用，由于后者抑制胃酸的分泌，增加胃肠的 pH，防止胰酶失活，增强疗效。

6. 多潘立酮对乳腺癌、嗜铬细胞瘤、机械性肠梗阻、胃肠道出血等患者禁用；对心律失常、接受化疗的肿瘤患者、妊娠期妇女慎用。在用药期间，排便次数可能增加。

五、腹　泻

（一）概述

腹泻（diarrhea）指排便次数增多，粪便性质稀薄，或带有黏液、脓血或未消化食物。如解液状便，每日 3 次以上，或每日粪便总量大于 200g，其中粪便含水量大于 80%，则可认为是腹泻。腹泻的病因复杂，一般按病因分为 8 种类型。①感染性腹泻：由细菌（沙门菌属、副溶血弧菌、金黄色葡萄球菌、大肠杆菌、痢疾杆菌、艰难梭菌)、真菌(肠道念珠菌)、病毒(轮状病毒、柯萨奇病毒)、寄生虫(阿米巴原虫、血吸虫、肠梨形鞭毛虫)感染或食物中毒而造成;②炎症性肠病:由直肠或结肠溃疡、肿瘤或炎症引起;③消化性腹泻:由消化不良、吸收不良或暴饮暴食引起;④激惹性或旅行者腹泻:常由外界的各种刺激所致,如受凉、水土不服,过食海鲜、油腻或辛辣食物刺激等;⑤菌群失调性腹泻:由于肠道正常细菌的数量或比例失去平衡所致,一般多因长期使用广谱抗生素、糖皮质激素而诱发;⑥激素性腹泻:由变态反应或由肠肿瘤产生过多的激素所致;⑦功能性腹泻:由精神因素,如紧张、激动、惊吓或结肠过敏等引起;⑧肠易激综合征:类似于腹泻,为伴有腹痛和结肠功能紊乱的常见病,其特征是没有感染或炎症的存在,原因不明,饮食、生活方式等被认为是潜在的致病因素。

(二) 临床表现

腹泻分为急性、慢性两种类型。急性腹泻多见于肠道感染、食物中毒、出血性坏死性肠炎、急性局限性肠炎、肠型紫癜等。腹泻超过两个月者为慢性腹泻,多见于消化系统疾病、内分泌及代谢障碍疾病、神经功能紊乱等。可根据腹泻起病及病程、腹泻次数及粪便性质、腹泻与腹痛的关系作出相应诊断。

1. 腹泻伴有发热　多见于急性细菌性痢疾、伤寒、副伤寒、肠结核、溃疡性结肠炎急性发作期等。

2. 腹泻伴有里急后重　多见于结肠、直肠病变,如急性痢疾、直肠炎症或肿瘤等。

3. 腹泻伴有明显消瘦　多见于胃肠道恶性肿瘤、肠结核、吸收不良综合征等。

4. 腹泻伴有皮疹或皮下出血　多见于败血症、伤寒或副伤寒、麻疹等。

5. 腹泻伴有腹部包块　多见于胃肠恶性肿瘤、肠结核、血吸虫肉芽肿。

6. 腹泻伴有重度失水　多见于分泌性腹泻,如霍乱、细菌性食物中毒和尿毒症等。

(三) 药物治疗

1. 非处方药　《国家非处方药目录》收载的止泻药的活性成分和制剂有药用炭、鞣酸蛋白、盐酸小檗碱(黄连素)、口服补液盐、乳酸菌素、双歧三联活菌制剂、地衣芽胞杆菌活菌制剂、复方嗜酸乳杆菌片、复合乳酸菌胶囊、口服双歧杆菌活菌制剂等。

(1)感染性腹泻:对痢疾、大肠杆菌感染的轻度急性腹泻首选盐酸小檗碱,或口服药用炭或鞣酸蛋白。

(2)消化性腹泻:因胰腺功能不全引起的消化不良性腹泻,应服用胰酶;对摄食脂肪过多者可服用胰酶和碳酸氢钠;对摄食蛋白质过多而致消化不良者宜服胃蛋白酶;对同时伴腹胀者可选用乳酶生。

(3)肠道菌群失调性腹泻:可补充微生态制剂,如双歧三联活菌胶囊含有双歧杆菌、乳酸杆菌和肠球菌,在肠内补充正常的生理细菌,维持肠道正常菌群的平衡,达到止泻的目的。

2. 处方药

(1)感染性腹泻:对细菌感染的急性腹泻应选口服庆大霉素、诺氟沙星、左氧氟沙星、环丙沙星等。

(2)病毒性腹泻:此时应用抗生素或微生态制剂基本无效,可选用抗病毒药,如阿昔洛韦、泛昔洛韦等。

(3)腹痛较重或反复呕吐腹泻:腹痛剧烈时可口服山莨菪碱片或口服颠茄浸膏片。

(4)急、慢性功能性腹泻:首选洛哌丁胺,其抑制肠蠕动,延长肠内容物的滞留时间,抑制大便失禁和便急,减少排便次数,增加大便的稠度。

(5)肠易激综合征:对以腹泻为主要症状的肠易激综合征,可选用胃肠道钙通道阻滞剂匹维溴铵,缓解平滑肌过度收缩而解除平滑肌痉挛,降低肠腔内压力和促进结肠的水钠吸收,止痛且止泻。5-HT$_3$受体拮抗剂阿洛司琼可显著降低直肠扩张或受损,缓解腹痛或不适。

(四)用药注意事项

1. 腹泻是由多种不同病因所致,在应用止泻药治疗的同时,应采取相应的对因治疗措施。

2. 盐酸小檗碱不宜与鞣酸蛋白合用。鞣酸蛋白大量服用可能会引起便秘,也不宜与铁剂同服。

3. 微生态制剂主要用于肠道菌群失调引起的腹泻,或由寒冷和各种刺激所致的激惹性腹泻。对由细菌或病毒引起的感染性腹泻早期不宜使用,在应用抗菌药和抗病毒药后期可辅助给予,以帮助恢复菌群的平衡。微生态制剂多为活菌制剂,不宜与抗生素、盐酸小檗碱、药用炭、鞣酸蛋白同时应用,以避免降低药物的疗效。如需合用,至少应间隔 3 小时。

4. 药用炭可影响小儿的营养吸收,3 岁以下小儿如患长期的腹泻或腹胀禁用;另外,也不宜与维生素、抗生素、生物碱、乳酶生及各种消化酶同时服用,因药用炭能吸附上述药物,影响疗效。

5. 对消化和吸收不良综合征,因胰腺功能不全引起的消化不良性腹泻患者,应用胰酶替代疗法。

6. 由于胃肠液中钾离子浓度较高,腹泻常可致钾离子的过量丢失,低血钾可影响心脏功能。长期或剧烈腹泻时,会引起机体脱水和水、电解质紊乱,严重者可危及生命。因此,在针对病因治疗的同时,还应及时补充水、电解质,以维持机体水、电解质的平衡。

7. 腹泻时由于排出大量水分,可导致机体血容量下降,血液黏稠度增加和流动缓慢,导致脑血液循环障碍,诱发脑动脉栓塞和脑梗死,对此应给予高度关注。

8. 腹泻时如果是因为消化不良引起的,可以适当禁食,让肠胃得到休整。如果出现水样便等严重腹泻的老人,不但不能禁食,还应适当补充一些营养丰富且容易消化的食物。如稀饭、米汤,包括小面包、馒头等一些经过发酵处理的面食,并应做到少食多餐、细嚼慢咽,以利营养素被机体消化吸收。

六、便 秘

(一)概述

便秘(constipation)是指大便次数减少,一般每周少于 3 次,排便困难,粪便干结。便秘是临床上常见的一种症状,多长期持续存在,影响生活质量,病因多样,以肠道疾病最为常见,但诊断时应慎重排除其他病因。发生便秘常见原因有:①不良的饮食习惯,由于进食量不足或食物过于精细,没有足够的食物纤维以致食物残渣太少;②饮水不足及肠蠕动过缓,导致从粪便中持续再吸收水分和电解质,大便干结;③工作紧张、生活节奏快、缺少运动及老年体弱等;④结肠低张力、肠运行不正常;⑤长期滥用泻药、抗酸药及胶体果胶铋;⑥生活不规律和不规则的排便习惯;⑦以便秘为主要症状的肠易激综合征。

（二）临床表现

便秘仅是一个症状，不一定是疾病，是由于粪便在肠内停留过久，水分太少，表现为大便干结，并感到排便费力、排出困难和排不干净。有些患者可同时出现下腹部膨胀感、腹痛、恶心、食欲减退、口臭、口苦、全身无力、头晕、头痛等感觉，有时在小腹左侧可摸到包块（即粪便）及发生痉挛的肠管。

1. 便秘伴有呕吐、腹胀、肠绞痛，可能为各种原因引起的肠梗阻。

2. 便秘伴有腹部包块者应注意肠结核、肠肿瘤等。

3. 便秘与腹泻交替者应注意肠结核、溃疡性结肠炎、肠易激综合征等。

4. 伴生活条件改变、精神紧张出现便秘，多为原发性便秘。

（三）药物治疗

1. 非处方药　缓泻药是一类能促进排便反射或使排便顺利的药物。《国家非处方药目录》收载的缓泻药的活性成分有乳果糖、比沙可啶、甘油、硫酸镁、大黄、山梨醇；制剂有开塞露、车前番泻复合颗粒、聚乙二醇粉剂、羧甲基纤维素钠颗粒。

（1）功能性便秘：可选用乳果糖，本品在肠道内极少吸收，可被细菌分解成乳酸及醋酸，使水和电解质保留在肠腔内，提高肠腔的渗透压，产生容积性排便效应。

（2）急、慢性或习惯性便秘：可选用比沙可啶，本品通过与肠黏膜接触，刺激肠壁的感受神经末梢，引起肠反射性蠕动增强，促进粪便的排出。

（3）低张力性便秘：可选用甘油栓，本品作用温和，能润滑并刺激肠壁，软化大便，使粪便易于排出。

（4）痉挛性便秘：可选聚乙二醇粉，服后易溶于水而形成黏性的胶浆，能润滑肠壁，软化大便和调节稠度，使粪便易于排出。同类药还有羧甲基纤维素钠，易分散于水中形成黏性的胶状液体，可润滑肠壁，并吸收大量水分，膨胀后刺激肠壁，引起便意，导致排便。

（5）急性便秘：可选用硫酸镁，本品为容积性泻药，作用强烈。口服不易吸收，使肠内容积的渗透压升高，阻止对肠腔内水分的吸收，同时将组织中的水分吸引到肠腔中来，使肠内容积增大，对肠壁产生刺激，反射性引起肠蠕动增强而产生导泻作用。本品既可单独使用，也可与山梨醇或甘油配伍，同时应大量饮水。

2. 处方药　欧车前亲水胶是一种无刺激性的、纯天然水溶性纤维，为容积性泻药，可用于功能性便秘，其在肠道内可吸附液体，使粪便软化而容易排出。

（四）用药注意事项

1. 由于便秘形成的原因很多，各种急、慢性病均可引起，故应同时进行病因性治疗。

2. 比沙可啶对胃黏膜有刺激性，在服药时不得嚼碎，服药前后2小时不要喝牛奶、口服抗酸剂。本品有刺激性，避免接触眼睛和皮肤黏膜。对妊娠期妇女慎用；对急腹症患者禁用。乳果糖对糖尿病患者要慎用，对有乳酸血症患者禁用。硫酸镁宜在清晨空腹服用，并适量饮水，以提高导泻效果，同时可防止机体脱水。另外，在排便反射减弱引起腹胀时，应禁用硫酸镁导泻，以免突然增加肠内容物而不能引起排便。

3. 对长期慢性便秘，不宜长期大量使用刺激性泻药，因为药物可损伤肠壁神经丛细胞，引起进一步便秘。对结肠低张力所致的便秘，于睡前服用刺激性泻药，以达次日清晨排便的目的，或用开塞露。

4. 口服缓泻药仅是临时的措施，一旦便秘缓解，就应及时停用，缓泻药连续使用一般不宜超过 7 日。

5. 一般缓泻药可在睡前给药,外用药物甘油栓,每晚 1 枚,插入肛门内即可。使用开塞露时将容器顶端剪开成钝口,涂上少许油脂,徐徐插入肛门,再将药液挤入直肠内。

6. 缓泻药对伴有不明原因的腹痛、腹胀、阑尾炎、肠梗阻等禁用;妊娠期妇女慎用;小儿不宜应用,因可造成缓泻药依赖性便秘。

7. 对于便秘患者,在药物治疗的同时,应适当增加运动量,改变不良的饮食习惯,多食用蔬菜和水果。

七、痛　经

(一)概述

痛经(dysmenorrhea)是指妇女在行经前后,出现小腹疼痛、坠胀,甚至痛及腰骶部。严重者可伴恶心、呕吐、冷汗淋漓、手足厥冷,甚至昏厥,给工作及生活带来影响。目前临床将其分为原发性和继发性两种,原发性痛经多指生殖器官无明显病变者,故又称功能性痛经,多见于青春期少女、未婚及已婚未育者,此种痛经在正常分娩后疼痛多可缓解或消失。继发性痛经则多因生殖器官有器质性病变所致。

(二)临床表现

1. 疼痛　多在下腹部出现阵发性绞痛或下坠感,少数可放射到大腿内侧。疼痛多在经前 1~2 日开始或月经来潮后第 1 日疼痛剧烈,持续 2~3 日,逐渐缓解。

2. 全身症状　伴有腰酸、头痛、胃痛、头晕、乳胀、尿频、稀便、便秘、腹泻、失眠、易激动等,严重者可有面色苍白、出冷汗、四肢冰冷、恶心、呕吐,甚至发生晕厥。

3. 精神症状　常伴有紧张、焦虑、恐惧和抑郁等。

(三)药物治疗

1. 非处方药　《国家非处方药目录》收载的解热镇痛药活性成分有对乙酰氨基酚、布洛芬、阿司匹林、贝诺酯、萘普生;解痉药的活性成分和制剂有氢溴酸山莨菪碱、颠茄浸膏片。

(1)对乙酰氨基酚镇痛作用较弱但缓和而持久,不良反应较少。

(2)布洛芬镇痛作用较强,作用持久,对胃肠道的副作用较轻。

(3)氢溴酸山莨菪碱或颠茄浸膏片具有松弛平滑肌作用,可明显缓解子宫平滑肌痉挛而止痛。

(4)对伴有精神紧张者可口服谷维素。

2. 处方药

(1)内分泌治疗:于月经周期第 2 日开始,肌内注射黄体酮。此外,口服避孕药也可抑制排卵,从而达到镇痛的目的。

(2)严重疼痛:可选用可待因或氨酚待因片。

(四)用药注意事项

1. 进行体育锻炼,增强体质。平日注意生活规律,劳逸结合,适当营养及充足睡眠。重视月经生理的宣传教育,通过解释说服,消除患者恐惧、焦虑及精神负担。加强经期卫生,避免剧烈运动和过度劳累,注意保暖。在经血较多的 1~2 日,不应进行剧烈活动和重体力劳动,痛经剧烈者应卧床休息。

2. 注意饮食均衡,多吃蔬菜、水果、鸡肉、鱼肉,并尽量少量多餐,经期忌食生冷瓜果及刺激性食物。适当补充矿物质,钙、钾及镁矿物质,也能帮助缓解痛经。

3. 对痛经伴有月经过多,或有盆腔炎、子宫肌瘤继发性痛经者,应在医师指导下用药。

4. 应用解痉药后可引起口干、皮肤潮红等不良反应。

5. 月经期间不宜服用利尿剂,因为利尿剂可将重要的电解质和水分排出体外,引起水、电解质紊乱。应禁酒和少摄食盐,促使水分不在体内滞留,以减轻肿胀感。

6. 解热镇痛药和解痉药用于治疗痛经只对疼痛症状有缓解作用,而不能解除疼痛的致病原因,也不能防止疾病的发展和预防并发症的发生;长期应用会损伤胃肠黏膜,诱发胃、十二指肠溃疡或出血。为避免药物对胃肠道的刺激,解热镇痛药和解痉药用于治疗痛经连续服用不宜超过 5 日。其禁忌证或注意事项可见发热和头痛中的描述。

7. 保持外阴清洁,每日用温水洗 1～2 次,勤换垫纸。

8. 若经血量过多或下腹疼痛,且伴有发热或其他症状,应及时去医院就诊。

第二节　常见疾病的自我药疗

一、感　冒

（一）概述

感冒一年四季均可发病,以冬、春季较为多见。小儿、老年人、妊娠期妇女、营养不良、体质虚弱、疲劳和生活规律紊乱者均为易感人群。感冒通常可分为普通感冒和流行性感冒（流感）。

1. 普通感冒　俗称伤风,由多种病毒如鼻病毒、腺病毒、柯萨奇病毒、冠状病毒等感染所致,其中鼻病毒常引起"鼻感冒";腺病毒常引起"夏感冒";埃可病毒和柯萨奇病毒常引起"胃肠型感冒"。感冒的传播可直接接触传染,也可由感冒者的呼吸道分泌物而传染。如感冒者以其鼻涕污染手或室内物品,再由此到达易感者之手,进而接种于鼻黏膜。此外,人们对感冒病毒的易感性也受环境、体质、情绪等因素的影响。

2. 流感　由甲、乙、丙及变异型等流感病毒引起的急性呼吸道传染病。主要通过飞沫传播,传染性强,传播迅速,极易造成大流行,往往在短时间内使很多人患病。流感潜伏期为数小时至 4 日,通常为 1～3 日,潜伏期无症状,但是具有传染性。并发症比较多,如肺炎、心肌炎、心肌梗死、哮喘、中耳炎等,尤其是年老体弱患者易并发肺炎。

（二）临床表现

1. 普通感冒　发病较急,初起时常有卡他症状,后期会出现全身症状。严重时可继发细菌感染,但普通感冒不会造成大的流行,亦少见并发症。全身症状可有畏寒、疲乏、无力、全身不适,有时有轻度发热或不发热、头痛、四肢痛、背部酸痛、食欲缺乏、腹胀、便秘等;小儿则可能伴有高热、呕吐、腹泻等症状。局部症状有流鼻涕、水肿、打喷嚏、咽喉肿痛、咽干燥感、声音嘶哑和咳嗽等。血常规检测白细胞计数仍正常或偏低,当并发细菌性感染时,则血白细胞计数会增多。

2. 流感　发病急骤,局部和全身症状表现较重。其临床分型如下:①单纯型:全身酸痛、不适、食欲缺乏、乏力、高热、头痛、畏寒等,上呼吸道症状可能有鼻塞、流涕、喷嚏、咽痛、干咳、胸背疼痛和声音嘶哑等,典型病程约 1 周;②肺炎型:在流行期间多见于小儿及老年体弱者,临床可见持续高热、呼吸困难、咳嗽、发绀及咯血等。肺部检查可听到湿性啰音,X 线检查显示两肺可有散在絮状阴影;③胃肠型:除全身症状外,尚有恶心、呕吐、腹痛、腹泻等胃肠道症状,典型病程 2~4 日,可迅速康复;④神经型:高热不退、头痛、谵妄以致昏迷。小儿可见抽搐及脑膜刺激症状。

(三)治疗药物的选用

1. 非处方药

(1)感冒伴有发热、头痛、关节痛、肌肉痛或全身酸痛,可选用对乙酰氨基酚、阿司匹林、布洛芬等制剂。

(2)感冒初始阶段,以卡他症状为主,如鼻腔黏膜血管充血、喷嚏、流泪、流涕、咽痛、声音嘶哑等症状,可选服含有盐酸伪麻黄碱或氯苯那敏的制剂,如酚麻美敏、美扑伪麻、双扑伪麻、氨酚伪麻、伪麻那敏、氨酚曲麻等制剂。

(3)对伴有咳嗽者,可选服有右美沙芬的制剂,如酚麻美敏、美酚伪麻、美息伪麻、双酚伪麻、伪麻美沙芬等。

(4)为缓解鼻塞,局部选用麻黄碱呋喃西林滴鼻剂、羟甲唑啉滴鼻剂、萘甲唑啉滴鼻剂、赛洛唑啉滴鼻剂等,使鼻黏膜血管收缩,减少黏膜充血,改善鼻腔通气性。

(5)为了对抗病毒,可选服有金刚烷胺制剂,如复方氨酚烷胺咖敏、复方氨酚烷胺等。

2. 处方药 传统药物有金刚烷胺、金刚乙胺,对 A 型流感病毒有抑制作用。此外,神经氨酸酶抑制剂为新型的抗流感药,如扎那米韦、奥司他韦可用于流感的预防和治疗。神经氨酸酶抑制剂宜及早用药,在流感症状初始 48 小时内使用较为有效。

知识链接

抗感冒药的组方

由于感冒发病急促,症状复杂多样,迄今尚无一种药物能解决感冒所有问题。因此,一般多采用复方制剂。常用的组方搭配如下:①解热镇痛药:可退热、缓解头痛和全身痛,常用阿司匹林、对乙酰氨基酚、双氯芬酸等;②鼻黏膜血管收缩药:减轻鼻窦、鼻腔黏膜血管充血,解除鼻塞症状,有助于保持咽鼓管和窦口通畅,例如伪麻黄碱;③抗过敏药:可使下呼吸道的分泌物干燥和变稠,减少打喷嚏和鼻腔溢液,同时具有轻微的镇静作用,如氯苯那敏和苯海拉明等;④镇咳药:抑制咳嗽中枢而产生较强的镇咳作用,如右美沙芬;⑤中枢兴奋药:有些制剂中含有咖啡因,一是为了加强解热镇痛药的疗效,二是拮抗抗组胺药的嗜睡作用;⑥蛋白水解酶:改善体液局部循环,促进药物对病灶的渗透和扩散,如菠萝蛋白酶;⑦抗病毒药:抑制腺病毒、流感病毒、鼻病毒等复制,如金刚烷胺、扎那米韦。

(四)用药注意事项

1. 感冒由病毒感染引起,大多数抗生素无病毒作用。通常情况,感冒不需要使用抗生素。但是,感冒时病毒在咽喉部繁殖引起发炎,使咽喉部细胞抵抗力下降,细菌乘机繁殖,引起继发性细菌感染,如化脓性扁桃体炎、咽炎、支气管炎和肺炎,患者出现高热不退、呼吸急促、疼痛、咳嗽、咳痰等症状。此时,往往需要使用氨苄西林、头孢氨苄、阿奇霉素等抗生素。联合应用抗生素的指征应当严格控制,必须凭执业医师处方,在医师指导下应用。

2. 鉴于抗感冒药的成分复杂,用药前必须了解复方制剂的组成及各药的特点,尤其是药物的不良反应。对服用含有抗过敏药制剂者,不宜从事驾车、高空作业或操作精密仪器等工作;含有鼻黏膜血管收缩药如盐酸伪麻黄碱的制剂,对伴有心脏病、高血压、甲状腺功能亢进、肺气肿、青光眼、前列腺增生者需慎用;含有右美沙芬的制剂,对妊娠初期及哺乳期妇女禁用;服用含解热镇痛药制剂时应禁酒,同时注意对老年人、肝肾功能不全者、血小板减少症、有出血倾向者、上消化道出血、穿孔病史者,应慎用或禁用。

3. 抗感冒药连续服用一般不得超过 1 周,服用剂量不能超过推荐的剂量,在连续服用 1 周后症状仍未缓解者,应向医师或药师咨询。

4. 感冒为自限性疾病,一般病程多在 1 周左右,无严重症状者尽可能不用药或少用药。多饮白开水、橘汁水或热姜糖水。养成良好的生活习惯,注意劳逸结合,避免过度疲劳和受凉。平时要积极参加体育锻炼,增强身体的御寒能力。依据气候变化增减衣服,常开窗户,保持室内通风和清洁,勤晒被褥。

案例

周某,女,38 岁,公务员,主诉鼻塞、流清水样鼻涕,畏寒,喉咙干,但不痛,无咳嗽症状。患者发病前三日,因天气突然转凉,未及时添加衣服,次日清晨开始打喷嚏,鼻塞、流涕、咽痒。

请分析以上案例,为患者制订用药方案,进行用药指导并提出用药建议。

二、口 腔 溃 疡

(一)概述

口腔溃疡又称为"口疮",是慢性的口腔黏膜小溃疡,深浅不等,为圆形或椭圆形损害。溃疡具有周期性、复发性及自限性等特点。维生素缺乏、免疫功能低下、胃肠功能紊乱、体内缺乏锌铁、微循环障碍、精神紧张、睡眠不足、肠道寄生虫病、口腔局部创伤等常诱发溃疡。

(二)临床表现

口腔溃疡好发于唇、颊、软腭或齿龈等处,发生单个或者多个大小不等的圆形或椭圆形溃疡,表面覆盖灰白或黄色假膜,中央凹陷,边界清楚,周围黏膜红而微肿,溃疡局部灼痛明显。口腔溃疡有自愈性,病程 7～10 日,严重者此起彼伏,连绵不断。

(三)药物治疗

口腔溃疡的治疗以外用药为主。

1. **非处方药**　《国家非处方药目录》收载的治疗口腔溃疡的药物活性成分和制剂有甲硝唑、氯己定含漱剂、西地碘含片、甲硝唑口颊片、地塞米松粘贴片、甲硝唑含漱剂、碘甘油等。

(1)口服维生素 B_2 和维生素 C,局部涂敷口腔溃疡膏或地塞米松甘油糊剂敷于患处,同时应用 0.5% 甲硝唑含漱剂或复方甲硝唑含漱剂含漱。

(2)西地碘含片杀菌力强,对细菌繁殖体、芽胞和真菌也有较强的杀菌作用。

(3)地塞米松粘贴片具有很强的抗感染作用,贴片用量较小而作用直接、持久,可促进溃疡愈合。

2. **处方药**

(1)溃疡面积较大时可用 10% 硝酸银溶液烧灼溃疡面。

（2）对反复发作的口腔溃疡推荐口服泼尼松或左旋咪唑。中成药可外敷冰硼散、养阴生肌膜、爽口托疮膜等，有清热排毒、收敛生肌的作用，用时取药膜贴于疮面。

（3）中成药可选用锡类散、冰硼散或喉风散喷洒于溃疡面。

（四）用药注意事项

1. 西地碘含片有轻度刺激感，口含本品后偶见口干、胃部不适、头晕和耳鸣。对碘过敏者禁用，孕妇、哺乳期妇女及甲状腺疾病患者慎用。连续使用 5 日症状未见缓解应停药就医。

2. 氯己定偶可引起接触性皮炎，避免对眼直接使用。高浓度溶液有刺激性，含漱剂可使牙齿着色，味觉失调，小儿和青年偶可发生口腔无痛性浅表脱屑损害。

3. 甲硝唑含漱剂用后可有食欲缺乏、口腔异味、恶心、呕吐、腹泻等反应，偶见有头痛、头晕、失眠、抑郁、皮疹、荨麻疹、白细胞减少，停药后可迅速恢复。长期应用可引起念珠菌感染。

4. 地塞米松粘贴片频繁应用可引起局部组织萎缩，使由皮肤、黏膜等部位侵入的病原菌不能得到控制，引起继发的真菌感染等。口腔内有真菌感染者禁用。

5. 一般牙膏中均含有阴离子表面活性剂，与氯己定可产生配伍禁忌，故使用本品的口腔制剂后至少再需 30 分钟后方可刷牙。

6. 注意祛除口腔溃疡的诱发因素，保持口腔清洁卫生。

三、咽   炎

（一）概述

人体的口腔、咽喉常潜伏着条件致病菌，当体内环境改变时，如感冒、失眠、疲乏等导致抵抗力降低时，潜伏的条件致病菌大量繁殖，咽喉受到感染，出现红肿、充血、发干和疼痛等症状，称之为咽炎，是发生在咽喉黏膜、黏膜下及淋巴组织的弥漫性炎症，可分为急性咽炎、慢性咽炎两种。

急性咽炎是指咽黏膜、黏膜下组织和淋巴组织的急性炎症，常继发于急性鼻炎、鼻窦炎或咽炎。病变常波及整个咽腔，也可局限于一处，致病菌以溶血性链球菌为主，肺炎球菌、金黄色葡萄球菌、流感病毒及其他病毒皆可致病，也常是流感、麻疹、猩红热等传染病的并发症。

慢性咽炎多由急性咽炎反复发作，过度使用声带或吸烟等刺激所致；或由全身性慢性疾病如贫血、便秘、上呼吸道炎症、心血管疾病等所继发。

（二）临床表现

急性咽炎者喉内干痒，有灼热感，或有轻度喉痛，迅速出现声音粗糙或嘶哑，并常伴有发热，干咳，或咳出少量黏液，且有吸气困难，尤以夜间明显。口腔检查可见咽部红肿充血，颈部淋巴结肿大，严重者甚至引起水肿，常因水肿而阻塞咽喉，导致呼吸困难。

慢性咽炎可见有咽喉部不适、干燥、发痒、疼痛或有异物感，总想不断地清理嗓子；有时清晨起床后常会吐出微量的稀痰，伴有声音嘶哑，往往说一会儿话便渐渐清晰，可有刺激性咳嗽、声音嘶哑，多在疲劳和使用声带后加重，但不发热。慢性咽炎的病程长，症状常反复发作，不易治愈。

（三）药物治疗

1. 非处方药　《国家非处方药目录》收载的治疗咽炎药的活性成分或制剂有溶菌酶、度米芬、地喹氯铵、复方地喹氯铵、西地碘、复方草珊瑚含片、碘甘油、甲硝唑含漱剂、氯己定含漱剂等。

（1）局部可应用口含片，口含片中多含具有抗感染、消毒防腐作用的药物，作用直接。如溶菌酶、西地碘片、度米芬含片、地喹氯铵含片或复方地喹氯铵含片等。

（2）全身治疗可服用对咽部有消炎功能的中成药，如双黄连口服液、复方青果冲剂、清咽丸、穿心莲片或金莲花片。

（3）对发热较重者可口服解热镇痛药对乙酰氨基酚、布洛芬、阿司匹林等。对伴有感冒症状者可选用双黄连口服液、桑菊感冒片、板蓝根冲剂等。

（4）为了清除口腔内的条件致病菌，可含漱 0.2%～0.5%甲硝唑含漱剂、0.1%～0.2%氯己定含漱剂。

2. 处方药　对急性炎症者为预防咽喉肿胀或喉头水肿而致的呼吸困难，可使用抗菌药物和糖皮质激素；对严重感染者必须使用抗菌药物。

（四）用药注意事项

1. 西地碘含片、氯己定等药物的用药注意事项，参见口腔溃疡用药注意事项。度米芬切勿与阴离子表面活性剂同时使用。溶菌酶片偶见过敏反应，有皮疹等表现。

2. 应用口含片含服时宜把药片置于舌根部，尽量贴近咽喉，每隔 2 小时 1 次或一日 4～6 次。含服的时间越长，局部药物浓度保持的时间就越长，疗效越好；含服时不宜咀嚼或吞咽药物，保持安静；含服后 30 分钟内不宜进食或饮水；含后偶见有过敏反应，出现皮疹、瘙痒等，一旦发现应及时停药。

3. 避免过度疲劳，要保证睡眠，戒除烟酒和辛辣食物，多饮水，多食清淡的食物。

四、缺铁性贫血

（一）概述

凡在外周单位容积的血液中，红细胞计数、血红蛋白量或血细胞比容低于正常值者称为贫血（anemia）。其中缺铁性贫血（iron-deficiency anemia）是由体内贮存铁元素缺乏，影响血红蛋白的形成而引起，为常见的贫血类型，多见于妇女和小儿。铁参与人体内血红蛋白的组成，是一些能量转移所需酶类的必需组分。缺铁的原因有：①慢性失血，如钩虫病、痔疮、溃疡病、多次流产、月经量过多等；②长期营养摄入不足或吸收障碍，如营养不良、萎缩性胃炎、胃功能紊乱、胃大部切除术后、胃酸缺乏、慢性腹泻等；③需铁量增加，如妇女妊娠或哺乳期、小儿生长发育期等；④偏食。

（二）临床表现

1. 贫血症状　常见倦怠、乏力、头昏、头痛、眼花、耳鸣、心悸、气促、食欲缺乏等。

2. 组织缺铁表现　精神行为异常，如烦躁、易怒、注意力不集中、异食癖；体力耐力下降；易感染；小儿生长发育迟缓、智力低下；口腔炎、萎缩性舌炎、吞咽困难、咽部异物感、口角炎；毛发干枯、脱落；皮肤干燥、皱缩；指（趾）甲缺乏光泽，脆薄易裂，重者指甲变平，甚至呈勺状。

3. 缺铁原发病表现　如消化性溃疡、肿瘤或痔疮导致出血，肠内寄生虫感染，月经过多,恶性肿瘤疾病的消瘦,血管内溶血的血红蛋白尿。

案例

王某,女,45岁。因一个月来出现头晕、心悸、乏力等症状入院检查。查体,体温:36.3℃,脉搏:86次/分,呼吸:18次/分,血压:120/80mmHg,神清,倦怠,皮肤黏膜苍白,无黄染和出血点,毛发无光泽,舌质淡。心尖区闻及收缩期杂音,指端苍白,指甲脆裂成勺状。实验室检查:Hb 50g/L,RBC 2.5×10^{12}/L,WBC 9.8×10^9/L,PLT 130×10^9/L,红细胞呈小细胞低色素。诊断为缺铁性贫血。

为什么诊断为缺铁性贫血? 怎样治疗?

(三) 药物治疗

缺铁性贫血的治疗,在补充铁剂的同时,应进行病因性治疗,以提高治疗效果。

1. 非处方药 《国家非处方药物目录》收载的有硫酸亚铁、富马酸亚铁、乳酸亚铁、葡萄糖酸亚铁、右旋糖酐铁和琥珀酸亚铁等。常用药物有硫酸亚铁和富马酸亚铁,两者口服吸收良好,胃肠刺激性小,铁利用率高。

2. 处方药

(1)右旋糖酐铁注射液:对不能口服或口服疗效不满意者,可采用深部肌内注射或静脉注射。

(2)氢氧化铁蔗糖复合物:主要用于治疗口服铁不能有效缓解的缺铁性贫血或对口服铁剂不能耐受者,可采用静脉滴注、缓慢静脉注射或直接通过血液透析者的人造外瘘给药。

(3)注射用重组人促红素:主要用于肾功能不全合并贫血,对初期再生障碍性贫血也有一定的疗效。

(四) 用药注意事项

1. 选择适宜的剂量,初始治疗应用小剂量,数日后再增加剂量。

2. 口服铁剂选用2价铁,其溶解度大,易于被人体吸收。对胃酸缺乏者,宜与稀盐酸并用,从而利于铁的吸收。

3. 注意铁剂与药物、食物的配伍禁忌。四环素、考来烯胺等可在肠道与铁结合,影响铁的吸收;抗酸药可使2价铁转变成3价铁,减少铁的吸收;牛奶、蛋类、钙剂、磷酸盐、草酸盐等可抑制铁剂的吸收;茶和咖啡中的鞣质与铁形成不被吸收的盐,影响铁的吸收。

4. 肉类、果糖、氨基酸、脂肪可促进铁剂的吸收;维生素C作为还原剂可促进铁转变为2价铁,从而促进铁的吸收,口服铁剂应同时并用维生素C。

5. 注意进餐的影响,习惯上主张铁剂在餐后即刻服用较好,餐后口服铁剂固然可减少胃肠刺激,但食物中的磷酸盐、草酸盐等影响,使铁吸收减少。铁剂与食物同时服用,其生物利用度为空腹时的1/2或1/3。

6. 铁剂对血红蛋白病或含铁血黄素沉着症及不伴缺铁的其他贫血(地中海贫血)、肝肾功能不全、尤其伴有未经治疗的尿道感染者不宜应用。对酒精中毒、肝炎、急性感染、肠炎、结肠炎、溃疡性结肠炎、胰腺炎、消化性溃疡者慎用。

7. 铁剂均具有收敛性,服后常有恶心、腹痛、腹泻、便秘,多与剂量与品种有关;其中以硫酸亚铁的不良反应最为明显,可选择其缓释制剂。

8. 预防铁负荷过重,铁剂在胃肠道的吸收有黏膜自限现象,即铁的吸收与体内储存量有关,体内铁储存量过多时,铁吸收减少。正常人的吸收率为10%,贫血者为30%。但一次摄入量过大,会腐蚀胃黏膜和使血循环中游离铁过量,出现细胞缺氧、酸中毒、高铁血红蛋白血症、休克和心功能不全,应及时清洗胃肠和对症治疗。

9. 缺铁性贫血的治疗,除补铁外,合理膳食同样重要,宜多食含铁丰富的食物如猪肝、黄豆、大枣、蜂乳、芝麻、黑木耳、蔬菜、水果等。提倡使用铁锅烹饪或煮粥,将有助于铁的补充。

10. 铁剂药瓶应放在小儿难以拿到的地方,避免小儿误服,引起意外发生。

五、手 足 癣

(一) 概述

手癣俗称"鹅掌风",是发生在手掌及指间皮肤的浅部真菌感染;足癣俗称"脚气",是指发生于跖趾部皮肤的浅部真菌感染。下列人群极易发生手足癣:①多汗者足跖部汗液明显增多,或肥胖者趾间间隙变窄,汗液不易蒸发,局部皮肤经常处于潮湿状态,利于浅部真菌生长;②妊娠期妇女由于内分泌失调,导致皮肤抗真菌感染的能力下降;③局部皮肤破损,破坏了皮肤的防御屏障,真菌易于侵入;④糖尿病患者、应用糖皮质激素和免疫抑制剂导致机体抵抗力下降,长期使用抗生素引起菌群失调,易受真菌感染。

临床上以足癣更为常见。穿不透气的鞋和足部经常处于潮湿环境是足癣发病和病情加重的重要因素。常通过间接接触传染,如在公共浴池和家庭中公用拖鞋和毛巾、互穿鞋袜是主要的传染方式。手癣常继发于足癣。

(二) 临床表现

1. 浸渍糜烂型　多见于足癣,常发生在第3、4趾间,表现为局部皮肤浸渍、发白,擦去表皮后露出红色糜烂面,有臭味,常伴剧烈瘙痒,夏重冬轻。

2. 水疱型　常发生在足跖及足缘部,呈群集或散发的小水疱,水疱壁厚而不易破裂,若继发细菌感染可形成脓疱,常有瘙痒,夏重冬轻。

3. 丘疹鳞屑型　皮疹位于足底、足缘和足跟等处,表现为红斑及丘疹,表面有小片状鳞屑,伴有稀疏而干燥的小水疱,局部有红斑、丘疹,夏季可发生水疱,四季皆可发生。

4. 角化过度型　常发生在足跟、足跖、足旁部,表现为角化过度,粗糙无汗、冬季易发生皲裂而疼痛,常以冬季多见或加重。

5. 体癣型　常发生在足背部,皮疹为弧状或环状红斑,表面有鳞屑,边缘有水疱、丘疹,形似体癣。手癣皮疹与足癣大致相同,主要是水疱型和角化过度型,浸渍糜烂型较少见。

(三) 药物治疗

1. 非处方药

(1)水疱型、体癣型:可外搽抗真菌的酊剂和乳剂,如3%复方水杨酸酊、硝酸咪康唑乳膏,一日2～3次;连续2～4周。

(2)浸渍糜烂型:应尽量保持局部干燥,注意保护创面。渗液较多时,先用溶液浸泡,如1:50 000～1:8000的高锰酸钾溶液或3%硼酸溶液,一日2～3次,皮疹干燥后再用抗真菌的乳剂;如渗液不多,可用足癣粉、足光粉等,一日3～4次,连续2周。

(3)丘疹鳞屑型:外搽抗真菌的乳剂。

(4)角化型过度型手足癣:外涂复方苯甲酸软膏。

2. 处方药 一般不需应用,特别严重病例可口服抗真菌药,如伊曲康唑、特比萘芬等。

（四）用药注意事项

1. 在药物治疗的同时,应做好预防感染工作。①注意个人卫生,勤洗澡,勤换鞋袜,保持局部皮肤清洁干燥;②不与他人共用拖鞋、毛巾等;③公共浴室、游泳池和家庭中的拖鞋、毛巾定期消毒处理;④避免接触病猫、病犬,以免接触感染。

2. 在手足癣尚未根治前,禁用糖皮质激素制剂,以免加重病变。

3. 皮肤娇嫩处如阴囊、面部及幼儿不宜用抗真菌的酊剂,避免发生接触性皮炎。

4. 坚持正规治疗,局部治疗至皮疹消退后仍需坚持用药 1～2 周,以免复发。

六、沙 眼

（一）概述

沙眼（trachoma）是一种常见的感染性眼病,是由微生物沙眼衣原体引起的一种慢性传染性结膜角膜炎,严重时双眼结膜表面犹如布满沙粒状,因此被命名。沙眼在男女老幼中皆可罹患,轻者可无症状,常在体检时由医师发现;较重者在眼内常会有摩擦感或有异物感,难以忍受,有时发痒、迎风流泪、畏惧强光、不时在眼角处积存少量的分泌物。眼部检查,可发现眼睑结膜呈弥漫性充血,血管模糊不清,结膜上出现乳头或滤泡。沙眼起病慢、病程长,不仅侵犯球结膜,进而可危害角膜,引起视力下降,治疗时间也较长。

（二）临床表现

沙眼按病程可分为两期。

1. 第一期（进行期） 上穹隆及睑结膜血管模糊、表面粗糙、肥厚、乳头增生及滤泡形成。角膜上缘可出现新生血管,其末梢常有灰色的浸润。

2. 第二期（退行期） 病变部位逐渐出现灰白色条纹状、网状或小片状瘢痕。等到滤泡和乳头均被瘢痕代替时,则结膜面变薄、表面光滑、色灰白。血管翳亦退化,其末梢浸润消失。

沙眼如不及时治疗,极易出现并发症,如角膜混浊、角膜溃疡、慢性泪囊炎、内翻倒睫、角膜结膜干燥症、眼球后粘连等,严重时会影响视力。

（三）药物治疗

沙眼主要应用滴眼剂治疗。

1. 非处方药 《国家非处方药目录》收录的治疗沙眼的制剂有 10％磺胺醋酰钠、0.25％硫酸锌、0.1％酞丁安滴眼液和 0.5％红霉素眼膏。

(1)磺胺醋酰钠能阻止细菌合成叶酸,使细菌缺乏叶酸的合成而死亡。滴眼一次 1～2 滴,一日 3～4 次,并睡前在结膜囊内涂敷 0.5％红霉素眼膏。

(2)硫酸锌在低浓度时呈收敛作用,锌离子能沉淀蛋白,可与眼球表面和坏死组织及分泌物中的蛋白质形成极薄的蛋白膜,起到保护作用,高浓度则有杀菌和凝固作用,有利于创面及溃疡的愈合。滴眼一次 1～2 滴,一日 3～4 次。

(3)酞丁安滴眼液对沙眼衣原体有强大的抑制作用,在沙眼包涵体尚未形成时,能阻止沙眼衣原体的繁殖和包涵体的形成,尤其对轻度沙眼疗效最好,采用本品 0.1％混悬液滴眼,或以 0.1％眼膏涂于结膜囊内,对沙眼基本痊愈率平均可达 53.3％。

(4)红霉素眼膏对革兰阳性菌有较强的抗菌活性,对革兰阴性菌、支原体、沙眼衣原体及军团菌也具有抗菌作用。适用于沙眼、结膜炎、角膜炎。应用 0.5% 眼膏剂，涂敷于眼睑内，每晚睡前 1 次。

2. 处方药

(1)对较重或治疗较晚的沙眼结膜肥厚显著者，可用 2% 硝酸银或硫酸铜棒擦睑结膜和穹隆结膜，擦后用 0.9% 氯化钠溶液冲洗。乳头较多的沙眼，可用海螵蛸摩擦法（用磨成鸭嘴形的海螵蛸棒，来回摩擦睑内颗粒至出血为度，然后用 0.9% 氯化钠溶液冲洗，涂以眼膏的一种治疗方法）。滤泡较多的沙眼，可作滤泡刮除术；少数倒睫者可去医院行电解术。

(2)对角膜血管翳的重症沙眼，除局部应用滴眼剂外，尚可口服米诺环素。

(四) 用药注意事项

1. 磺胺醋酰钠滴眼剂毒性小，但偶见过敏反应，对磺胺药过敏者禁用，过敏体质者慎用。磺胺药滴眼时可通过鼻泪管吸收到循环系统，不宜过量使用。本品不宜与其他滴眼液混合使用。

2. 硫酸锌滴眼剂有腐蚀性，低浓度溶液局部也有刺激性，对急性结膜炎者禁用。

3. 酞丁安有致畸作用，对育龄妇女慎用，妊娠期妇女禁用；对本品过敏者禁用。

4. 发生沙眼时，应根据炎症的性质和发展阶段及时选择适当的抗菌药物，并采取预防措施，个人用的毛巾、浴巾、手帕和脸盆宜分开使用。在同一时期内，用药种类宜少，药物以一种为主。

七、蛔 虫 病

(一) 概述

蛔虫病(ascariasis)是蛔虫寄生于人体小肠内的寄生虫病。成人与小儿均可感染，但多见于 5~15 岁。发病率农村高于城市、温热带高于寒带。轻者无症状，稍重者有精神、消化道症状及营养不良，严重者可引起胆道蛔虫症或蛔虫性肠梗阻。

蛔虫的成虫为乳白色或略带粉色，头尾较细，雌虫产卵，虫卵随粪便排出体外，在适宜的温度下，发育为感染期虫卵，小儿吃了被虫卵污染的蔬菜、水果后，一部分虫卵被胃酸杀灭，一部分在小肠孵化成幼虫。幼虫依次穿过肠壁、小血管、门静脉、心肺、气管、咽喉和食管，在小肠内发育成成虫，损伤肠黏膜。

(二) 临床表现

1. 腹痛　当成虫在小肠寄生时，小儿、体弱者可出现脐周或上腹痛，呈间歇反复发作。

2. 精神症状　小儿常有精神不安、哭闹、失眠、头痛、夜间磨牙、梦惊；严重者会导致发育障碍和智力迟钝。

3. 消化道症状　伴有食欲缺乏、恶心、呕吐、便秘、腹泻。

4. 过敏反应　早期当幼虫在体内移行时，可引起过敏症状，反复出现荨麻疹、哮喘、瘙痒、血管神经性水肿等。

5. 营养不良　严重者可引起营养物质缺乏，导致营养不良。

6. 粪检和血常规　有时可呕吐出虫体或便出蛔虫；或在大便中找到蛔虫，在镜检下可发现蛔虫卵。血常规检查可见嗜酸性粒细胞增多。

(三) 药物治疗

1. 非处方药　《国家非处方药目录》中收载的抗蠕虫药物活性成分有阿苯达唑、甲苯达唑、枸橼酸哌嗪、噻嘧啶。

(1)阿苯达唑:对蛔虫、蛲虫、鞭虫、钩虫的成虫及幼虫均有较好疗效,适用于多种线虫的混合感染。

(2)甲苯达唑:对蛔虫、蛲虫、鞭虫、钩虫的成虫及幼虫均有较好疗效。

(3)枸橼酸哌嗪:对蛔虫、蛲虫感染有效。

(4)噻嘧啶:对蛔虫、蛲虫及十二指肠钩虫感染有效。

2. 处方药

(1)噻苯达唑:为广谱抗线虫药,对粪类圆线虫、鞭虫病、蛔虫病等均有效。

(2)伊维菌素:用于蛔虫病。

(四)用药注意事项

1. 空腹服用抗蠕虫药,可以减少人体对药物的吸收,增加药物与虫体的直接接触,增强疗效。

2. 要坚持用药,在第一个疗程后应注意观察大便有无虫体。如未根治,则需进行第 2 个疗程的治疗。但两个疗程间应至少间隔 1~2 周。如遗忘漏服,应尽快补服,若已接近下一次服药的时间,则无需补服,也不必增加剂量。

3. 少数蛔虫感染较严重的病例在服用抗蠕虫药后可引起蛔虫游走,造成腹痛或口吐蛔虫,甚至引起窒息,此时应加用噻嘧啶驱虫药以避免发生上述不良反应,或向医师咨询。

4. 抗蠕虫药对妊娠及哺乳期妇女不宜应用,对癫痫、急性化脓性或弥漫性皮炎患者禁用,对活动性消化性溃疡患者慎用。大多数抗蠕虫药在肝脏分解而经肾脏排泄,但 2 岁以下的小儿肝肾发育不全,尤其是肝脏内缺乏有关代谢酶,容易损伤肝肾,因此 2 岁以下小儿禁用,尤其是噻嘧啶对 1 岁以下小儿禁用,对肝肾功能不全者慎用。

5. 噻嘧啶与枸橼酸哌嗪有拮抗作用,两者不能合用。

6. 抗蠕虫药不宜长时间应用,否则对人体的糖代谢也会产生影响。

7. 加强对肠道蛔虫病的预防,要养成良好的卫生习惯,餐前、便后要洗手,生吃瓜果要洗净;经常剪指甲,并纠正小儿吸吮手指的不良习惯。

目 标 检 测

一、单项选择题

1. 下列说法正确的是

    A. 正常人体温:口腔温度＞直肠温度＞腋下温度

    B. 男性体温＞女性体温,新生儿体温＞小儿体温

    C. 昼夜体温波动越过 2℃时即为发热

    D. 当体温超过 38.5℃时即为高热

    E. 以上都不对

2. 下列用于解热的首选药物是

    A. 对乙酰氨基酚   B. 阿司匹林   C. 安乃近   D. 布洛芬   E. 贝诺酯

3. 下列关于解热药的使用叙述错误的是

    A. 退热属于对症治疗,可能掩盖病情

B. 应严格掌握用量，避免滥用，老年人应减量

C. 多数宜在餐后服用

D. 解热镇痛药大多有胃肠刺激症状

E. 阿司匹林无致畸作用，但由于可导致出血，不宜在妊娠中使用

4. 解热镇痛药用于解热一般不超过几天，如症状未缓解，及时向医师咨询

    A. 1天　　　　　B. 2天　　　　　C. 3天　　　　　D. 4天　　　　　E. 5天

5. 三叉神经痛首选

    A. 罗通定　　　B. 地西泮　　　C. 维生素 B_1　　　D. 卡马西平　　　E. 谷维素

6. 适用于胸膜炎胸痛伴有咳嗽的是

    A. 右美沙芬　　　　　　　B. 喷托维林　　　　　　　C. 苯丙哌林

    D. 可待因　　　　　　　　E. 右美沙芬复方制剂

7. 感冒伴随的咳嗽常选用

    A. 喷托维林　　　　　　　B. 右美沙芬　　　　　　　C. 可待因

    D. 苯丙哌林　　　　　　　E. 右美沙芬复方制剂

8. 对食欲缺乏者可服用的非处方药是

    A. 胰酶片　　　　　　　　B. 维生素 B_1　　　　　　C. 六味安消散

    D. 胃蛋白酶合剂　　　　　E. 雷尼替丁

9. 对胃肠、肝胆疾病引起的消化酶不足者可选用

    A. 胰酶片　　　　　　　　B. 维生素 C　　　　　　　C. 乳酶生

    D. 胃蛋白酶合剂　　　　　E. 多潘立酮

10. 对进食蛋白质过多者可选用

    A. 胰酶片　　　　　　　　B. 维生素 B_2　　　　　　C. 六味安消散

    D. 胃蛋白酶合剂　　　　　E. 多潘立酮

11. 在感冒药的组方中含有双氯芬酸是为了

    A. 解除鼻塞症状

    B. 减少打喷嚏

    C. 增加解热镇痛药的疗效、对抗嗜睡作用

    D. 退热、缓解头痛和全身痛

    E. 改善体液局部循环、促进药物对病灶的渗透和扩散

12. 在感冒药的组方中含有伪麻黄碱是为了

    A. 解除鼻塞症状

    B. 减少打喷嚏

    C. 增加解热镇痛药的疗效、对抗嗜睡作用

    D. 退热、缓解头痛和全身痛

    E. 改善体液局部循环、促进药物对病灶的渗透和扩散

13. 在感冒药的组方中含有菠萝蛋白酶是为了

    A. 解除鼻塞症状

    B. 减少打喷嚏

    C. 抑制腺病毒、鼻病毒的复制

    D. 退热、缓解头痛和全身痛

    E. 改善体液局部循环、促进药物对病灶的渗透和扩散

14. 地塞米松粘贴片治疗口腔溃疡连续使用不得超过

    A. 1 日   B. 3 日   C. 5 日   D. 1 周   E. 2 周

15. 下列哪些食物或药物可以促进铁剂吸收

    A. 四环素   B. 胰酶   C. 碳酸氢钠   D. 牛奶、蛋类   E. 果糖、氨基酸

16. 下列哪些食物或药物可以抑制铁剂吸收

    A. 维生素 C   B. 盐酸   C. 脂肪、肉类

    D. 牛奶、蛋类   E. 果糖、氨基酸

17. 引起沙眼的病原体是

    A. 细菌   B. 病毒   C. 衣原体   D. 支原体   E. 真菌

18. 阿苯达唑

    A. 用于蛔虫病、肠虫病   B. 用于消化不良   C. 用于感冒

    D. 用于黏痰不易咳出   E. 用于支气管哮喘

二、多项选择题

1. 下列关于人体体温的叙述正确的是

    A. 人体各个部位的体温不尽相同   B. 体温在 1 日内会有一定波动

    C. 昼夜体温差一般不超过 1℃   D. 女性体温略高于男性

    E. 老年人体温相对较低

2. 下列用于解热的药物中哪些是非处方药

    A. 对乙酰氨基酚   B. 阿司匹林   C. 阿苯片

    D. 布洛芬   E. 贝诺酯

3. 下列关于解热药的使用叙述正确的是

    A. 对乙酰氨基酚对于孕妇是绝对安全的

    B. 布洛芬用于晚期妊娠可使孕期延长

    C. 不宜同时使用两种以上解热镇痛药

    D. 使用解热镇痛药时不宜饮酒

    E. 使用解热药时要多饮水及时补充电解质

4. 抗感冒药的组方有

    A. 解热镇痛药   B. 鼻黏膜血管收缩药   C. 抗过敏药

    D. 中枢兴奋药   E. 抗菌药物

5. 下列关于铁剂的吸收叙述正确的是

    A. 铁在人体内主要以 3 价铁形式吸收   B. 碱性环境可促进铁的吸收

    C. 抗酸药可增加铁的吸收   D. 维生素 C 可促进铁的吸收

    E. 体内铁储存量多时,铁吸收减少

6. 咳嗽自我药疗,用药注意事项

    A. 对干性咳嗽可单用镇咳药

    B. 对于痰多的咳嗽应以祛痰为主,不宜单用镇咳药,应与祛痰剂合用

    C. 镇咳药连续口服 1 周,症状未缓解或消失应向医师咨询

    D. 对支气管哮喘时的咳嗽,宜合用平喘药

    E. 对驾车、高空作业或损伤机器者应慎用右美沙芬等引起嗜睡的镇咳药

7. 产生缺铁性贫血的原因有

    A. 慢性失血　　　　　　　B. 摄入不足　　　　　　　C. 胃酸缺乏

    D. 需铁量增加　　　　　　E. 偏食

8. 下列哪些非处方药可治疗口腔溃疡

    A. 维生素 B_2　　　　　　B. 地塞米松贴片　　　　　C. 西地碘含片

    D. 冰硼酸　　　　　　　　E. 爽口托疮膜

实 训 项 目

感冒合理用药案例分析及宣教能力训练

【实训目的】

1. 运用课堂教学所学的理论知识,对临床典型的抗感冒药合理用药案例进行分析,强化对临床常用抗感冒药合理应用相关知识的理解,培养学生独立分析问题和解决问题的能力。

2. 通过观看多媒体资料,熟悉感冒防治宣教的基本知识,着重训练抗感冒药应用原则及感冒患者的饮食指导,掌握对感冒患者进行初步的合理用药和宣教内容。

【实训准备】

1. 临床合理用药案例或处方。

2. 具有多媒体设备的模拟药房。

【实训步骤】

1. 学生分组,对临床合理用药案例或处方进行讨论、分析,教师巡视指导,每组推选代表发言,最后由教师点评、总结。

2. 教师通过多媒体,向学生介绍感冒防治宣教的基本知识,并分组进行合理用药指导和宣教的模拟训练(患者与药师角色),最后每组推选代表登台表演。

3. 模拟情景对话

药师:你好! 请问我能帮助您什么?

患者:我想来买感冒药。

药师:请问您有哪些不舒服的症状?

患者:我有点鼻塞,打喷嚏和鼻子发痒。

药师:这些症状有多长时间?

患者:有两天了。

药师:流鼻涕吗?

患者:有,清水鼻涕。

药师:您有没有头痛、全身酸痛或肌肉酸痛现象?

患者:有点儿,主要是头有点儿不适。

药师:有没有发热现象?

患者:在家里测量过,不发热。

药师:咽喉痛吗? 有没有口干?

患者:咽喉不痛,也不特别口干。

药师:有没有咳嗽?

患者:稍有点儿。

药师:有痰吗?

患者:有些,但不多,也容易咳出来。

药师:您这两天吃饭怎么样?

患者:感冒了,胃口不好。

药师:你在这之前受过劳累、着过凉吗?

患者:有过,下班后,没有热水,就洗了冷水澡,第二天起来,感觉不对了。

药师:你除了感冒症状外,还有没有哪里不舒服?

患者:没有。

药师:你自己服用过什么药?

患者:用过维C银翘片,但没有用。

药师:你有没有药物过敏?

患者:没有。

药师:你有没有其他疾病? 如胃病?

患者:也没有。

药师:从您的症状看,这是一次普通的感冒,属于风寒感冒型,您服用的维C银翘片可治疗风热型感冒,所以服用这个药效果不好。请您到这边来,我给您介绍几种中成药,您可选用风寒感冒冲剂,您服用之前仔细阅读说明书,在服药期间,需要多喝开水,注意保暖。

患者:我想买些西药,西药治疗快些。

药师:您可选用复方药,我给您推荐复方盐酸伪麻黄碱缓释胶囊(新康泰克),它可减轻感冒引起的鼻塞、流涕和打喷嚏;口服,一日2粒,早晚各1粒。

患者:有没有不良反应?

药师:服用复方盐酸伪麻黄碱缓释胶囊的过程中,容易出现困倦、口干、胃不舒服、乏力、头晕、大便干燥等轻微的不良反应,所以每天的药量不要超过2粒,服用时间不要超过3~7日,症状消失后就要停止用药,用药期间要多喝水,如症状加重,请及时就医。

患者:请问多少钱一盒?

药师:9元钱一盒。

患者:除了这个药外,还有没有其他药?

药师:有,像扑尔伪麻片,也可有效地缓解您的感冒症状,这个药也是口服,一日3次,一次1片。

患者:价格呢?

药师:价格稍贵一点儿,10元一盒。

患者:好吧,给我拿一盒新康泰克。

药师:好的,请到收银台付钱,如果用药过程中还有什么问题,请来咨询,几天不见好转的话,请去医院就诊。祝您早日康复,请慢走。

4. 推荐用药

(1)如患者出现发热、头痛,选用何药?

(2)如患者出现感冒发热、鼻塞、流涕、咳嗽、咳痰,选用何药?

(3)如患者出现流感发热、头痛、全身酸痛、咽喉痛等症状,除了选用解热镇痛药外,还需要选用何药?

5. 用药指导

(1)服用感冒药前,一定要仔细阅读药品说明书。

(2)感冒症状消失后就要停止用药。

(3)用药期间要多喝开水,如症状加重,请及时就医。

(4)保证足够的休息和睡眠。

(5)对于流感患者,室内要用食醋熏蒸,每立方米空间用醋10ml,加水2倍,加热熏2小时,到公共场合,尽量做到戴口罩。

6. 案例分析 张某,男,50岁,司机,感冒发热伴全身酸痛3天,患者于3天前出现鼻塞、头痛、全身酸痛,服用维C银翘片无效后出现发热、咽喉红肿、口渴、咳嗽无痰等现象,故来药店买药。患者既往有高血压病史,无药物过敏史。查体:体温38℃,脉搏85次/分,呼吸21次/分,血压130/98mmHg。神志清楚,体型中等。面色较红,声音嘶哑、咽部充血,心律齐,肺部未闻及干湿啰音。余未见异常。

讨论并拟定治疗方案,在伴有上述并发症时宜用何药? 忌用何药? 有何联合用药方案? 请根据病案设计模拟药房问病荐药的情景对话。

(张晴岚　龚益生)

第七章 常见疾病的用药指导

学习目标

1. 掌握高血压、糖尿病的主要临床表现与并发症、危险分层、药物治疗目标和原则、常用降压药、抗糖尿病的作用特点及用药注意事项。

2. 熟悉消化性溃疡、骨质疏松等病因、病症及药物治疗。

3. 了解高脂血症的临床用药，并评价其有效性。

4. 能运用药学服务的基本技能，理论联系实际，对高血压、糖尿病、消化性溃疡等常见疾病进行用药指导。

随着社会经济的发展，有些疾病在医院和社区已属于常见病、多发病，且难以根治，有的甚至需要终身药物治疗，故对这些疾病患者进行用药指导便成为药学工作者药学服务的重要内容。本章主要讨论高血压、高脂血症、糖尿病、消化性溃疡和骨质疏松等常见病的用药指导。

第一节 高血压的用药指导

一、高血压简介

高血压(hypertensive disease)以体循环收缩压和(或)舒张压持续升高为主要临床表现的综合征，诊断标准为收缩压≥140mmHg 和(或)舒张压≥90mmHg。长期高血压会引起心、脑、肾等重要器官并发症，是心脑血管疾病死亡的主要原因之一。我国目前高血压患者 2 亿多，每年新增加患者近千万人。通过有效的治疗，可改善高血压患者的预后，降低并发症，减少患者、家庭及社会的负担。

(一)高血压的分类

根据病因，高血压分为原发性高血压和继发性高血压两类。前者以血压增高为主要临床表现但病因不明，约占所有高血压患者的 90%；后者是有明确的原发疾病(如肾病、内分泌疾病、动脉炎症及狭窄、脑部病变等)，血压增高只是其临床症状之一。

根据起病缓急和病情进展情况，临床上分缓进型高血压和急进型高血压两种。缓进型高血压比较多见，约占 95%。

(二)高血压的分级和危险分层

1. 高血压的分级 根据血压水平分为 1、2、3 级。

(1)1 级：血压达到确诊高血压水平，舒张压在 90～100mmHg 之间，休息后能够恢复正常，临床上无心、脑、肾并发症表现。

(2)2 级：血压达到确诊高血压水平，舒张压达 100mmHg 或以上，休息后不能降至正常，并有下列各项中的一项者：①经 X 线、心电图或超声心动图检查，已有左心室肥大的征象；②眼底检查，见有颅底动脉普遍或局部变窄；③出现蛋白尿和（或）血浆肌酐浓度轻度升高。

（3）3 级：血压达到确诊高血压水平，舒张压超过 110～120mmHg，并有下列各项中的一项者：①脑血管意外或高血压脑病；②左心衰竭；③肾衰竭；④眼底出血或渗出，或有视乳头水肿。

2. 高血压的危险分层　根据高血压患者的血压水平、合并的心血管危险因素（身高、体重腰围、年龄、吸烟状况、血脂情况、体力活动情况、早发家族史、心脑血管病史等）、靶器官损害、同时患有的其他疾病（糖尿病、肾病等），将高血压患者分为 3 层（组）：低危、中危、高危。依此可以确定治疗时机和治疗策略并估计预后。

（三）临床表现

高血压的不同类型和病情发展的不同阶段，临床表现轻重不一。

早期的高血压患者一般无症状，或在体检时才被发现高血压，常受精神和劳累等因素影响，可有头痛、头晕、心悸、健忘、乏力、眼底视网膜细小动脉痉挛或硬化等。

后期血压常持续在较高水平，除以上早期的一般症状外，还可出现脑、心、肾等一个或几个器官受损相应的临床表现：①心脏：因过高的血压增加心脏负担引起高血压性心脏病，甚至左心衰竭，出现胸闷、气急、咳嗽等症状。②肾脏：因持续高血压肾动脉硬化引起高血压肾损害，出现多尿、夜尿，尿检时可有少量红细胞、管型、蛋白，尿比重减轻，严重时肾衰竭，可见少尿、无尿，出现氮质血症或尿毒症。③脑：短暂性脑血管痉挛，头痛头晕加重，一过性失明，肢体麻木等，进一步发展引起脑卒中（脑出血和脑血栓）。④眼底：可见眼底出血、渗出，视神经乳头水肿。

极少数患者病情发展急骤，血压急剧升高，同时伴有剧烈头痛、头晕、恶心、心悸、视力障碍，甚至昏迷、抽搐等。

二、药物治疗的目标和原则

（一）药物治疗的目标

高血压治疗的目标是"血压达标"，见表 7-1。

表 7-1　高血压治疗目标

高血压人群	目标血压值	血压达标时间
老年人	收缩压<150mmHg	1～2 级高血压争取在用药 4～12 周逐渐达标，并坚持长期达标。耐受性差或老年人血压达标时间可适当延长
一般成年人	<140/90mmHg	
高危者（伴糖尿病、脑血管病、稳定性冠心病、慢性肾脏病者）	<130/80mmHg	
能耐受的高血压患者	<120/80mmHg	

（二）高血压的药物治疗原则

1. 初始小剂量单一药物或小剂量两种药物联合治疗　如第一步药物治疗后血压未达标者，可在原来药物基础上加量或另加一种降压药。考虑降低高血压患者血压水平比选择降压药的种类更为重要。如果血压达标,则维持用药。对 2 级及以上高血压一开始用小剂量联合治疗。

2. 降压药的选择　首先要掌握药物治疗的禁忌证和适应证,根据病情和患者意愿,结合其经济承受能力选择适合该患者的药物。推荐钙拮抗剂、血管紧张素转化酶抑制剂(ACEI)、血管紧张素Ⅱ受体拮抗药(ARB)、利尿药以及 β 受体拮抗药等为常用降压药。以上五类降压药及低剂量固定复方制剂均可作为一线降压药。推荐使用长效降压药,既能提高患者的依从性,又可减少短效药物多次给药造成的血压波动,实现 24 小时平稳有效控制血压,从而减少心血管事件发生率。

3. 用药个体化　实施个体化治疗,规律用药,终生服药,不可突然停药。

4. 联合治疗方案　合理的降压药联合治疗方案包括:二氢吡啶类钙拮抗剂＋ACEI/ARB、ACEI/ARB＋小剂量利尿剂、钙拮抗剂＋小剂量利尿剂等。

另外,非药物疗法是高血压治疗的重要组成部分,患者应改变不良生活方式。

知识链接

防治高血压的健康生活方式

健康的生活方式在高血压防治中有重要作用,最好做到:

1. 达到并维持理想体重。

2. 适度锻炼,多做有氧运动如散步、打太极拳,不做剧烈运动。

3. 合理膳食,控制总能量的摄入,低盐(食盐摄入宜少于 6g/d)、低脂、少糖、多吃水果、高蛋白饮食。

4. 戒烟限酒。

5. 平衡心态,减轻精神压力。

三、治疗药物选用

(一) 利尿药

主要有氢氯噻嗪、吲达帕胺等。降压作用温和、持久。通过排钠利尿、降低血管平滑肌细胞内 Na^+ 含量、诱导动脉壁产生扩血管物质缓激肽和前列腺素等降低血压。作为基础降压药,单用治疗轻度、早期高血压,与其他降压药合用治疗中、重度高血压。长期大量应用可致低钾血症,氢氯噻嗪还可引起高尿酸血症、高脂血症和高血糖。对磺胺药过敏者禁用吲达帕胺。痛风、高脂血症及糖尿病患者禁用氢氯噻嗪,可选用吲达帕胺。

(二) 钙拮抗剂

主要有硝苯地平、尼群地平等。硝苯地平对正常血压无明显影响,对高血压患者降压作用显著,降压的同时不影响肾脏等重要器官,不影响脂代谢和糖代谢。但短效制剂可反射性兴奋心脏,加快心率。可单独或与其他药物合用于各种高血压。不良反应常见踝部水肿、头痛、眩晕、心悸等,孕妇禁用。

(三) 肾素-血管紧张素-醛固酮系统(RAAS)抑制药

1. 血管紧张素转化酶抑制剂(ACEI)　如卡托普利、依那普利、赖诺普利等。降压作用中等强度,降压时不伴有反射性心率加快、不减少肾血流量,并能减轻心脏的前、后负荷,逆转心室肥厚,一定程度改善心功能。适用于肾素活性较高的高血压及肾性高血压,对中、重度高血压需合用利尿药。也可用于充血性心力衰竭。不良反应比较少,常见刺激性咳嗽,尤其用药早期；也可见味觉异常、皮疹、药热、粒细胞减少、血管神经性水肿等。

2. **血管紧张素Ⅱ（AT₁型）受体拮抗药（ARB）**　如氯沙坦、缬沙坦、厄贝沙坦等。氯沙坦及其活性代谢物通过选择性阻断 AT₁ 受体产生降压作用。降压作用与 ACEI 类似，但不引起咳嗽。还可增加尿酸排泄，降低血尿酸水平。用于各型高血压。食物会影响其吸收。不良反应轻微而短暂，偶见头晕和直立性低血压。

（四）中枢性降压药

1. **可乐定**　降压作用较强，静脉给药时，先有短暂的血压升高，继而持久的血压下降，伴心率减慢和心排出量减少。同时抑制胃肠道分泌和运动，也有镇静作用。适用于伴有消化道溃疡的高血压患者，也可用于控制吗啡、阿片类麻醉药品戒断症状。

2. **甲基多巴**　降压作用与可乐定相似，降压的同时不明显减少肾血流量。适用于肾功能不全的高血压患者。不良反应有口干、嗜睡、水钠潴留等。

（五）去甲肾上腺能神经末梢抑制药

如利血平，降压时伴心率减慢，心排出量减少。同时抑制中枢，有镇静和安定作用。常作为复方降压药成分之一，很少单独用。不良反应主要有鼻塞、乏力、体重增加、胃酸分泌过多、胃肠运动增加、腹泻等，还可引起镇静、嗜睡，严重时见抑郁症。有精神抑郁、消化性溃疡病史者禁用。

（六）肾上腺素受体拮抗药

1. **α 受体拮抗药**　如哌唑嗪等。哌唑嗪能选择性阻断血管平滑肌突触后膜 α₁ 受体，使全身小动脉和小静脉舒张，外周阻力下降而降压。降压作用快而强，还能改善脂质代谢。长期用药不加快心率、不引起水钠潴留。适用于伴高脂血症的高血压患者和难治性心功能不全患者。不良反应常见头痛、眩晕、心悸、口干、乏力等。首次用药后可能出现直立性低血压，表现为心悸、晕厥等，首剂药量减半，睡前服用可避免发生。长期用药有耐受性现象。

2. **β 受体拮抗药**　如普萘洛尔等。普萘洛尔降压作用中等强度，可使收缩压、舒张压都降低，同时减慢心率，减少肾素分泌，降低外周交感活性，不容易引起直立性低血压。用于轻、中度高血压，与利尿药、扩血管药合用效果更明显。对伴有心排出量高、肾素活性偏高者、心绞痛、快速型心律失常及脑血管病变者疗效较好。不良反应常见眩晕、心动过缓、焦虑、精神抑郁、反应迟钝等中枢神经系统反应，可见支气管哮喘、皮疹、粒细胞缺乏、血小板减小等。窦性心动过缓、重度房室传导阻滞、重度或急性心力衰竭、心源性休克、低血压、哮喘及过敏性鼻炎患者禁用，妊娠期、哺乳期妇女慎用。

（七）血管扩张药

包括直接扩血管药，钾通道开放药，如肼屈嗪、二氮嗪等。肼屈嗪主要扩张小动脉，降压同时明显反射性兴奋交感神经增加心排出量。常与其他降压药合用，用于中度高血压，很少单独使用。不良反应较多，有心悸、头痛、眩晕、乏力、恶心、呕吐、水钠潴留等。长期大量应用可引起全身性红斑狼疮样综合征。

上述七类药物中，以利尿药、钙拮抗药、血管紧张素转化酶抑制剂和 β 受体拮抗药为一线降压药。其中卡托普利、依那普利、尼群地平、吲达帕胺、复方利血平口服缓释剂型和吲达帕胺口服缓释剂型及硝普钠、硫酸镁、酚妥拉明注射剂属于国家基本药物。

四、用药注意事项

1. **耐心向患者解释高血压治疗的必要性**　①避免长期的高血压对心、脑、肾等器官造成损害;②降低心血管并发症,防止脑卒中、冠心病、心力衰竭、肾病的发生、发展。

2. 注意选用合适的抗高血压药物　在重度高血压或存在高危因素或有其他并发症时,选择合适的抗高血压药尤为重要(表7-2)。

表7-2　高血压合并其他疾病时的选药

合并病症	可选择的降压药	不宜选择的降压药
冠心病	氨氯地平、β受体拮抗药	短效硝苯地平
慢性心功能不全	ACEI/ARB、利尿剂(氢氯噻嗪、螺内酯)、钙拮抗剂、β受体拮抗药	
糖尿病	ACEI/ARB、利尿剂(吲达帕胺)、钙拮抗剂	β受体拮抗药、氢氯噻嗪
肾功能不全	ACEI/ARB、吲达帕胺、钙拮抗剂、甲基多巴	胍乙啶
急性脑卒中	ACEI/ARB、利尿剂(氢氯噻嗪)	
上消化道溃疡	ACEI/ARB、利尿剂、钙拮抗剂、β受体拮抗药、可乐定	利血平

3. 向患者明示用药方法　多数长效类降压药宜在上午7~8时服药,不宜睡前或夜间服药。

4. 降压应逐步进行　轻、中度高血压患者的初始治疗,常用一种一线药物,从小剂量开始,尤其老年人。观测24小时动态血压,在医师或药师指导下及时调整用药剂量和药物种类;如果2周后血压未能满意控制,联合用药种类不宜过多。当血压超过目标值20/10mmHg时,初始治疗考虑同时使用两种药物。

5. 药物治疗需长期坚持,治疗期间注意直立性低血压的危险,停药或更换药物要逐渐过渡,以免停药反跳。

6. 注意结合非药物治疗(改善生活方式)。

案例

陈某,男,32岁,公司职员。体型偏胖,平时身体健康,无任何不适,在单位体检过程中查出血压偏高,血压:140/95mmHg,其余一切正常,无既往病史,吸烟史6年。目前患者比较焦虑,紧张,前往医院就诊。

试给予初步诊断,并进行合理治疗和指导。

第二节　高脂血症

一、高脂血症简介

(一)高脂血症定义

血液中的脂肪类物质,统称为血脂,血脂包括胆固醇(TC)、甘油三酯(TG)、磷脂和非游离脂肪酸等。它们在血液中与不同的蛋白质结合在一起,以"脂蛋白"的形式存在。

高脂血症指血清总胆固醇(TC)升高、甘油三酯(TG)升高、低密度脂蛋白-胆固醇(LDL-C)升高、高密度脂蛋白-胆固醇(HDL-C)降低,现代医学称之为血脂异常。

（二）高脂血症的分型

世界卫生组织以脂蛋白为基础将高脂血症分成六型（表 7-3）。

表 7-3　WHO 的高脂血症分型

类型	血浆 4℃隔夜外观	乳糜粒	低密度脂蛋白	极低密度脂蛋白	中间型密度脂蛋白	胆固醇	甘油三酯
Ⅰ型	浑浊	↑					
Ⅱa型	透明		↑			↑↑	
Ⅱb型	透明		↑			↑↑	↑↑
Ⅲ型	下层浑浊，上层奶油				↑	↑↑	↑↑
Ⅳ型	浑浊			↑↑		↑	↑↑
Ⅴ型	下层浑浊，上层奶油	↑				↑	↑↑

根据血清总胆固醇、甘油三酯和高密度脂蛋白-胆固醇的测定结果，高脂血症分为四型（表 7-4）。

表 7-4　高脂血症简易分型

类型	总胆固醇(mmol/L)	甘油三酯(mmol/L)	高密度脂蛋白胆固醇(mmol/L)
高胆固醇血症	＞572		
高甘油三酯血症		＞1.70	
混合型高脂血症	＞572	＞1.70	
低高密度脂蛋白血症			＜9.0

（三）高脂血症的病因

高脂血症是环境因素、基因缺陷相互作用所致的代谢异常。

1. 饮食因素　甘油三酯大部分是从饮食中获得的，胆固醇少部分也是饮食中获得。长期摄入过多高胆固醇、高饱和脂肪酸和过多热量或大量饮酒，高脂血症易发生。

2. 年龄和体重　好发年龄为 50～55 岁，随着年龄的增加，胆汁酸合成减少，肝内胆固醇含量增加，LDL 受体活性降低。女性绝经后体内雌激素减少，LDL 受体的活性降低，胆固醇水平也高于同龄正常男性。随体重增加，高脂血症易发生。

3. 遗传异常　因遗传基因异常，可能 LDL 清除率低下、VLDL 转变成 LDL 增加、LDL 颗粒富含胆醇酯、载脂蛋白 B(LDL-Apo B)代谢缺陷。

4. 继发因素　如继发于某些代谢性疾病（糖尿病、甲状腺功能减退症、肾病综合征、系统性红斑狼疮、骨髓瘤、脂肪萎缩症、急性卟啉病等）、药物（利尿剂、β 受体拮抗药、糖皮质激素）等。

（四）高脂血症的临床表现

高脂血症的临床表现主要包括：①黄色瘤：常见异常的局限性皮肤隆起，由于脂质在真皮内沉积所引起；②冠心病、周围血管病：由于脂质在血管内皮沉积所引起动脉粥样硬化，动脉粥样硬化是心脑血管疾病的主要病理学基础，血清总胆固醇水平增高不仅增加冠心病发病危险,也增加缺血性脑卒中发病危险,低密度脂蛋白-胆固醇(LDL-C)升高是冠心病的主要原因;③另外,还可引起眼角膜弓(老年环)和眼底改变。

二、药物治疗原则

1. **降脂达标** 我国 2007 年制定颁布的《中国成人血脂异常防治指南》,血脂异常治疗的首要目标是降低 LDL-C 水平。我国血脂异常防治目标水平见表 7-5。

表 7-5 血脂异常患者调脂治疗的 TC 和 LDL-C 及其目标值

危险等级	开始药物治疗 mmol/L(mg/dl)	治疗目标值 mmol/L(mg/dl)
低危:(10 年危险性<5%)	TC≥6.99(270)	TC<6.22(240)
	LDL-C≥4.92(190)	LDL-C<4.14(160)
中危:(10 年危险性 5%~10%)	TC≥6.22(240)	TC<5.18(200)
	LDL-C≥4.14(160)	LDL-C<3.37(130)
高危:CHD 或 CHD 等危症,或	TC≥4.14(160)	TC<4.14(160)
10 年危险性 10%~15%	LDL-C≥2.59(100)	LDL-C<2.59(100)
极高危:急性冠脉综合征或缺血	TC≥4.14(160)	TC<3.11(120)
性心血管病合并糖尿病	LDL-C≥2.07(80)	LDL-C<2.07(80)

2. **饮食控制是基础** 药物治疗的降脂效果有局限性,非药物性降脂治疗尤其重要,包括饮食控制、血浆净化、外科手术和基因治疗等。其中饮食治疗因为是高脂血症治疗的基础,血浆净化和外科手术治疗很少采用,基因治疗仅适用于极少数严重高脂血症。

3. **联合用药** 常采用 2~3 种作用机制不同的药物联合应用。

三、治疗药物选用

(一)他汀类

他汀类[β-羟基-β-甲基戊二酸单酰辅酶 A(HMG-CoA)还原酶抑制剂]是目前临床上应用最广泛的一类调脂药,自 1987 年洛伐他汀问世以来,又有普伐他汀、辛伐他汀以及人工合成的氟伐他汀、阿托伐他汀等。其主要作用是抑制细胞内胆固醇合成早期阶段的限速酶(HMG-CoA 还原酶),使细胞内游离胆固醇减少,并通过反馈机制使细胞 LDL 受体数目增多、活性增强,加速血浆低密度脂蛋白(LDL)和极低密度脂蛋白(VLDL)的清除。洛伐他汀作用最强,普伐他汀作用最弱。主要用于高胆固醇血症为主的高脂血症。副作用少,可见腹痛、腹泻、便秘等消化道症状及头痛、肌肉痉挛、疲乏无力、皮疹和视力模糊等,少数患者肝功能异常,偶见横纹肌溶解和免疫性肌病。

(二)贝特类

目前应用药物有吉非贝齐、苯扎贝特、非诺贝特等。贝特类能增强脂蛋白脂酶的活性,加速血中极低密度脂蛋白分解,并能抑制肝脏中极低密度脂蛋白的合成和分泌。明显降低血甘油三酯,并不同程度升高高密度脂蛋白(HDL-C)。主要用于高甘油三酯血症或以甘油三酯升高为主的混合型高脂血症。不良反应主要为轻度腹胀等胃肠道反应,偶有皮疹、脱发、视物模糊,长期应用可能诱发类似Ⅰ型自身免疫性慢性肝炎,停药后可逐渐恢复。

（三）烟酸类

烟酸类包括烟酸、阿西莫司等。烟酸是 B 族维生素，大剂量给药有明显降脂作用，能降低血甘油三酯、极低密度脂蛋白，降低低密度脂蛋白的作用较慢较弱，也能降低胆固醇，并使高密度脂蛋白轻度至中度升高。适用范围广，可用于除纯合子型家族性高胆固醇血症及 I 型高脂蛋白血症以外的任何类型的高脂血症。与胆汁酸、树脂、他汀类有协同作用。常见不良反应为面红、皮肤瘙痒，长期应用可致皮肤干燥、色素沉着。偶见肝功能异常、血尿酸增多、糖耐量降低等。为减少服药的不良反应，可从小剂量开始，0.1～0.5g，一日 3 次；以后酌情渐增至常用剂量。溃疡病、糖尿病及肝功能异常者禁用。阿西莫司是烟酸衍生物，作用类似烟酸而不良反应较轻。

（四）胆酸螯合剂

胆酸螯合剂（胆酸隔置剂）包括考来烯胺、考来替泊等。为碱性阴离子交换树脂，在肠道内能与胆酸不可逆结合，从而阻碍胆酸经肠肝循环的重吸收，促进胆酸排出。同时促进肝内胆酸合成增加，使肝内游离胆固醇含量减少。能显著降低血浆总胆固醇和 LDL-C 胆固醇，适用于高胆固醇血症为主的高脂血症。不良反应有胃肠症状，大剂量时可导致吸收不良综合征，偶可引起转氨酶升高。为减少副作用，可从小剂量开始用药，1～3 个月内达最大耐受量。

（五）其他药物

1. 普罗布考　是一种强力抗氧化剂。吸收入体内后，可掺入到 LDL 颗粒核心中，改变 LDL 的结构，使 LDL 易被清除，还能增加肝细胞 LDL 受体活性、抑制胆固醇在小肠吸收，能降低血胆固醇、低密度脂蛋白。主要用于高胆固醇血症尤其是纯合子型家族性高胆固醇血症。不良反应以恶心、腹泻、消化不良等消化道反应为主，偶有嗜酸性粒细胞增多、肝功能异常、高尿酸血症、血小板减少等。近期有心肌损伤者禁用，孕妇及小儿禁用。

2. 泛硫乙胺　是辅酶 A（CoA）的组成成分，能促进血脂的正常代谢，并抑制过氧化脂质的形成。能中等程度降低胆固醇、甘油三酯，并升高高密度脂蛋白。主要用于高甘油三酯血症或以甘油三酯升高为主的混合型高脂血症。副作用少而轻。

3. 多烯脂肪酸类　包括来自海洋生物的鱼油制剂如二十碳五烯酸（EPA）、二十二碳六烯酸（DHA）和来自植物油的亚油酸（LA）、亚麻酸（linolenic acid），有轻度降低 TG 和稍升高 HDL-C 的作用。长期服用能预防动脉粥样硬化，还有抗血栓、扩张血管、改善微循环等作用。主要用于高甘油三酯血症。

4. 弹性酶　由胰腺提取或由微生物发酵制得的一种易溶解的弹性蛋白。可阻止胆固醇合成并促进胆固醇转化成胆酸。作用较弱，单用仅适于轻度高胆固醇血症。几无不良反应。

四、用药注意事项

1. 根据其血脂异常的类型及其冠心病危险性的高低，选择合适的药物　一般认为合适的降脂药物应：①降脂（尤其降胆固醇）效果确切，在应用常规剂量 4～6 周内能使胆固醇降低 20%（LDL-C 降低 25%）以上，并能降低甘油三酯、升高高密度脂蛋白；②不良反应少，不产生严重的毒性作用；③能明显降低心血管病死率和致残率，不增加非心血管病死亡率；④具有良好的成本效益比。药物选用参见表 7-6。

表 7-6　降脂药选用参考

分型		首选药	次选药
高胆固醇血症		他汀类	胆酸螯合剂、烟酸、贝特类
高甘油三酯血症		贝特类	烟酸、鱼油、亚油酸
混合型	高胆固醇为主	他汀类	烟酸、贝特类
	高甘油三酯为主	贝特类	烟酸
	胆固醇、甘油三酯均高	胆酸螯合剂＋贝特类	他汀类
低高密度脂蛋白血症		贝特类、阿西莫司	他汀类、鱼油、亚油酸

2. 长期治疗,定期随诊　治疗后 4～6 周内,应复查血脂达标情况,根据血脂改变调整用药。如血脂未能达标,应增加药物剂量或改用其他降脂药物或联合用药。长期连续用药时,每 3～6 个月复查肝肾功能、血钙、碱性磷酸酶、肌磷酸激酶等。

3. 联合用药方案　对严重高胆固醇血症,联合应用他汀类＋胆酸螯合剂、他汀类＋烟酸或他汀类＋贝特类;对重度高甘油三酯血症,联合应用鱼油＋贝特类。若血脂已降至正常或目标值,继续按同样剂量用药,除非血脂降至很低,一般不必减少药量。

4. 同时进行治疗性的生活方式改变　治疗性的生活方式改变要求做到:少摄入饱和脂肪酸(<总热量的 7%)和胆固醇(<200mg/d),多从饮食中摄入可溶性纤维(10～25g/d),减轻体重,增加体力活动。

第三节　糖　尿　病

一、糖尿病简介

糖尿病(diabetes mellitus)是一种由于胰岛素分泌缺陷或胰岛素作用缺陷而引起的,以慢性血糖增高为特征的代谢性疾病。空腹血糖≥7.0mmol/L(126mg/dl),口服葡萄糖耐量实验(OGTT)2 小时餐后血糖≥11.1mmol/L(200mg/dl)为重要指标。糖尿病的典型症状为多尿、多饮、多食、体重减轻(三多一少)。

随着病情发展,脂肪、蛋白质代谢紊乱,有些患者常出现眼、肾、心、神经、血管等组织器官慢性进行性病变,常见的慢性并发症有:①动脉硬化、冠心病等;②视网膜病变、糖尿病性肾病等微血管病变;③缺血性脑卒中、周围神经炎、自主神经功能紊乱等神经系统病变;④糖尿病足(严重时足部缺血、溃疡坏死),白内障、青光眼等其他眼部并发症,还易并发各种感染,如结核病、体癣、肾盂肾炎等。急性并发症有:糖尿病酮症酸中毒、糖尿病非酮症高血糖高渗性昏迷等。

糖尿病病因和发病机制尚不明确,与遗传、环境因素有关。临床上将糖尿病分为 1 型即胰岛素依赖型糖尿病(IDDM)、2 型即非胰岛素依赖型糖尿病(NIDDM)、妊娠期糖尿病(GDM)和继发性糖尿病四型,前两种多见。1 型糖尿病多发生于幼年或青少年时期,由于胰岛 β 细胞功能丧失、胰岛素绝对缺乏所致。起病急,血糖波动较大,症状明显,易发生酮症酸中毒,依赖胰岛素维持治疗。2 型糖尿病多发生于成年人,由于胰岛 β 细胞功能减弱、胰岛素相对缺乏,伴一定程度的胰岛素抵抗。大多数患者体型肥胖,起病缓,血糖波动较小,症状较轻。在一定诱因下也可发生酮症酸中毒或高渗性昏迷,饮食控制和口服降糖药有一定效果,不一定依赖胰岛素治疗,但最终将使用胰岛素治疗。

二、药物治疗原则

1. 糖尿病血糖控制目标　成人(非妊娠)血糖控制目标为糖化血红蛋白(GHbA1)＜7％;在避免低血糖情况下,血糖控制目标尽可能接近正常(GHbA1＜6％)。

2. 治疗原则　早期治疗、长期治疗、综合治疗及个性化治疗,以使血糖达到或接近正常水平、纠正代谢紊乱、消除糖尿病症状、防止或延缓并发症、延长寿命、降低死亡率。

对于糖尿病治疗,应采取综合性措施:①健康教育与心理治疗,让糖尿病患者获得对糖尿病的正确认知和处理能力。②饮食治疗,为糖尿病的药物治疗等奠定基础。定时进食,减少碳水化合物的摄取,低脂饮食(饱和脂肪摄入量不超过总摄入量的 7％),多食用含膳食纤维高的食品,少吃多餐,戒烟限酒。③运动治疗,长期坚持体育锻炼和体力劳动,保持血糖水平的正常。每周至少进行中等强度有氧体力活动 150 分钟,体力活动每周至少 3 天,所有大肌肉进行 3 套 8～10 次重复动作,每周定期测量体重一次。④药物治疗,在单纯饮食及运动治疗不能使血糖维持基本正常水平时,适当选用口服降糖药、中成药或胰岛素,使患者血糖维持正常的状态。⑤病情监测,定期进行血、尿常规检查及心电图、眼底等检查,以了解病情,适时配合使用降压药(ACEI、ARB 或者利尿剂)、调脂药(他汀类),控制血压＜130/80mmHg,控制低密度脂蛋白(LDL-C)＜2.6mmol/L。

知识链接

适合糖尿病患者的食物

1. 高纤维食物　玉米、小麦、白菜、韭菜、豆类制品。
2. 低糖蔬菜　韭菜、西葫芦、冬瓜、南瓜、青菜、青椒、茄子、西红柿。
3. 高钙食物　虾皮、海带、排骨、芝麻酱、黄豆、牛奶等。
4. 富硒食物　鱼、香菇、芝麻、大蒜、芥菜等。

此外,芥菜、甘蓝、鲜枣等富含维生素 B 和维生素 C 的食物有利于减缓糖尿病视网膜病变和肾病,苦瓜、洋葱、黄鳝等明显改善多饮、多食、多尿症状。

三、治疗药物选用

(一)口服降糖药

1. 磺酰脲类　磺酰脲类主要作用为刺激胰岛 β 细胞分泌内源性胰岛素,并增加机体对胰岛素的敏感性,故可以降低血糖。第一代有甲苯磺丁脲、氯磺丙脲等,适用于 2 型糖尿病非肥胖患者饮食和运动治疗血糖控制不理想时,对 40 岁以下、病程不到 5 年、空腹血糖低于10mmol/L 者效果好,对胰岛功能完全丧失者效果不佳。因易引起低血糖反应、体重增加、皮肤过敏、消化系统和心血管系统反应,已少用。对磺胺类过敏禁用。第二代有格列本脲、格列吡嗪、格列齐特、格列喹酮、格列美脲等。每日用药 1～2 次,作用时间较长,约 12～24小时。格列美脲效价最好,格列本脲作用较强,格列吡嗪、格列喹酮作用温和,适用于餐后 2小时血糖高者和老年人。

2. 格列奈类　常用药物有瑞格列奈、那格列奈等。此类药物的主要作用也是刺激胰岛

β细胞分泌内源性胰岛素,起效较快,作用维持时间较短,主要用于控制餐后血糖。

3. 双胍类　目前广泛应用的是二甲双胍。二甲双胍主要是抑制肝糖原的分解,并增加外周组织对胰岛素的敏感性、增加对葡萄糖的利用。单独使用不易引起低血糖。适用于偏胖的或者伴高脂血症的2型糖尿病患者,与胰岛素合用可以减少其用量、减少血糖波动。因可引起胃肠系统的不适感而减少食欲,降低体重。最严重不良反应为乳酸性酸中毒,不宜用于慢性充血性心衰的糖尿病患者,服药期间不宜饮酒。

4. α葡萄糖苷酶抑制剂(AGI)　常用阿卡波糖、伏格列波糖。AGI可抑制葡萄糖淀粉酶、蔗糖酶、麦芽糖酶、异麦芽糖酶等多种葡萄糖苷酶,延缓食物中淀粉、糊精、蔗糖等分解为可吸收的葡萄糖、果糖等,降低餐后高血糖。进餐时宜与第一口食物同时嚼服。单独使用不会引起低血糖。可作为2型糖尿病患者的一线用药。服药早期有些人可能会出现腹胀和轻度腹泻等反应,数周后,可好转或消失。

5. 噻唑烷二酮类　属于胰岛素增敏剂,包括罗格列酮类、吡格列酮类。能增加骨骼肌、脂肪组织对葡萄糖的摄取并提高组织细胞对胰岛素的敏感性,减轻胰岛素抵抗,保护β细胞功能。还能改善血脂、抑制炎症反应、抗动脉粥样硬化、保护肾脏等。起效时间较慢,需数周甚至数月才能达到最大作用效果。可用于2型糖尿病患者,尤其存在明显胰岛素抵抗者。不宜用于1型糖尿病。但因其明显的肝脏损害、加重慢性充血性心衰等而被限用。

(二) 胰岛素

按起效快慢和作用维持时间的长短,胰岛素制剂分为短效、中效、长效制剂。按照来源,胰岛素制剂分为基因重组人胰岛素、猪胰岛素等。

胰岛素能加速葡萄糖的利用和转变,促进外周组织对葡萄糖的摄取和利用,加速葡萄糖氧化分解,增加糖原的合成和贮存,抑制糖原分解和异生,使血糖来源减少,去路增加,从而降低血糖。同时,胰岛素还能促进脂肪合成、抑制脂肪分解,减少游离脂肪酸和酮体的生成;并能促进蛋白质合成、抑制蛋白质分解。适用于:①1型糖尿病患者;②糖尿病酮症酸中毒、高渗性昏迷和乳酸性酸中毒;③糖尿病各种急慢性并发症,如:严重感染、急性心肌梗死、脑血管意外等;④糖尿病患者在手术、妊娠、分娩时;⑤经饮食及口服降糖药治疗血糖控制不理想者。不良反应主要为低血糖反应,在过量用药、未按时进餐或运动过度时易发生。少数人有过敏反应,可更换制剂。长期应用有耐受性,可更换不同来源的制剂。制剂适宜冷藏不宜冷冻。

知识链接

目前市面上的胰岛素注射器

1. **胰岛素丢弃式塑料空针**　依注射剂量不同可选择30单位、50单位、100单位。

2. **胰岛素笔芯**　是一种预先装好胰岛素的笔芯型注射器,只需转动按钮即可注射,携带方便,适用于学习困难或视力不佳者。

3. **胰岛素泵**　通过微电子程控模拟生理性胰岛素分泌模式,向患者体内24小时不间断地输入短效胰岛素,可以输入0.1单位(有些甚至可以精确到0.05单位),使用者可以在任何时间、场合,只需按几下按钮,胰岛素就自动地输入体内,简单又不失体面,减少打针的繁杂与痛苦。

4. **无针注射器**　无针注射做为一项通用技术,适用于水剂微量(0.05~1.00ml)皮下注射。以压缩空气为动力,使药剂加速到每秒200~300m的速度,形成极微小的液体流,迅速穿透皮肤表层,在软组织中扩散。国内多用于胰岛素注射。适合个人家庭使用,但价格较昂贵。

（三）中成药

某些中成药如降糖舒、芪味糖平胶囊、枸杞百合胶囊对于降低血糖、改善糖尿病并发症也有一定价值。

四、用药注意事项

1. 学会自我血糖监测　　自我血糖监测是糖尿病管理中的一个特殊概念，鼓励成年糖尿病患者学会自我检测血糖，尤其正在接受胰岛素治疗的和妊娠期患者，酌情每日餐前、餐后2小时、睡前监测血糖 1～4 次，以便根据血糖检测结果调整饮食、运动及用药剂量，利于综合控制达标。

2. 防治低血糖　　应提醒患者不要同期使用普萘洛尔等。一旦发生低血糖，如头痛、头晕、饥饿、发抖、出冷汗、心慌、无力、视力模糊等，立即食用含糖的点心或饮料，必要时立即送医院，静脉推注葡萄糖溶液或静脉滴注胰高血糖素。待血糖正常后，继续加一次正常饮食，以防低血糖复发。

3. 坚持规律用药　　如果忘记服药一次，想起来后尽快服用。若想起的时间已接近下一次服药时间，应直接省略一次剂量，根据原来应该服药的时间服用下一次的剂量，然后依原定时间继续规律服药。

4. 防治并发症　　糖尿病患者易并发感染，成人糖尿病患者必要时应接种一次肺炎球菌疫苗等，以预防感染。同时注意配合使用活血通络的中成药改善下肢的血液循环，穿宽鞋软垫保护双足不受挤压，减少足趾溃烂，必要时选用敏感抗生素防治感染。

5. 糖尿病患者若正在接受糖皮质激素、肠道营养药和其他免疫抑制剂治疗，应定时进行血糖监测以调整胰岛素用量。

6. 糖尿病患者若合并高血压，建议 1 型糖尿病患者首选血管紧张素转换酶抑制剂，如卡托普利、依那普利、贝那普利等；2 型糖尿病患者首选血管紧张素受体拮抗剂，如氯沙坦、缬沙坦等。

知识链接

糖尿病的自我监测方法

1. 在家中采用便携式血糖仪（加血糖试纸）进行血糖自我监测　　目前市面上的血糖仪主要有基于葡萄糖氧化酶电化学法测试和光反射技术测试两种血糖仪，检测的准确性、精确性和抗干扰能力各不相同。呼吸衰竭、心衰、严重感染、在高原的患者宜使用后者。

2. 尿糖自我监测　　是血糖自我监测不能实行时的替代方法，现在广泛采用"试条"的葡萄糖氧化酶法，控制目标是尿糖阴性。纸条有试剂的一端浸入到新鲜尿液中，然后取出试纸条，1 分钟后，将试纸试剂一端改变后的颜色与尿糖试纸标准比色板比较，根据试纸颜色，判断出尿糖的含量。尿糖检测结果以"＋"表示。一般通过收集四次、四段尿检测。应注意尿糖试纸的有效期。

第四节　消化性溃疡

一、消化性溃疡简介

（一）消化性溃疡的病因

消化性溃疡（peptic ulcer）是指在各种致病因子的作用下，黏膜发生的炎症与坏死性病变,病变深达黏膜肌层,常发生于与胃酸分泌有关的消化道黏膜,以胃溃疡和十二指肠溃疡多见。

消化性溃疡是一种多因素疾病,比较明确的病因有胃酸和胃蛋白酶分泌过多、幽门螺杆菌感染、长期服用刺激性食物及阿司匹林等非甾体抗炎药、胆汁反流、嗜好烟酒等伤害性因素增加,黏液-黏膜屏障、黏膜的血运循环和上皮细胞更新及局部前列腺素等保护性因素削弱,遗传及免疫因素和应激、心理因素也与溃疡病发病有关。

(二)消化性溃疡的临床表现

中上腹痛、反酸是消化性溃疡病的典型症状,钝痛、灼痛或饥饿样痛,长期、反复、周期性发作,常因精神紧张、过度劳累、饮食不慎、药物影响、气候变化等因素诱发或加重。疼痛与饮食有明显的相关性和节律性:胃溃疡疼痛常在餐后 1 小时内发生,经 1～2 小时后逐渐缓解;十二指肠溃疡疼痛好在两餐之间发生,进食或可缓解。除中、上腹疼痛外,消化性溃疡者也有唾液分泌增多、反酸、嗳气、恶心、呕吐等其他胃肠道症状,或伴有失眠、多汗等自主神经系统症状。

部分消化性溃疡患者起初无症状或症状较轻,最终以出血、穿孔等并发症为首发症状。急性穿孔会导致急性弥漫性腹膜炎,表现为突然腹痛加剧,亚急性或慢性穿孔可引起局限性腹膜炎、肠粘连或肠梗阻征象,短期内可好转。还可能并发幽门梗阻,患者感上腹饱胀、不适,常伴食欲减退、嗳气、反酸等,尤以饭后明显,甚至餐后 30～60 分钟后出现呕吐。少数胃溃疡可并发癌变。

二、药物治疗原则

消化性溃疡的治疗目的是消除病因、缓解症状、愈合溃疡、防止复发和防治并发症。在常规治疗同时应配合对并发症的治疗和溃疡弥合后的维持治疗(药物维持治疗期间的用量少于正规治疗量)。合理使用止血药和镇静剂如地西泮等,并及时复查,以判定疗效并防止漏诊某些早期癌变。

三、治疗药物选用

(一)抗酸药

抗酸药包括碳酸氢钠、碳酸钙、氧化镁、氢氧化铝、三硅酸镁等。作为弱碱性无机盐,口服后能中和过多的胃酸,形成盐和水,从而使胃酸降低,升高胃内 pH,消除胃酸对胃黏膜的刺激性损害,缓解疼痛,同时能抑制胃蛋白酶活性,利于溃疡愈合。餐后 1～2 小时用药较好。含镁的制酸药可引起腹泻,含钙的制酸药可引起便秘。临床多用复方制剂。

(二)抑制胃酸分泌药物

抑制胃酸分泌药物主要有 H_2 受体拮抗剂、质子泵抑制剂等。

1. H_2 受体拮抗剂 包括西咪替丁、雷尼替丁、法莫替丁、尼扎替丁和罗沙替丁等。西咪替丁能选择性抑制组胺途径胃酸的分泌,使空腹和进食后胃酸分泌削减 95％和 75％对消化性溃疡起到缓解疼痛、促进溃疡愈合的作用。雷尼替丁作用比西咪替丁强 5～10 倍,且作用时间长、副作用较少。法莫替丁作用比雷尼替丁强 7 倍,比西咪替丁强 30 倍。主要用于消化性溃疡,对十二指肠溃疡疗效好。也可用于胃及食管反流性疾病、佐林格-埃利森综合征的治疗。餐后比餐前效果好,睡前服用效果更佳。长期用药可见氨基转移酶水平升高、血小板减少性紫癜、粒细胞缺少、男性性功能紊乱等，偶见幻觉、定向力障碍，司机等慎用。

2. 质子泵抑制剂（PPI）　主要有奥美拉唑、兰索拉唑、泮托拉唑、雷贝拉唑等。PPI通过干扰胃壁细胞内质子泵即 H^+-K^+-ATP 酶，抑制各种刺激引起的胃酸分泌，抑酸作用强而持久，还有抗幽门螺杆菌、保护胃黏膜等作用。但不耐酸，服药时不宜嚼碎。标准剂量每日 1 次，早餐前服药，可使十二指肠溃疡 4 周愈合、胃溃疡 6～8 周愈合，对佐林格-埃利森综合征引起的消化道溃疡，疗效优于 H_2 受体拮抗剂。不良反应主要有头痛、头晕、口干、恶心、腹胀、失眠。偶有皮疹、外周神经炎、血清转氨酶或胆红素增高等。长期持续抑制胃酸分泌，可致胃内细菌滋长。

（三）根除幽门螺杆菌（Hp）药物

根除（指药物治疗结束时 Hp 消失，至少 4 周无 Hp 复发）幽门螺杆菌可使多数幽门螺杆菌相关的消化性溃疡复发率大大降低。对 Hp 感染的治疗主要是应用枸橼酸铋钾、庆大霉素、阿莫西林、克拉霉素或罗红霉素、甲硝唑或替硝唑、呋喃唑酮等。现在多采用二联用药、三联用药及四联用药等方案。最常用的是以 PPI 为基础的三联治疗方案（PPI、阿莫西林、克拉霉素），三药均常规剂量，疗程 10～14 日，Hp 根除率可达 90% 左右。也可根据既往用药情况，结合药敏试验，应用 PPI＋铋剂＋两种抗菌药物。

（四）加强胃黏膜保护作用的药物

1. 米索前列醇　能增加胃黏膜 HCO_3^- 离子的分泌，增加胃黏膜局部血流量，抑制基础胃酸及由组胺、胃泌素、食物刺激所引起的胃酸分泌和胃蛋白酶分泌，促进胃黏膜细胞的增殖和修复，主要用于胃溃疡、十二指肠溃疡及急性胃炎引起的消化道出血，尤其是非甾体抗炎药引起的慢性胃出血。不良反应可见腹泻，也会引起子宫收缩，孕妇禁用。

2. 硫糖铝　在胃内酸性条件下能黏附于上皮细胞和溃疡面，增加黏膜保护层的厚度，减轻胃酸和消化酶的侵蚀。还能促进黏膜和血管增生，促进溃疡的愈合。用于胃及十二指肠溃疡。餐前 0.5～1 小时给药较好。不宜与碱性药物、钙剂、牛奶合用，长期用药可致便秘，偶有恶心、胃部不适、腹泻、皮疹、瘙痒及头晕。

3. 枸橼酸铋钾　在胃内酸性条件下可在溃疡基底膜上形成蛋白质-铋复合物的保护层，并促进胃黏膜局部保护因子 PGE 释放，还能抗幽门螺杆菌。主要用于消化不良、胃溃疡及十二指肠溃疡。服药期间舌、粪染黑，偶见恶心。

4. 蒙脱石　能覆盖于消化道黏膜上，增强黏膜的屏障作用，并通过促进胃黏膜上皮的修复而发挥抗溃疡作用，也用于腹泻的治疗。

（五）促进胃动力药物

一些消化性溃疡患者有明显的恶心、呕吐和腹胀，多是消化道动力不足而导致胃潴留、排空迟缓、胆汁反流或胃食管反流等表现，可给予促进胃动力药，如多潘立酮、西沙必利等。

（六）解除平滑肌痉挛药物

解除平滑肌痉挛药物主要有溴丙胺太林、阿托品、颠茄片、山莨菪碱（654-2）等。

（七）中成药

如香砂六君子汤、柴胡舒肝散、黄芪建中汤、一贯煎、膈下逐瘀汤等中医药治疗也是消化性溃疡病可信赖的治疗方法。

四、用药注意事项

1. 提醒患者在确定了合适的方案后，坚持治疗 4～6 周，期间不宜随意更换药物，疗程结束后及时复查。

2. 在活动性溃疡得以控制后,药物维持治疗可选择以下三种方案:①正规维持治疗:适用于经常复发、症状持久不缓解、合并多种伤害因素或伴有并发症者。西咪替丁 400mg 或雷尼替丁 150mg 或法莫替丁 20mg 睡前一次服用。②正规长时间维持治疗:一般至少维持 1～2 年,老年人建议终身维持。③间隙全剂量治疗:当患者出现严重症状复发时,可给予 1 个疗程的全剂量治疗。

3. 避免同时使用对胃、十二指肠黏膜有损伤作用的药物,如阿司匹林、吲哚美辛、保泰松、红霉素、甲硝唑、糖皮质激素、抗肿瘤药物和抗凝药等,若需要同时使用,请在医师指导下进行。

4. 若出现大出血、急性穿孔、幽门梗阻等并发症,及时送往医院治疗。

5. 消化性溃疡是自愈性疾病,在对因对症治疗的同时,强调饮食、休息等一般治疗。

知识链接

消化性溃疡日常生活注意

1. 注重饮食治疗　做到:①清淡细软饮食;②定时定量,少食多餐,细嚼慢咽。

2. 食物禁忌　不宜食用:①对胃黏膜有刺激的食物,如胡椒、辣椒;容易产酸的食物如地瓜、土豆、过甜点心及糖醋食品;②容易产气的食物,如生葱、生蒜、生萝卜、蒜苗、洋葱等;③生冷食物,如大量的冷饮、凉拌菜等。

3. 戒烟、酒、浓茶、浓咖啡。

4. 保持精神舒缓、避免过度紧张与劳累。

第五节　骨　质　疏　松

一、骨质疏松简介

骨质疏松症(osteoporosis,OP)是一种全身性代谢性骨病,表现为骨组织显微结构受损,骨矿成分和骨基质等比例地不断减少,骨质变薄,骨小梁数量减少,骨脆性增加,容易骨折。其发病缓慢,病程较长,常见于绝经后的妇女、老年人;也见于有慢性内科疾病的患者,如类风湿关节炎、甲状腺功能亢进、糖尿病、皮质激素增多症等患者。

(一)骨质疏松症分类

1. 原发性骨质疏松症　占 90% 以上,包括绝经后骨质疏松症(1 型)、老年性骨质疏松症(2 型)。绝经后骨质疏松症一般发生在妇女绝经后 5～10 年内;老年性骨质疏松症一般指老人 70 岁后发生的骨质疏松。

2. 继发性骨质疏松症　许多内分泌的疾病如甲状腺功能亢进症、甲状旁腺功能亢进症、慢性肾衰竭、白血病等均可造成继发性骨质疏松症。药物如肝素、免疫抑制剂、甲氨蝶呤、苯妥英钠、糖皮质激素的长期应用等也是继发性骨质疏松症原因之一。

3. 特发性骨质疏松　病因尚不明,多有家族遗传史,包括青少年和成人,妊娠及哺乳期骨质疏松也可列为这一类。

(二)骨质疏松症的临床表现

疼痛、脊柱变形和发生脆性骨折是骨质疏松症最典型的临床表现。但部分骨质疏松症患者早期常无明显的自觉症状。

1. 疼痛　是骨质疏松症最常见、最主要的症状,患者可有腰背痛或周身酸痛,晚上和清晨醒来时、运动或者用力稍大时疼痛加剧或活动受限。严重时,翻身、起坐及行走有困难。

2. 脊柱变形　骨质疏松严重者,可有身高缩短和驼背。椎体压缩性骨折会导致胸廓畸形,腹部受压,影响心脏功能等。

3. 骨折　轻度外伤或日常活动后发生骨折为脆性骨折。发生脆性骨折的常见部位为胸腰椎,髋部,桡、尺骨远端和肱骨近端。其他部位亦可发生骨折。发生过一次脆性骨折后,再次发生骨折的风险明显增加。

二、药物治疗原则

缓解疼痛,延缓骨量丢失,预防骨折是治疗骨质疏松的基本原则。药物治疗主要是对症治疗,需要长期用药。

三、治疗药物选用

(一) 抑制骨吸收药

1. 双膦酸盐　第一代的依替膦酸二钠(羟乙膦酸钠),小剂量能抑制破骨细胞与骨细胞结合力,抑制骨吸收,大剂量明显降低血钙,抑制成骨细胞,抑制骨形成,对主动脉钙化、肾脏钙沉积有明显抑制作用,并对人工植入的关节、瓣膜等的钙化沉积有抑制作用。主要用于:①绝经期后骨质疏松,服药 2 周,停药 11 周,为一周期(骨沉积半衰期为 90 天),停药期应增加钙剂和维生素 D 的摄入量;②其他原发性骨质疏松,老年性骨质疏松等;③癌症辅助用药;④大剂量用于防止人工骨和关节的钙沉积。不良反应可见恶心、呕吐、腹泻、咽喉灼热感等胃肠道反应和肾损害等。孕妇和哺乳期妇女慎用。

第二代的氯膦酸钠、替鲁膦酸和帕米膦酸二钠,抗骨吸收作用较第一代强 10 倍左右,胃肠反应仍较明显。

第三代的阿仑膦酸钠、利塞膦酸等,抗骨吸收作用较第二代强 50～100 倍,胃肠反应明显减轻。

2. 降钙素　是甲状旁腺分泌的,参与钙和骨质代谢的多肽激素。能迅速抑制破骨细胞,"钙应激期"(生长期、妊娠期等)明显降低血钙浓度,适应骨骼发育的需要,对骨代谢疾病引起的骨痛效果显著。主要用于老年人骨质疏松、恶性肿瘤骨转移后的骨溶解、变形性骨炎等。主要不良反应有胃肠道症状,中枢症状明显,偶见过敏现象。

3. 雌激素制剂　主要包括替勃龙和依普黄酮。替勃龙能促进绝经期妇女分泌雌激素,抑制破骨细胞的骨吸收作用,使骨基质形成增加,还改善更年期血管缩舒功能;且有提高女性性欲、减少性交疼痛、促进阴道自洁、稳定情绪等作用。用于更年期综合征等。不适用于有激素依赖性肿瘤病史,心血管病史、原因未明阴道出血的患者。不良反应主要有体重增加,多毛、水肿等。

依普黄酮是异黄酮衍生物,能促进骨形成,同时抑制骨吸收。具有增敏雌激素抗骨质疏松作用的特点,无生殖系统影响。对卵巢切除和化疗患者可以明显增加骨密度。用于改善原发性骨质疏松的症状,提高骨量减少患者的骨密度。可引起胃肠道反应,诱发、加重溃疡。用药期间必须补钙,不宜用于妊娠、哺乳期妇女,严重消化系统疾病患者慎用。

其他雌激素制剂包括：结合雌激素（普瑞马林）、微粒化 17-β-雌二醇、雌二醇凝胶等。

（二）促进骨形成药

氟制剂包括氟化钠、氟磷酸二钠、氟磷酸谷氨酰胺等。氟与羟磷灰石置换成氟磷灰石，溶解度降低，骨吸收下降；抑制磷酸酪氨酸-蛋白-磷酸酶（PTPP），促进成骨细胞有丝分裂。用于骨质疏松症的治疗，同时补钙，必要时加服 1,25 二羟维生素 D_3。不良反应主要有胃肠道反应、胃出血，肢体疼痛综合征等。肾功能不全者慎用。

（三）非处方西药

1. 碳酸钙复方制剂　以碳酸钙为主，含维生素、氨基酸、微量元素。为骨代谢调节剂，有助于钙的吸收，并能维持神经与肌肉的正常兴奋性和降低毛细血管的通透性。用于防治骨质疏松，一日 1 片，餐后服用。用药期间宜多吃一些青菜和水果，多饮水，以防止尿路结石、便秘。

2. 维生素 D　有维生素 D（骨化醇）、维生素 D_3（胆骨化醇）、骨化三醇。可促进人体对钙的吸收，促进骨细胞分化而增加骨量，用于绝经后和老年性骨质疏松症，可单独服用，也可以与碳酸钙、枸橼酸钙、葡萄糖酸钙、乳酸钙等钙剂服用。

（四）非处方中成药

中医认为，肾主骨，骨质疏松与肾脏亏虚关系密切，治疗以补肾养肝、强筋壮骨为主，下列药物可选用：

1. 六味地黄丸　由熟地黄、山茱萸、山药、泽泻、丹皮、茯苓六味中药组成，有滋阴补肾功效。

2. 金匮肾气丸（桂附八味丸）　为六味地黄丸基础上加温阳之桂枝、附子二品，温补肾阳，长期可促进骨形成，降低骨折发生率，强骨延衰。

3. 济生肾气丸　温补元气、壮肾益阳、化气利水、消肿止渴、引火归原、纳气固本，主治由肾阳虚损所致多种疾病，老年性骨质疏松可长期服用，可改善腰背疼痛、日常生活障碍。

此外，还有仙灵骨葆胶囊、骨松灵汤、防风狗脊汤等。

四、用药注意事项

1. 骨质疏松症的病因复杂，药物治疗多应在医师指导下进行。有些患者可在药师指导下使用非处方药。对于用药后症状没有明显改善者，建议去医院就诊。

2. 不同病因所致的骨质疏松采用不同治疗方法。

（1）老年性骨质疏松：钙制剂＋维生素 D＋骨吸收抑制剂（双膦酸盐）。

（2）妇女绝经后骨质疏松：钙制剂＋维生素 D＋雌激素或雌激素受体调节剂。

（3）继发性骨质疏松：首先治疗原发病，同时使用降钙素。若抗癫痫药所致的骨质疏松，则应长期口服维生素 D。

3. 非药物治疗是预防骨质疏松加重的关键。

知识拓展

骨质疏松症的非药物治疗

1. 饮食治疗　均衡饮食，多摄入含钙及蛋白质的食物如牛奶、豆制品、鱼、鸡、牛肉等。限制饮酒、喝咖啡、吸烟。

2. 运动治疗 积极、适当的户外体育锻炼,接受阳光,利于钙的吸收。

3. 营养治疗 服用钙剂、维生素D或复方钙剂。

4. 保持乐观平和的心态。

目 标 检 测

一、单项选择题

1. 高血压的诊断标准是

    A. 收缩压≥130mmHg 和(或)舒张压≥80mmHg

    B. 收缩压≥135mmHg 和(或)舒张压≥85mmHg

    C. 收缩压≥140mmHg 和(或)舒张压≥90mmHg

    D. 收缩压≥145mmHg 和(或)舒张压≥95mmHg

    E. 收缩压≥150mmHg 和(或)舒张压≥100mmHg

2. 高血压的危险分层是根据

    A. 血压水平   B. 合并的心血管危险因素   C. 靶器官损害

    D. 患有糖尿病或肾病   E. 以上全是

3. 老年高血压患者的目标血压值应

    A. <120/80mmHg   B. <130/80mmHg   C. <140/90mmHg

    D. 收缩压<150mmHg   E. 收缩压<160mmHg

4. 高血压合并冠心病时,不宜使用

    A. 氨氯地平   B. 普萘洛尔   C. 吲达帕胺

    D. 短效硝苯地平   E. 依那普利

5. 高脂血症的综合治疗中

    A. 饮食控制最重要   B. 他汀类药物治疗最重要

    C. 贝特类药物治疗最重要   D. 烟酸类药物治疗最重要

    E. 胆酸螯合剂治疗最重要

6. 糖尿病患者在接受降糖药治疗期间,若发生头晕、心慌等低血糖反应

    A. 立即送医院抢救

    B. 马上先自行食用含糖饮食

    C. 先自我检测血糖,根据情况决定是否补糖

    D. 用普萘洛尔等 β 受体拮抗药平缓心慌

    E. 以上都不对

7. 十二指肠溃疡的疼痛

    A. 位置多在中上腹部偏左   B. 主要表现为空腹时疼痛明显

    C. 不一定伴有高胃酸   D. 季节性不明显

    E. 以上都不对

8. 治疗消化道溃疡,下列用药错误的是

    A. 氢氧化铝+三硅酸镁+颠茄片   B. 雷尼替丁+碳酸氢钠

C. 奥美拉唑＋阿莫西林＋克拉霉素　　D. 枸橼酸铋钾＋庆大霉素缓释片

E. 硫糖铝＋三硅酸镁

9. 老年骨质疏松的治疗多采用

A. 激素替代治疗　　　　　　B. 氢氯噻嗪　　　　　　C. 双膦酸盐

D. 钙制剂＋维生素 D＋骨吸收抑制剂　　　E. 长期口服维生素 D

二、多项选择题

1. Ⅲ期高血压常伴有

A. 脑血管意外或高血压脑病　　B. 左心衰竭　　　　C. 肾衰竭

D. 眼底出血或渗出　　　　　　E. 视乳头水肿

2. 高血压患者的心血管危险因素包括

A. 体重指数高　　　　　B. 有吸烟　　　　　　C. 经常体育锻炼

D. 有高血压家族史　　　E. 有高胆固醇血症

3. 高脂血症是指患者血液中

A. 总胆固醇(TC)升高　　　　　　B. 甘油三酯(TG)升高

C. 低密度脂蛋白-胆固醇(LDL-C)升高　　D. 极低密度脂蛋白-胆固醇(LDL-C)升高

E. 高密度脂蛋白-胆固醇(HDL-C)升高

4. 糖尿病的典型症状为

A. 肥胖　　B. 多饮　　C. 多食　　D. 消瘦　　E. 多尿

5. "糖尿病足"是指糖尿病患者

A. 患病初期常见的典型症状

B. 足部缺血、溃疡、坏死等症状

C. 足部关节、肌腱、软骨损害

D. 脂代谢紊乱、微小血管硬化和血栓形成的结果

E. 双足受到挤压后容易发生的症状

实 训 项 目

项目一　高血压的用药指导

【实训目的】

1. 运用课堂教学所学的理论知识，对高血压案例进行分析，强化对临床常用抗高血压药物合理应用相关知识的理解，培养独立分析问题和解决问题的能力。

2. 通过角色扮演，给予高血压患者有效的用药指导和非药物治疗的建议。

【实训准备】

1. 教室或社会药店/模拟药店。

2. 案例　一位 45 岁男士患十二指肠溃疡 4 年。平常不喝酒，喜肥肉，口重，不常锻炼，其父母患高血压。在 3 个月前体检时，测量血压值为 158/95mmHg，其余未见明显异常。服用了医师建议的硝苯地平后觉得头痛、头晕等不适，就自主停药。现在血压 160/100mmHg。

3. 常用降压药的口服品种　硝苯地平、卡托普利、氯沙坦、复方利血平片等常用降压药口服品种。

【实训步骤】

1. 熟悉案例,分组讨论、分析,教师巡视指导,每组推选代表发言,最后由教师点评、总结。

讨论题目:

(1)常用抗高血压药物分哪几类?

(2)高血压患者的非药物治疗应注意什么?

(3)对合并其他疾病高血压患者如何正确选药?

(4)说出常用降压药的主要不良反应。

2. 每组推举出"药师"、"顾客"各1名,根据病案设计问病荐药的情景对话,分组进行角色扮演。

3. 推荐及指导用药

(1)若患者为高血压Ⅰ期,可推荐的降压药包括:①_____;②_____;③_____;④_____;⑤_____。

(2)若一位55岁患者,血压150/100mmHg,指数大于25、常年抽烟、缺少运动,且近期查出患2型糖尿病,至少可推荐联合用药方案两套如下:①_____;②_____;同时,指导患者的日常生活作如下改善:①_____;②_____;③_____;④_____;⑤_____。

项目二　糖尿病的用药指导

【实训目的】

1. 运用课堂教学所学的理论知识,对糖尿病案例进行分析,强化对临床常用降糖药物合理应用相关知识的理解,培养独立分析问题和解决问题的能力。

2. 通过角色扮演,为糖尿病患者推荐价廉有效的降糖药,并给予有效的用药指导和非药物治疗的建议。

3. 会正确使用血糖仪进行血糖监测。

【实训准备】

1. 教室或社会药店/模拟药房。

2. 案例　患者,男,46岁,一年前退休在家。其父有糖尿病。自述多尿、消瘦、时有头晕、乏力近一年。曾口服消渴丸、六味地黄丸等,但效果不理想。几天前去看医生,化验知:血糖13.6mmol/L,尿糖(＋＋＋＋),初步诊断为2型糖尿病。请对该患者给出建议。

3. 常用口服降糖药品种　氯磺丙脲、格列本脲、格列齐特、格列喹酮、瑞格列奈、二甲双胍、阿卡波糖、罗格列酮等。

4. 血糖仪、血糖试纸、采血器、酒精棉球、干棉球等。

【实训步骤】

1. 熟悉案例,分组讨论、分析,教师巡视指导,每组推选代表发言,最后由教师点评、总结。

讨论题目:

(1)糖尿病类型及其特点有哪些?

(2)糖尿病的综合治疗包括哪些？常用口服降糖药有哪些？

(3)糖尿病在发生低血糖反应时该如何处理？

(4)2型糖尿病患者在什么情况下需用胰岛素治疗？

2．每组推举出"药师"、"顾客"各1名，根据病案设计问病荐药的情景对话，分组进行角色扮演。

3．互相进行血糖检测

(1)清洗双手、晾干，备好血糖仪、血糖试纸、采血器(采血笔、采血针)等。开机，仪器校准。

(2)乙醇(酒精)消毒待采血的手指。

(3)将采血针装入采血笔中。用75％乙醇擦拭采血部位，用拇指关节顶紧要采血的指尖关节，用采血笔在指尖一侧刺破皮肤(根据皮肤厚度选择穿刺深度，刺皮后勿加力挤压，以免组织液混入血样造成检测结果偏差)，弃去第一滴血，将第二滴血靠近试条的吸血区让其直接吸进试条，将试条插入测量显示器内。

(4)从血糖仪上读出血糖值，并记录监测时间和血糖值。

（邹浩军）

第八章 特殊人群的用药指导

学习目标

1. 掌握对特殊人群开展合理用药指导的基本原则和方法,提高药物治疗效果。

2. 熟悉小儿用药、老年人用药、妊娠期和哺乳期妇女用药的特点和要求。

3. 了解肝肾功能不全患者,以及驾驶人员用药的主要特点和要求。

小儿、老年人、孕产妇、哺乳期妇女以及肝肾功能不全者等特殊群体,由于在生理、生化功能以及代谢方面表现出一定的特殊性,药物在体内的吸收、分布、代谢和排泄均与一般人群有差异,若按常规方案给药,常难以达到理想疗效甚至出现毒性反应;驾驶人员用药也有许多特殊的要求。药学人员熟悉和掌握这方面的知识,可在药学服务中采取相应措施,发挥药物最佳疗效,减少和避免不良反应的发生,促进患者早日康复。

第一节 小儿的合理用药

小儿按年龄分为胎儿期、新生儿期、婴儿期、幼儿期、学龄前期(幼童期)、学龄期、青春期共七个年龄阶段。现代医学将18岁以内的人群均作为儿科诊疗人群,小儿用药时,要重视其特有的各种生理、生化特征,特别是早产儿及新生儿、婴儿、幼儿等低龄小儿用药有一定的独特规律,用药中更加重视其安全性和合理性,要避免小儿用药"成人化"现象。

一、小儿生理特点及对药动学、药效学的影响

(一)药动学方面

小儿消化和吸收能力相对较弱,容易发生呕吐和腹泻,干扰消化道给药。组织脂肪含量偏低,可影响脂溶性药物的分布。血浆蛋白总量不足,同一药物的血浆蛋白结合率会低于成年人,尤其某些血浆蛋白结合率高的药物,如阿司匹林、磺胺类药物。小儿肝脏发育未完善,肝药酶活性不足,而肝血流量相对高,肝药酶易受诱导而活性增加,但葡萄糖醛酸结合酶活性较低,药物的结合解毒能力差,易蓄积中毒。肾功能发育不全,药物消除能力较差,尿液pH值较低,多数弱酸性药重吸收较多,排泄少而慢,半衰期明显延长。

(二)药效学方面

小儿处于生长旺盛期,内分泌系统与营养代谢易发生失调,调节水和电解质代谢能力较差,易出现水盐代谢紊乱,发生脱水等,如阿司匹林类解热镇痛药给患儿应用时,剂量不易控制,一旦过量,会因出汗过多而造成虚脱。钙盐代谢旺盛,易受干扰钙盐代谢药的影响,要特别注意小儿对激素类药物非常敏感,尤其是长期使用,会影响小儿的生长发育以及智力成长等。小儿神经系统发育不健全,血脑屏障通透性高,对中枢系统药物敏感,相对而言更容易

发生惊厥或呼吸抑制等严重不良反应。解热镇痛药、氨茶碱等也有类似情况。有遗传缺陷的小儿对某些药物的反应异常。

二、小儿用药的基本原则

（一）明确诊断，全面分析，科学用药

小儿疾患有特殊规律，加之主诉多不清晰，合作性较差，容易干扰诊疗，切忌凭经验用药。在选用药物时既要考虑疾病的需要，又要考虑药物对小儿机体的不利因素；要仔细考虑小儿的用药特点及剂量，权衡利弊，避免不良反应。

（二）优先选用小儿专用剂型

小儿用药的依从性较差，给药方法和途径具有一定特殊性，选用小儿剂型可以保证给药剂量准确和患儿易于接受。

一般小儿专用剂型主要有三方面要求。

1. 剂量小规格化　按照小儿剂量标准设计单位剂量，避免因分割成人剂型造成的误差和对药物性状的破坏。

2. 给药途径合理，给药方便　如消化道给药，将片剂改为糖浆剂，将普通片剂改为咀嚼片均易于患儿接受。

3. 合理增加矫味剂，剂型和包装采取小儿喜爱的形式　如具有卡通形象的异形片等。

（三）密切观察用药反应，防治不良反应

小儿由于其生理和心理特点，与家长、医务人员的沟通往往不准确、不及时，用药后的表现有一定特殊性，不良反应常隐匿性发生，一旦表现明显多较突然，有些甚至预后不良，造成终身残疾或死亡。

要熟悉小儿所用药物的主要特点，注意药物联用的相互影响，根据小儿年龄、性别、营养状况及精神状态等，提前设计好观察疗效和防治不良反应的方案，排除各种可能出现的干扰，以达到预期的治疗效果。对于影响生长发育或不良反应出现较晚的药物，要对家长和小儿进行必要的健康教育。

（四）积极开展小儿合理用药宣教活动

小儿用药存在的误区很多，因此，开展小儿合理用药宣教活动显得尤为重要。

1. 滥用抗生素等药物　小儿易患感染性疾病，尤其是上呼吸道感染，症状也比较明显，在对症治疗的同时，应当合理使用抗生素，但使用抗生素来预防小儿感染是不足取的，既增加不良反应的发生，又容易导致耐药性，多重耐药菌的发生与此有关。

2. 迷信新药或者价格昂贵的药物　此类药物由于上市比较晚，长期的毒副作用并不非常清楚，尤其是对生长发育，以及"三致"反应，需要一定时间临床实践验证。选用确有疗效、安全可靠、价廉易得的药物是小儿用药基本策略。

3. 轻信广告或他人的宣传，盲目跟风用药　小儿用药的个体差异性比成人明显，在设计治疗方案时更要注意个体化，夸大宣传的药物对小儿的损害也更加严重，同时要切忌把成人用药经验和方法用在小儿身上，容易导致不良反应，甚至是不可挽回的严重后果。

4. 滥用滋补药品或营养药品　由于机体生长发育受到自身内分泌系统的严格调控，外源性的补充药品和营养品往往会干扰自身系统的正常状态，出现适得其反的现象。如许多"增益补虚"的药物或食物，往往具有一定的"激素样"作用，滥用会导致发育异常，如性早熟

等；而脂溶性维生素滥用，可导致中毒，如小儿补充维生素 A 过量会抑制骨的发育，使软骨细胞造成不可逆的损害，骨生长提前终止。

开展合理用药宣教就是要教育有关人员走出小儿用药的上述"误区"，科学合理的使用药物，同时要注意让小儿加强锻炼，增强体质和抵抗力，给予良好的护理，使疾病彻底痊愈。

三、小儿慎用的药物

小儿常见疾病或症状主要有感染、高热、惊厥、癫痫、贫血和营养不良等，需要选用的药物较为多见，表 8-1 列出了部分具有代表性儿科常用药物的用途和注意事项。

表 8-1　部分儿科常用药物及注意事项

药物	用途	注意事项
青霉素 G	敏感菌所致呼吸道、皮肤软组织感染以及风湿热、心内膜炎等	过敏反应等，预防过敏性休克的发生；超大剂量可引起中枢毒性，如惊厥、精神异常等
氨苄西林	广谱，耐药性低，新生儿肠道细菌感染可作为首选	过敏反应等，以皮疹多见
头孢菌素类	根据各代不同的抗菌谱，区别选药；多用于其他抗生素无效的严重感染，如败血症、中毒性肺炎、脑膜炎等	与青霉素有交叉过敏现象，第一代有肾毒性，滥用可导致多重耐药和菌群失调症等
阿奇霉素	革兰阳性菌和部分阴性菌、支原体和衣原体引起的各种感染，疗效优于红霉素	消化道反应较轻，长期应用仍可出现肝毒性
地西泮	间断性使用治疗小儿惊厥等	给药过快或过量明显引起呼吸抑制
苯妥英钠	癫痫大发作和局限性发作	长期应用不良反应较多，如牙龈增生、巨幼红细胞贫血、多毛等内分泌紊乱等
丙戊酸钠	广谱，对失神性发作（小发作）疗效好	有明显的嗜睡、共济失调等不良反应，长期应用有肝毒性
卡马西平	广谱，对局限性发作和混合型癫痫较好	安全性相对较高，长期应用毒性加大，以肝毒性为主
铁剂	缺铁性贫血，采用小儿专用剂型为宜	消化道反应明显，小儿对铁盐耐受性较差，婴幼儿口服 1g 可引起严重中毒，2g 以上可致死亡
糖皮质激素	儿科各类疾病，如严重感染或休克、自身免疫性疾病、血液系统疾病、哮喘、皮肤病等	成人可见的不良反应小儿均可出现。长期用药可明显导致发育迟缓。采用中等剂量隔日疗法加以预防

另外，新生儿用药要注意其特殊反应。新生儿血脑屏障尚未成熟，胆红素易进入细胞内，在应用维生素 K、磺胺类、氯喹、伯氨喹、水杨酸类等药物时易发生核黄疸、高铁血红蛋白症或溶血反应。新生儿对神经系统反应敏感，如阿片类易引起呼吸抑制；抗组胺类、氨茶碱、阿托品易引起昏迷及惊厥；糖皮质激素易引起手足抽搐；氨基苷类抗生素可造成听神经损害等。

四、小儿用药剂量的计算方法

小儿尤其是低龄小儿,各种生理功能和自身调节功能尚未充分发育,体重等生理指标与成人有很大差别,如新生儿使用庆大霉素时,因其肾功能仅为成人的 20%,药物的血浆半衰期可长达 18 小时,为成人的 9 倍,应根据小儿年龄和发育情况及所用药物的特点,考虑可能影响药物作用的因素,采用合适的计算方法,拟定给药方案。目前小儿用药剂量常用以下方法计算:

1. **按体重计算** 这是最常用的计算方法,可算出每日或每次需用量:

每日(次)剂量=患儿体重(kg)×每日(次)每千克体重所需药量

患儿体重应以实际测得值为准,年长儿按体重计算如已超过成人剂量则以成人量为上限。

2. **按体表面积计算** 此法比按体重计算更准确,考虑了基础代谢、肾小球滤过率等生理因素。

小儿体表面积计算公式为:

小于 30kg,小儿体表面积(m²)=体重(kg)×0.035+0.1

大于 30kg,小儿体表面积(m²)=(体重-30)(kg)×0.020+1.05

每日(次)剂量=患儿体表面积(m²)×每日(次)每平方米体表面积所需药量

按体表面积给药法,其理论意义大,但缺乏可操作性。

为方便使用,表 8-2 列出了部分年龄的小儿与成人剂量的折算比例。

表 8-2　0～6 岁小儿用药剂量折算表

年龄	剂量
出生至 1 个月	成人剂量的 1/18～1/14
1～6 个月	成人剂量的 1/14～1/7
6 个月～1 岁	成人剂量的 1/7～1/5
1～2 岁	成人剂量的 1/5～1/4
2～4 岁	成人剂量的 1/4～1/3
4～6 岁	成人剂量的 1/3～2/5

案例

某患儿,男,20kg,因感染需注射抗生素治疗,已知该药每日每千克体重所需药量为 1.2mg,请计算每日给药剂量,同时换算出该药每日每平方米体表面积所需要的药量。(提示:各方法的每日剂量相同)

第二节　老年人的合理用药

老年人一般指 65 岁及以上者,老年人的器官功能进入衰退期,结构与功能出现较大的改变,患病和用药机会增加,不良反应的发生率也相应较高。

一、老年人的生理特点对药动学、药效学的影响

（一）老年人的生理特点

1. 身体形态的改变　老年人因毛发髓质和角质退化可发生毛发变细及脱发，黑色素合成障碍可出现毛发及胡须变白，皮肤弹性减退，皮下脂肪量减少，细胞内水分减少，可导致皮肤松弛并出现皱纹，尤其是清除自由基及其过氧化物能力明显降低，脂褐质堆积在细胞基底层细胞中，形成特异性的"老年斑"。晶状体弹力下降，睫状肌调节能力减退，出现老花眼。机体成分中代谢不活跃的部分比重增加，脂肪等结缔组织比例增加，组织及细胞内水分减少，细胞数量减少，出现肌肉、脏器萎缩等。机体代谢和解毒能力下降，免疫功能减退，易患感染性疾病。

2. 消化功能的改变　老年人出现牙齿脱落或磨损，以及牙周病和口腔组织萎缩性变化，影响咀嚼和消化功能。味觉和嗅觉降低，并出现味觉、嗅觉异常，影响食欲；消化道黏膜萎缩，消化运动功能减退，胃排空时间延长，肠蠕动减慢等易导致消化不良及便秘。消化腺体萎缩，消化液分泌量减少，消化酶活性降低，消化能力下降。

另外，胰岛素分泌减少，对葡萄糖的耐量减退。肝细胞数目减少、纤维组织增多，解毒能力和合成蛋白的能力下降，血浆白蛋白减少，球蛋白相对增加，影响血浆胶体渗透压，导致组织液的生成及回流障碍，易出现水肿。

3. 神经组织功能的改变　老年人神经细胞数量逐渐减少，脑重减轻，一般 75 岁以上老年人的平均脑重是青年时的 60% 左右。出现明显的脑血管硬化，脑血流阻力加大，氧及营养素的利用率下降，脑功能衰退并出现某些神经系统症状，如记忆力减退，健忘，失眠，甚至产生情绪变化及某些精神症状。

4. 心血管功能的改变　老年人心血管功能的退化主要表现在心肌萎缩，逐渐发生纤维样变化，泵效率下降，每分钟有效循环血量减少；血管生理性硬化渐趋明显，多伴有血管壁脂质沉积，血管对血压的调节作用下降，外周阻力增大，故老年人血压常升高；脏器组织中毛细血管的有效数量减少及阻力增大，易发生组织器官的供血障碍；血管脆性增加，血流速度减慢，易发生心血管意外，如脑出血、脑血栓等。

5. 呼吸功能的改变　老年人肺活量及肺通气量明显下降，肺泡数量减少，有效气体交换面积减少，气体交换效率明显下降；肺泡、气管及支气管弹性下降，易发生肺泡经常性扩大而出现肺气肿。组织血流速度减慢，细胞呼吸作用下降，对氧的利用率下降。

6. 其他方面的改变　肾脏萎缩变小，肾血流量减少，肾小球滤过率及肾小管重吸收能力下降，肾功能减退。膀胱逼尿肌萎缩，括约肌松弛，常有多尿、遗尿和尿失禁等现象。老年男性前列腺多有增生性改变，可致排尿发生困难。

老年人行动举止逐渐缓慢，智力迟钝，反应迟缓，适应能力较差，生活逐渐失去自理能力，情绪和性格发生改变，甚至出现精神病样改变。

（二）老年人药动学特性的改变

1. 吸收能力降低　老年人对以主动转运方式吸收的药物及脂溶性维生素的吸收均减少。主要是相关消化酶、消化液的减少或活性降低，以及具有膜转运功能的糖蛋白含量下降所致。

2. 血浆蛋白结合率降低　老年人血中结合型药物减少而游离型药物增多，药物分布容

积下降,药物的作用强度相对加强,有关药物易出现中毒现象。

3. 代谢速度减慢,老年人肝药酶活性降低,生物半衰期明显延长 应减少用量或延长服药间隔时间。

4. 药物排泄速率明显减慢 一般老年人的肾功能比青年人降低 50% 左右,对药物的排泄明显降低,特别是主要经肾排泄的药物,反复使用时容易蓄积中毒,应注意减量或延长间隔时间。

(三)老年人药效学特性的改变

老年人由于组织结构和代谢功能的改变,对药物的反应性也会发生改变。一般对药物适应力、耐受性较青年人差,而且在多药合用或给药速度较快时更加明显。

1. 神经系统的药效学特性改变 老年人普遍存在脑容积减少,甚至脑萎缩现象,神经递质数量和功能下降,对中枢兴奋药的敏感性降低,对中枢抑制药反应性增强,甚至更容易出现中毒反应。例如部分老年人服用巴比妥类可产生反常的兴奋、躁狂、噩梦、失眠等症状。老年人对诱发抑郁和精神病的药物也同样比较敏感,应加强用药指导。老年人神经调节功能相对较弱,特别是在应激反应时,老年人的血压、心率以及肾上腺素分泌水平恢复到正常的时间要相对较长。另外,老年人对药物的神经毒性较为敏感,例如耳毒性、神经肌肉接头阻滞等,在使用氨基苷类抗生素时应特别注意。

2. 心血管系统的药效学特性改变 老年人由于心血管功能减退,对 β 受体敏感性降低,对 α 受体敏感性升高,在使用降压药时更易导致直立性低血压,也更容易出现血压波动,甚至导致心血管意外。由于老年人有效循环血量减少,对利尿药和影响血容量的药物也比较敏感,多数老年人会对抗凝血药比较敏感,剂量过大会出现明显的出血现象。

3. 内分泌系统的药效学特性改变 老年人激素分泌水平和调节能力均下降,特别是老年妇女绝经期后,雌激素水平显著下降导致部分生理功能的改变,增加了患动脉粥样硬化、骨质疏松等疾病的几率。老年人对外源性激素和激素类药物的反应差异较大,一般对糖皮质激素反应较为迟钝,而对胰岛素和甲状腺素的反应则较敏感,例如糖皮质激素对老年人血糖的影响比青年人弱,而对胰岛素导致的低血糖反应要比青年人明显。

二、老年人用药的基本原则

(一)避免滥用药物

老年性疾病许多是机体功能的退行性改变,如睡眠减少,食欲减退等,一般无需用药治疗,可以通过生活调理和心理治疗来改善或消除病症,除急症或器质性病变外,应尽量避免滥用药物。另外,对于功效不确切的保健性食品或营养性药品,应在医师或药师的指导下选用,切忌自行使用。

(二)用药剂量个体化

老年人对内外环境的适应能力明显下降,自身调节也较低,给药剂量和方法应缓和、平稳,老年人的常规剂量大约为成人 1/2~3/4,一般应从小量开始逐渐达到个体最适应量,对于老年性慢性疾病,在达到理想个体化剂量后,要定期调整,尤其是出现新发疾病或配伍其他药物时,要及时调整给药方案。

(三)选择适当的剂型和给药方法

要针对老年人生理和心理特点,选取剂型和给药方法,要考虑老年人消化道功能较差,避免选用刺激性大的制剂,可采用无蔗糖的糖浆剂、缓释剂、局部润滑剂等;选取的剂型要便于识别,易于使用,用药方法要简单易记,避免因老年人健忘、混淆而漏服、错服药物。

（四）注意药物配伍和相互作用

老年人大多同时还有多种疾病,不可避免的出现多种药物合用现象,药物之间的相互作用直接影响疗效和不良反应。为此,要针对老年人个体用药情况进行梳理,逐个分析相互作用,优化组合,尽可能地减少配伍造成的不良后果;对出现的治疗矛盾,应以停药或换药为主。

三、老年人慎用的药物

（一）老年人常见的药物不良反应

1. 直立性低血压　常见于抗高血压药、利尿药和血管扩张药,老年人血压神经调节机制迟钝,心血管顺应性较差,不能适应血压的剧烈变化,往往发生突然,会造成意外伤害,诱发心脑血管意外等。应用上述药物时要慎重,注意剂量、速度和患者体位,做好用药指导和预防措施,如叮嘱患者及家属缓慢改变体位,备有拐杖等。

2. 神经和精神症状　老年人由于普遍性的脑萎缩和中枢神经功能的退变,使用许多药物会出现更明显的神经和精神异常现象,如糖皮质激素对老年人的诱发精神病作用就比较明显;具有抑郁作用的药物对老年人更为明显等;许多抗高血压药和中枢抑制药则可以加重老年人的记忆减退、认知障碍,情绪低落等症状。

3. 耳毒性　大多数老年人都有听力不同程度的减退,内耳循环由于受动脉粥样硬化的影响而出现障碍,更易受药物的不良影响,产生耳鸣甚至耳聋,而且不易察觉,因此在使用氨基苷类抗生素及其他有耳毒性药物时要特别谨慎。

4. 尿潴留　老年人膀胱逼尿肌松弛,若同时伴前列腺肥大或膀胱颈纤维变,则会出现尿潴留,尤其是身体肥胖或多病体虚者更为明显,使用呋塞米利尿药时更应注意患者会因尿量突然增多而无法排尿,产生痛苦;选用具有平滑肌松弛作用的药物如阿托品,会导致患者无法自行排尿,如果经常性导尿会继发性导致尿失禁、尿路感染等。

（二）易致老年人产生严重不良反应的药物

老年人用药应高度注意其不良反应,合理选用药物,一般有可能发生严重不良反应的药物都应该慎用,表 8-3 是其中的部分药物。

表 8-3　易致老年人产生严重不良反应的部分药物

药物	不良反应	药物	不良反应
巴比妥类	昏睡、神志模糊	氯丙嗪	直立性低血压
保泰松	再生障碍性贫血	依他尼酸	耳聋
喷他佐辛	神志模糊	异烟肼	肝毒性
氯噻酮	利尿过度、小便失禁	四环素	肝毒性、肾损害
呋喃妥因	周围神经病变	甲基多巴	抑郁、倦怠
氯磺丙脲	血糖过低	强心苷	精神异常、腹痛
倍他尼定	严重直立性低血糖	雌激素	心衰、体液潴留
胍乙啶	直立性低血糖	苯海索	视、听幻觉

四、老年人常用药物的合理使用

（一）抗高血压药

1. 坚持长期用药，规范治疗　老年人只要存在高血压均应用药，将血压控制在合理范围内，切忌不规律治疗。宜选用作用温和药物或长效制剂，并采用联合用药以提高疗效，减少不良反应。

2. 根据病情合理选择药物　缓进型原发性高血压则宜采用小剂量长效制剂，而急进性高血压、恶性高血压，甚至出现高血压危象、高血压脑病时，选用速、强效制剂，采用静滴、静注等方法给药。对易引起直立性低血压的药物，要专门进行预防措施指导。

3. 采取合理的预防性用药　对高血压患者宜采用"阶梯疗法"，根据内外环境变化对血压的影响随时调整剂量，将血压控制在合理范围内，逐渐走向"择优联合"，确定最少品种和最低剂量的药物处方，形成较科学的配伍方案。鼓励患者戒烟、戒酒、多做力所能及的活动，合理饮食，以促进药效，减少不良反应。

4. 个体化给药方案　不同个体对同一药物的敏感性差异较大，病情不同和有无并发症的个体用药更具差异性，要按高血压等级和用药史等确定不同方案，并告知患者终生治疗的重要性，使其能按医嘱及时服药，自我监控，及时反映用药后变化情况。

（二）抗微生物药

应根据药物的特点选用不同药物，如青霉素类、甲硝唑、林可霉素、克林霉素、两性霉素B等用量不宜过大；氨基苷类、羧苄西林、头孢菌素、乙胺丁醇、多黏菌素类则应减量或延长给药间隔时间，而四环素类、万古霉素类等则尽可能不选用。

要明确用药目的，切忌滥用抗生素，有用药过敏史者禁用。严格按照医嘱或给药方案进行，一般敏感菌用药 7～10 天症状消失或感染控制后，应继续给药 48 小时以上；密切监测肝、肾功能及神经功能，若出现肾区不适、黄疸、耳鸣、头晕等应立即诊治或停药；要教育老年人，疗程结束后，剩余药物不能随便自行使用，并要积极配合治疗，促进疗效。

（三）抗慢性充血性心力衰竭的药物

大多数老年人都有不同程度的心功能不全，尤其是长期高血压患者，心力衰竭是发展的最后结果，此类药物的用药原则首先要注意给药方案的个体化，明确病情、用药目的和用药史等资料，如强心苷中毒、室性心律失常、严重腹泻等患者，要根据病情随时调整剂量，如使用强心苷类药物，则主张采用维持量给药法。

老年性疾病要注意综合治疗措施和配伍药物的相互作用，如用强心苷期间注意"补钾禁钙"，还要注意某些药物的给药方法，尽量不要与其他药液混合注射，如硝普钠、硝酸甘油等，高浓度快速静滴易引起严重不良反应，严密监测血压及心率，确保疗效，避免严重不良反应。提高患者的依从性，指导其按医嘱给药，不可补服漏服药物，告知可能的不良反应，指导患者作好自我监测。

（四）抗糖尿病的药物

糖尿病是老年人常见疾病，主要采取胰岛素和口服降血糖药物治疗。以往对 2 型糖尿病患者，尤其是老年人患者使用胰岛素较保守，仅用于重型、伴有重度感染、消耗性疾病、高热、创伤等严重并发症以及手术等应激情况下。循证医学研究表明，早期胰岛素强化治疗在消除症状的同时，可改善胰岛分泌功能，并使口服降糖药失效者重新恢复药物敏感性。因此,通过胰岛素的强化治疗使血糖得到严格控制,减少慢性并发症。老年人合理使用胰岛素的关键是:①学会使用血糖仪,进行自我监测;②学会正确使用胰岛素注射器,确保剂量准确;③学会低血糖的预防和紧急处理原则。对于生活不能自理的老年人,则应指导家属或保姆掌握上述技能。

口服降糖药要注意其使用范围,应以餐后血糖的变化指标等作为主要用药依据,不良反应除低血糖外,还会出现对器官和神经系统的损害。如降糖效果不佳,应考虑联合用药,一般不超过三种,如血糖仍控制不理想,则应使用胰岛素。要指导老年人采用健康的生活方式配合治疗,预防并发症。

案例

李大爷,68 岁,身体一直比较健康,近日因与儿女闹意见,生气,感觉头晕,目眩,请常年患高血压的邻居刘大爷帮助测量血压为 150/110mmHg,认为自己得了高血压,听刘大爷介绍其使用的某降压药疗效很好,故索求 2 片,分两次服下。当夜,因口渴起身下床饮水,突感头晕,两眼漆黑,四肢无力,摔倒在地,被子女紧急送往医院,经查,左上臂骨折。

结合这个案例,请分析针对老年人合理用药指导应注意哪些事项?

第三节　妊娠期和哺乳期妇女用药

妊娠期和哺乳期等作为妇女的特殊生理期,对母体和胎儿、新生儿的健康有着非常重要的意义,合理用药是确保母子健康平安的重要手段之一。

一、妊娠期药动学的特点

与正常成年人相比,药物在孕妇体内的药动学有较大差异,这是由于胎儿生长发育的需要,使孕妇体内发生适应性的生理变化,特别是胎儿、胎盘对母体内分泌系统的影响等。

(一)吸收

妊娠早期出现的恶心、呕吐等消化道症状,可减少各种口服药物的吸收,雌激素、孕激素可减少胃酸分泌,影响弱酸类药物的吸收,如水杨酸类等,但弱碱类药物如阿片类、苯二氮䓬类的吸收增加。

(二)分布

妊娠期妇女体重平均增长 10～20kg,血浆容积相应增加50％左右,对血药浓度呈现"稀释"作用,同样剂量同一药物,孕妇的血药浓度要低于非孕妇女。同时,血浆容积增加,使血浆白蛋白浓度减低,形成生理性的血浆蛋白缺少症。药物血浆蛋白结合率下降,解离型药物比率明显提高,药物作用强度增大,且易于通过胎盘屏障进入胎儿体内,以苯巴比妥、苯妥英钠、地西泮、哌替啶、地塞米松、利多卡因、普萘洛尔等最为明显。

(三)代谢

妊娠期妇女肝脏的葡萄糖醛酸转移酶的活性降低,肝脏酶系统功能变化,肝脏生物转化功能有所下降,易产生药物蓄积中毒。

（四）排泄

妊娠期妇女的肾血流量增加,肾小球滤过量增加,可加速许多水溶性物质或药物的排出,如肌酐、氨基酸、葡萄糖、水溶性维生素等,但由于葡萄糖醛酸转移酶活力降低,结合的药物量减少,不能经肾排泄,在肠道排泄时,因肝肠循环再吸收量增多,使血浆或组织半衰期延长。

知识链接

胎盘屏障

胎盘屏障是胎盘绒毛组织与子宫血窦间的屏障,胎盘是由母体和胎儿双方的组织构成的,由绒毛膜、绒毛间隙和基蜕膜构成。绒毛膜内含有脐血管分支,从绒毛膜发出很多大小不同的绒毛,这些绒毛分散在母体血中,并吸收母血中的氧和营养成分,排泄代谢产物。

二、药物在胎盘的转运

（一）药物在胎盘的转运

妊娠期母体-胎盘-胎儿构成一个共同的生物学单位,胎盘作为连接体,不仅具有代谢和内分泌功能,还具有生物膜特性,发挥物质转运的重要作用,进入胎儿体内的药物必须通过胎盘屏障。主要的转运方式有单纯扩散、主动转运、胞饮作用、经膜孔或细胞间裂隙转运等。

（二）药物在胎盘转运时的生物转化

胎盘中有酶系统,具有生物合成和分解等功能,部分药物在胎盘转运时会发生生物转化,改变其药理活性或理化性质,有些药物生物转化后有利于透过胎盘屏障进入胎儿体内,如母血中的葡萄糖需经胎盘转变为果糖后转运至胎儿体内。有些药物经生物转化而失去活性,如肾上腺皮质激素中的可的松、泼尼松通过胎盘转化为失活的酮衍化物,而地塞米松通过胎盘时则无需代谢,直接进入胎儿,因此,如治疗孕妇疾病可用泼尼松,治疗胎儿疾病则应选用地塞米松。

（三）影响药物经胎盘转运的因素

1. 药物的理化性质　与一般跨膜转运相同,脂溶性化合物经胎盘转运较快,水溶性药物如琥珀胆碱、肝素等则通过胎盘转运非常缓慢,甚至难以通过。相对分子质量越小的物质在胎盘扩散速度越快,一般相对分子质量为 $250\sim500D$ 的药物很容易穿过胎盘屏障,相对分子质量大于 1000D 的物质则很难通过胎盘。药物在血浆中与蛋白结合的形式,由于相对分子质量较大,不易通过胎盘,故药物血浆蛋白结合率与通过胎盘的数量成反比。

2. 母体-胎盘循环情况　妊娠期母体-胎盘循环是依靠两者间循环系统压力差来实现的,如果母体血压正常,血流量充足,血流速度快,则母胎间药物转运速率相对较快。

3. 胎儿-胎盘循环情况　胎儿心脏将胎血经脐动脉排入胎盘绒毛毛细血管,经过与母体进行物质交换后经脐静脉回到胎儿体内,这里包括两条途径,一条途径是经胎儿肝脏经下腔静脉到达胎儿右心房,另一条途径是经静脉导管直接进入胎儿循环,无需经过肝脏,由于胎儿肝脏自第16周开始具有较强的生物转化能力,可以氧化分解经过的药物,改变其药理活性,因此,采用第二条途径转运的药物,未经胎儿肝脏代谢,药理作用较强,对胎儿影响较大。

三、胎儿的药动学特点

（一）吸收

大多数药物经胎盘转运进入胎儿体内后，有些药物经羊膜转运进入羊水后被胎儿吞饮，随羊水进入胃肠道被吸收进入胎儿体内，后经胎儿从尿中排出的药物又可因胎儿吞饮羊水重新进入胎儿体内，形成羊水-肠道循环。另外，药物经胎盘转运进入脐静脉，然后经过胎儿肝脏进入循环系统，部分药物会在胎儿肝脏发生生物转化，药理活性降低，药物作用下降，故同样具有首过效应。

（二）分布

胎儿的血浆蛋白含量较母体为低，同样药物的血浆蛋白结合率较成人低，游离型药物比例高，药物作用相对更强。胎儿的肝、脑等器官与体重相比，其所占比值较成人大，而且血流更加丰富，更易于药物分布。药物进入脐静脉后，约有60%血液进入肝脏，肝内药物分布较多，具有肝毒性的药物对胎儿影响较明显；胎儿的血脑屏障功能较差，其中枢神经系统更容易受到药物影响，尤其是呼吸中枢发育不完全，对具有呼吸抑制的药物尤其敏感。

（三）代谢

胎儿肝脏是药物生物转化的主要器官，具有催化氧化、还原和水解反应的各种酶类，但与成人相比其酶活力较低，尤其是催化药物与葡萄糖醛酸结合的能力较弱，某些脂溶性较高的药物需要通过这种结合而解毒，因此，对于胎儿使用此类药物容易发生蓄积中毒。

（四）排泄

胎儿肾脏排泄药物的功能很差，其肾小球滤过率比较低，可明显延长药物及其代谢产物在体内残留时间；另外，有些药物经代谢后其脂溶性降低，由于不易通过胎盘屏障转运到母血中，导致在胎儿体内积蓄，造成中毒现象。

四、妊娠期用药的基本原则

1. 应避免不必要的用药，慎用或不用具有保健功能或药理作用的食品。

2. 优先选用疗效确切、对孕妇、胎儿安全的药物，慎用新药或仅有理论评价的药物。

3. 对必须使用但又可能会出现的不良反应的药物应采取前瞻性预防措施，同时，根据药物对胎儿的影响程度，从选择对胎儿影响最小的药物开始。

4. 根据孕周大小即胎儿所属发育时期考虑用药，做好用药记录，并注意监测胎儿状况。

五、妊娠期慎用的药物

（一）妊娠各期慎用的药物

1. **妊娠早期** 一般妊娠3个月以内的胎儿各器官和系统尚未完全形成，对药物的致畸作用高度敏感，用药应特别慎重。致畸作用确定的药物主要有：乙醇、可卡因、卡马西平、沙利度胺（反应停）；以及非甾体抗炎药吲哚美辛等，叶酸拮抗剂甲氧苄啶等，维生素A的同质异构物和某些性激素如己烯雌酚、炔诺酮等。另外某些活病毒疫苗如风疹疫苗、放射性碘等也具有致畸作用。

2. **妊娠中期** 一般妊娠后3个月到分娩前3个月，药物会影响胎儿器官功能的发育和成熟，如孕妇大剂量使用氯霉素，可发生"灰婴综合征"等；镇静催眠药、吗啡、哌替啶等镇痛药可抑制胎儿的呼吸中枢发育，引起新生儿呼吸窘迫症，窒息死亡。孕妇使用四环素可使婴儿牙齿黄染、牙釉质发育不全、骨生长障碍；连续多次注射氨基苷类药物，可使胎儿形成先天性耳聋；选用高效利尿药可引起死胎，胎儿电解质紊乱、血小板减少等；氯喹可引起视神经损害、智力障碍和惊厥；长期应用氯丙嗪可使婴儿视网膜病变；抗甲状腺药可影响胎儿甲状腺功能，导致先天性甲状腺肿大，甚至压迫呼吸道引起窒息；孕妇摄入过量维生素 D，导致新生儿钙过高、智力障碍、肾或肺小动脉狭窄及高血压等。

3. **妊娠后期和临产期**　胎儿受药物影响相对较小，但要避免影响分娩和产程的药物，如孕妇使用双香豆素等抗凝药，或长期服用阿司匹林治疗，可导致产妇和胎儿的严重出血，甚至死亡。孕妇如服用麦角制剂、奎宁、缩宫素、垂体后叶素、益母草等药物，会引起子宫收缩，导致胎儿流产或早产。临产前使用对子宫平滑肌具有松弛作用或者抑制宫缩的药物，如β受体激动剂等，均不利于分娩。对于葡萄糖-6-磷酸脱氢酶先天缺乏者，应慎用具有氧化作用的抗疟疾药、磺胺类、硝基呋喃类等，以免引起急性溶血。

(二) 妊娠期常用药物的合理应用

1. **性激素类药物**　主要有：①黄体酮（孕酮），该药能促使子宫内膜由增生期转入分泌期，利于孕卵着床和胚胎发育；抑制子宫收缩，起到保胎作用；也能促进乳腺发育，为哺乳作准备。主要用于黄体功能不足导致的先兆流产，一般不用于习惯性流产。不良反应偶见头晕、恶心、乳房胀痛、抑郁等。②绒促性素（HCG），正常时由胎盘分泌，可继续维持黄体的内分泌功能以适应妊娠的需要。用于 HCG 水平低下的先兆流产。偶见恶心、头晕等不良反应。

2. **子宫平滑肌抑制药**　主要有沙丁胺醇、利托君、特布他林等，能通过兴奋 β_2 受体而松弛子宫平滑肌，主要用于防止早产，使用时应注意心血管系统的不良反应。

3. **解热镇痛药**　一般选用阿司匹林，可防止妊娠期高血压、子痫和子痫前期。分娩前慎用，可引起分娩时出血和中枢神经系统出血。

4. **抗癫痫药**　早孕妇女癫痫小发作通常首选乙琥胺，大部分抗癫痫药均可致畸，应予以高度注意。

5. **镇静催眠药**　精神紧张型的先兆流产可选用地西泮，但能损害胎儿神经系统发育，唇裂或腭裂发生率也可能增加。

6. **抗高血压药**　常用于妊娠期高血压，噻嗪类利尿降压药仅在其他降压措施无效时才考虑使用。血管紧张素转换酶抑制剂在妊娠的中、晚期可致儿童发育迟钝、胎儿肾衰、羊水过少及头骨发育不全等。

7. **抗心律失常药**　地高辛、普鲁卡因胺、维拉帕米可用于孕妇和胎儿心律失常；奎尼丁类应在严密的心电监护下使用，胺碘酮在妊娠前 3 个月应避免使用。

8. **抗凝血药**　一般选用肝素和华法林，妊娠期机体处于高凝状态，肺栓塞是孕妇死亡最常见的原因。肝素长期用药可导致孕妇骨质疏松和血小板减少，华法林引起胎儿肢端发育不全，孕中后期可发生小头畸形、脑积水等。

9. **降血糖药**　胰岛素常用于围生期控制血糖，可降低糖尿病孕妇的胎儿死亡率及致畸率。但双胍类及甲苯磺丁脲禁用。

10. **抗微生物药**　妊娠期最常用的药物之一，孕妇一般感染采取口服为主，宫内感染必须高剂量静脉给药。妊娠期细菌感染可使用青霉素类、头孢菌素类和红霉素等；慎用或禁用的药物主要有氨基苷类、四环素类、氟喹诺酮类、磺胺类和甲氧苄啶（TMP）等，部分抗病毒药如阿昔洛韦和齐多夫定等不宜选用。浅部真菌感染可用克霉唑和咪康唑等；深部真菌感染可用两性霉素 B，由于氟康唑、酮康唑、氟胞嘧啶、灰黄霉素动物实验有致畸作用和胚胎毒性，一般不采用。

六、哺乳期妇女合理用药

哺乳期用药必须考虑能从乳汁排泄的药物会影响新生儿、婴儿的生理状态，如呼吸情况等，长期应用则对其生长发育有一定的影响。

哺乳期部分药物及注意事项可参见表 8-4。

表 8-4　哺乳期部分药物的注意事项

种类和名称	不良反应与注意事项
苯二氮䓬类地西泮等	早产儿或乳母血药浓度过高可能产生呼吸抑制
抗精神病药锂盐	对婴儿造成毒性，禁用
抗甲状腺药硫脲类等	可造成婴儿甲状腺功能减退和甲状腺肿大
避孕药	低剂量口服药未发现明显毒性，高剂量可有男婴女性化乳房，女婴阴道上皮增生
氯霉素类	可能引起新生儿骨髓抑制，授乳妇禁用
克林霉素	对婴儿有明显毒性，禁用
抗微生物药磺胺类、四环素类	乳汁中浓度很低，不会造成危害，若乳母连续服用应停止授乳
异烟肼	可大量转运到乳汁中，引起婴儿肝毒性，禁用
麦角新碱	进入乳汁影响婴儿并抑制乳汁分泌，避免使用
甲硝唑	大量转运到乳汁、神经、血液，引起毒性，禁用

第四节　肝、肾功能不全患者合理用药

疾病能改变机体处理药物的能力，并影响机体对药物反应的敏感性，尤其是肝脏和肾脏是药物在体内最重要的代谢和排泄器官，其功能出现障碍或异常必然会显著影响药物的体内过程和药效学，尤其是在药物毒性反应方面有着非常重要的意义。因此，临床用药要充分考虑疾病或药物对患者肝肾功能的影响，选择和制订合理的用药方案。

一、肝、肾功能不全对药动学、药效学的影响

（一）肝功能不全对药动学、药效学的影响

肝脏是药物体内代谢与排泄的主要器官，肝脏疾病对肝血流量，血浆蛋白含量、肝药酶活性以及肝细胞摄取和排泄等都产生影响，改变药物的体内过程。特别是肝药酶活性对药

物在肝脏的清除率影响很大,慢性肝炎和肝硬化者,其肝微粒体酶合成减少,使许多药物代谢减慢。严重慢性肝脏疾病,因为肝脏蛋白合成受影响,会导致药物的血浆蛋白结合率降低。原来血浆蛋白结合率高的药物受显著影响,游离型药物明显增加。

胆汁排泄是药物排泄的重要途径之一。某些药物的原型或其代谢产物可迅速经过主动转运系统从胆汁排出。在肾功能不全时,原以肾排泄的药物也会从胆汁排泄,肝脏疾病时,由于进入肝细胞的药物减少或由于肝细胞代谢药物的功能降低,会部分地或完全地阻断某些药物从胆汁排泄。如地高辛,健康人 7 日内从胆汁排出量为给药量的 30%,而肝病患者则减少至 8%。

此外,肝脏疾病常伴有其他脏器功能的变化,从而造成对药物体内过程的影响。例如,门脉高压伴有小肠黏膜水肿或结肠异常,可影响药物自消化道的吸收。而肝脏门腔静脉吻合,可使口服药物直接进入体循环,降低肝脏首过效应,使药物口服的治疗指数降低,毒性增加。

(二)肾功能不全对药动学、药效学的影响

肾脏是人体的重要排泄器官,具有排泄体内代谢产物、药物等外源化合物的功能,并调节体内水、电解质、酸碱的平衡,它在维持人体内环境的稳定性中起着重要的作用。当各种病因引起肾功能严重障碍时,人体内环境就会发生紊乱,主要表现为代谢产物在体内蓄积、水、电解质和酸碱平衡紊乱,并伴有尿量和尿质的改变以及肾脏内分泌功能障碍引起一系列病理生理变化,肾功能不全患者不但容易产生药物体内蓄积,由于内环境紊乱使机体对药物的毒性更敏感,增加了药物中毒发生率。对于主要经肾脏排泄或代谢的药物,应根据肾功能损伤程度相应减少剂量,主要是根据肌酐清除率调整剂量,由于肾功能不全患者的药物生物半衰期一般长于正常人,药物达到稳态浓度所需时间也长,呈现起效慢,作用时间延长的特点,对于主要经肾脏排泄而消除的药物,如氨基苷类抗生素等,会明显出现蓄积性中毒现象,对于主要经肝脏代谢消除的药物相对影响较小。

二、肝、肾功能不全患者的用药原则

(一)肝功能不全患者的用药原则

1. 全面掌握所用药物的肝脏毒性 应熟悉对肝脏有损害的药物种类和所致肝损害的类别,尽可能避免使用;制订肝毒性低的同类药物替代策略。必须使用时,应短期或交替使用。测定用药后的血药浓度,特别是游离型药物浓度有助于准确调整剂量,制订更合理的个体化给药方案。

2. 定期检查肝功能 通过肝功能状况决定药物治疗方案,药源性肝损害最显著的表现是黄疸,其中转氨酶检测对肝实质损害最为敏感。也要注意无黄疸的肝脏药物反应,如肝大、肝功能异常或伴有发热和皮疹等,还要注意药物通过肾脏或骨髓等器官的损害继发性导致的肝损害,通过密切观察药物的临床反应来调整其治疗剂量。

3. 正确处理肝功能不全合并其他病症 由于大部分药物均需要经过肝脏代谢,肝功能不全者患有其他疾病,在使用药物时,应正确处理可能出现的治疗矛盾,治疗相关疾病的药物经常因为肝功能不全而出现药动学特性的改变,影响疗效或加重不良反应。如合并有风湿性心脏病、心功能不全的患者应用强心苷时,由于地高辛主要经肾脏排泄,而洋地黄毒苷需要经过胆汁排泄,所以选用前者更安全,不易产生蓄积中毒。

（二）肾功能不全患者的用药原则

1. 避免或减少使用肾毒性大的药物　应避免使用肾毒性的药物，制订无肾毒性同类药物替代策略，对于肾功能不全而肝功能正常者可选用双通道排泄的药物，即具有肾脏排泄和胆汁排泄两条途径。应根据肾功能损伤程度、药物的代谢途径、药代动力学特点进行相应的药物剂量调整。可通过减少药物剂量或延长给药间隔进行调整，个别药物应进行药物浓度监测。如发生药物蓄积中毒，应立即停药，采取加速药物排出或拮抗药物毒性的治疗措施。

2. 制订个体化给药方案　根据肾功能的情况，及时调整用药剂量和给药间隔时间，设计个体化给药方案是避免肾功能进一步恶化的关键步骤。肾功能不全直接影响药物的排泄，发生药物蓄积的可能性非常大，应高度注意药物血药浓度的监测，避免药物中毒对肾功能不全带来进一步的损害。

3. 定期检查肾脏功能　肾功能最常用的指标是肌酐清除率，以此为指标，评价肾脏功能和拟订个体给药方案是有意义的。肌酐清除率因年龄、性别、体重的差别而不同，主要是通过测定患者血清肌酐值计算而得，正常人的肌酐清除率男性约 2ml/s(120ml/min)，女性约 1.75ml/s(105ml/min)。根据患者实测的肌酐清除率对照标准值，参照有关公式可以计算出应当调整的剂量。

三、肝、肾功能不全患者慎用的药物

（一）肝功能不全患者慎用的药物

1. 抗凝血药　病情较重的慢性活动性肝炎患者，凝血因子和纤维蛋白原减少，可使抗凝血药的作用大大增强，容易出现出血等现象。

2. 糖皮质激素类药物　本类药物促进脂肪分解，影响血脂转运和分布，可加重脂肪肝，并能诱发或加重消化道出血，加重肝功能不全。应用此类药物一般主张短疗程，剂量不宜过大，当病情稳定后应逐渐停药。

3. 利尿药　肝硬化腹水患者应用利尿药时，宜先选用保钾利尿药氨苯蝶啶或螺内酯，在此基础上配伍噻嗪类利尿药，使用高效利尿药不当会导致循环血容量减少，诱发肝性脑病。

4. 可诱发肝性脑病的药物　能干扰胺类物质代谢的药物，如尿素、锂盐、蛋氨酸、阳离子交换树脂、高效和中效利尿药等，可诱发慢性肝炎患者发生肝性脑病。

（二）肾功能不全患者慎用的药物

1. 抗微生物药物　主要包括：氨基苷类、四环素类、氯霉素、喹诺酮类、呋喃妥因、利福平、磺胺类、两性霉素 B、氟康唑、伊曲康唑、特比萘芬、多黏菌素类、替考拉宁、万古霉素等。青霉素 G、氨苄西林、羧苄西林等如剂量过大亦可发生肾损害。

2. 抗肿瘤药　大多数抗肿瘤药都具有肾毒性，有些比较严重，如环磷酰胺、塞替派、卡莫氟、卡培他滨、顺铂、司莫司汀、甲氨蝶呤、门冬酰胺酶、丝裂霉素等。

3. 解热镇痛药　本类药物对肾脏的损害经常被忽略，其毒性多具有隐匿性的特点，包括阿司匹林、吡罗昔康、布洛芬、吲哚美辛、甲氯芬那酸、非那西丁、保泰松及含非甾体类消炎药的常用复方制剂等。解热镇痛药肾损害的发生常与长期大剂量服用有关。

4. 造影剂　在血管造影、增强 CT 造影、静脉尿路造影中使用的造影剂，可因其高渗性直接损伤肾小管及肾缺血、肾小球滤过率下降而发生急性肾衰竭。造影剂所致急性肾衰竭尤其常见于肾功能不全、糖尿病、高血压或年老、脱水患者等。

第五节 驾驶人员的合理用药

一、驾驶的工作特点

驾驶工作需要驾驶人员精力集中,动作协调,判断果断,并有一定的预见性和应急处理能力,从交通事故的事后分析中发现,驾驶人员因服用有关药物而导致交通肇事的现象所占比例在逐年上升,这主要是由于药物对驾驶人员的上述能力产生一定的影响,驾驶人员有可能出现困倦、驾驶动作不协调等症状,以致于发生不应发生的交通事故。

二、驾驶人员的用药原则

1. 避免使用慎用药物　应了解驾驶人员慎用的药物,特别要注意复方制剂的成分,注意药物的通用名和商品名的关系。尽可能不使用驾驶人员慎用的药物。

2. 合理使用药物　驾驶人员如果由于病情需要而用药,要在医师或药师指导下,合理使用。应认真、详细了解其作用、服用方法、可能产生的不良反应和注意事项,严禁自行随意用药。要采取合理的给药方法,加以避免或者减轻药物的不利影响,如对含有中枢抑制作用的抗感冒药,应在睡前或休息前半小时服用,2～4小时内不要驾车,或者选用对中枢神经抑制作用小的药物;糖尿病患者在使用降糖药物之后,血糖会一过性降低,影响判断力,应休息1小时以上。如服药后出现身体不适等异常情况,应立即就诊,以免发生交通事故。

三、驾驶人员的慎用药物

1. 抗过敏药　主要包括苯海拉明、氯苯那敏、赛庚啶等,用于治疗各种过敏性疾病,如支气管哮喘、荨麻疹、血管神经性水肿等。因其具有减轻鼻塞、流涕等感冒症状,也被用于感冒的治疗,许多复方的抗感冒药都含有氯苯那敏的成分,服用后可能出现嗜睡、眩晕、头痛、乏力、颤抖、耳鸣和幻觉等症状,容易引发交通事故。

2. 镇静催眠药　苯二氮䓬类药物如地西泮等服用后可引起嗜睡、乏力、头痛、头晕、运动失调等副作用,严重者可出现视力模糊、精神紊乱、兴奋不安、眼球震颤等症状,有时停药2～3日后,仍可能出现以上不适反应。

3. 解热镇痛药　本类药物是驾驶人员较为常用的药物之一,如阿司匹林、安乃近、非那西丁、氨基比林等,如使用剂量过大,可出现眩晕、耳鸣、听力减退、大量出汗,甚至虚脱等副作用。

4. 镇咳药　服用可待因、二氧丙嗪、右美沙芬等镇咳药后,可出现嗜睡、头晕等不适反应,过量还可引起兴奋、烦躁不安。

5. 胃肠解痉药　使用阿托品、东莨菪碱和山莨菪碱等解痉药后,会出现视物模糊和心悸等副作用,过量则出现焦躁、幻觉、瞳孔散大、谵妄和抽搐等中枢兴奋症状。

6. 止吐药　常用的甲氧氯普胺、多潘立酮、昂丹司琼等药物可以引起倦怠、嗜睡、头晕等不适,长期或大量服用可出现肌颤、斜颈、共济失调、惊厥等不良反应。

7. 抗高血压药 抗高血压药如利血平、可乐定、特拉唑嗪、硝苯地平、吲达帕胺等,部分患者服用后可出现心悸、直立性低血压、头痛、眩晕、嗜睡、视力模糊等不适。

8. 平喘药 使用麻黄碱、异丙肾上腺素、沙丁胺醇等药物可引起震颤、焦虑、头痛、心悸、心动过速、软弱无力等严重的副作用,影响驾驶安全。

9. 抗心绞痛药 使用硝酸甘油、普萘洛尔、硝酸异山梨酯和硝苯地平等药物后,会有搏动性头痛,在高速行驶或颠簸不平的道路上行驶时驾驶人员容易出现眼压、颅压升高等副作用,导致视力不清、头痛、头晕、乏力等症状。

10. 抗微生物药 长期或过量应用庆大霉素、阿米卡星等氨基苷类抗生素及酮康唑等药物的驾驶人员,可出现头痛、耳鸣、耳聋、视物不清、颤抖和直立性低血压等不良反应。

案例

张先生,有6年驾龄,不久前因皮肤过敏,服用抗过敏药物赛庚啶。次日驱车上班途中,突然感到头晕乏力、反应迟钝。此时前方道路出现了施工标志,张先生刹车不及时,撞到了施工现场的围栏,险些酿成严重的交通事故。

试分析张先生出现交通事故是否与用药有关。

目 标 检 测

一、单项选择题

1. 在用药方面的特殊人群一般是指
    A. 小儿、老人、妇女、患者等 　　　B. 小儿、老人、孕产妇、肝肾功能不全者等
    C. 小儿、授乳妇、更年期妇女、老人等 　　D. 休克或严重感染患者、肝肾功能不全者等
    E. 丧失劳动能力或低收入家庭成员

2. 6岁应该属于以下哪个年龄段
    A. 新生儿期 　　　　　B. 婴儿期 　　　　　C. 幼儿期
    D. 学龄前期 　　　　　E. 学龄期

3. 小儿生理特点对药动学和药效学的影响,不包括
    A. 脂溶性药物的血浆蛋白结合率高于成人
    B. 葡萄糖醛酸结合酶活性低,已发生脑核黄疸
    C. 弱酸性药物重吸收增多
    D. 已发生水盐代谢紊乱或脱水现象
    E. 容易发生惊厥和呼吸抑制

4. 以下不符合小儿专用剂型要求的是
    A. 剂量规格较小 　　　　B. 增加矫味剂 　　　　C. 做成咀嚼片
    D. 片剂便于掰开,分剂量服用 　　E. 做成异形片

5. 以下小儿用药方法或观点正确的是
    A. 经常口服抗生素预防小儿肠道或呼吸道感染
    B. 根据小儿体重和用药史确定使用剂量

C. 定期给小儿补充维生素等药物

D. 每年春秋季节给孩子服用胎盘等滋补品

E. 小儿呼吸道感染首选新型的抗感染药物

6. 一名3岁的患儿,其用药量大约是成人剂量的

A. 1/7～1/5 　　　　　　B. 1/5～1/4 　　　　　　C. 1/4～1/3

D. 1/3～2/5 　　　　　　E. 2/5～1/2

7. 一般界定老年人的年龄标准是

A. 男60岁　女55岁 　　　B. 男65岁　女60岁 　　　C. 男60岁　女60岁

D. 男65岁　女65岁 　　　E. 男70岁　女65岁

8. 以下不是老年人药动学特性改变的是

A. 药物的吸收能力下降 　　　　　B. 药物的血浆蛋白结合率减低

C. 药物的代谢速率减慢 　　　　　D. 药物的半衰期缩短

E. 药物的排泄速率减慢

9. 以下老年人用药方法或措施不合理的是

A. 退行性功能减退一般不采用药物治疗 　　B. 给药速率快,给药间隔短

C. 减少药物的配伍 　　　　　　D. 制剂要便于使用

E. 尽可能采用口服剂型

10. 老年人使用高血压药,以下不正确的是

A. 长期用药,规范治疗 　　　　　B. 血压超过一定指标时采用药物治疗

C. 降压应平稳,维持生理性波动 　　D. 根据个人用药史和疾病史确定剂量

E. 药物治疗同时配合生活方式的改善

11. 老年人使用胰岛素,以下不正确的是

A. 学会使用血糖仪,自我监控血糖 　　B. 学会自行正确注射胰岛素

C. 尽量不用胰岛素治疗 　　　　　D. 使用胰岛素同时配合口服降糖药

E. 学会低血糖预防措施

12. 药物在胎盘转运时发生生物转化的主要原因是

A. 母体肝药酶活性提高 　　　　　B. 胎儿肝药酶活性提高

C. 胎盘中有具有代谢功能的酶系统 　　D. 胎儿血循环中有药物代谢的酶系统

E. 药物在胎盘中停留时间过长

13. 能够通过胎盘屏障的药物,其相对分子质量为

A. 500D以下 　　　　　　B. 500～1000D 　　　　　　C. 1000～1500D

D. 1500～2000D 　　　　　E. 2000D以上

14. 胎儿-胎盘循环的第二条途径是指

A. 脐静脉-胎儿肝脏-下腔静脉-胎儿左心房 　　B. 脐静脉-静脉导管-胎儿右心房

C. 脐静脉-胎儿肝脏-下腔静脉-胎儿右心房 　　D. 脐静脉-静脉导管-胎儿左心房

E. 脐动脉-胎盘绒毛毛细血管-脐静脉

15. 以下妊娠期用药不正确的是

A. 慎用保健性药物 　　　　　　B. 慎用新药或仅有理论评价的药物

C. 做好用药记录 　　　　　　D. 避免使用各种药物

E. 必须用药时,从选择对胎儿影响最小的药物开始

16. 药源性肝损害最主要的临床表现是

　　A. 口苦,厌食　　　　　　B. 恶心、呕吐　　　　　　C. 乏力,厌油腻食物

　　D. 肝区疼痛　　　　　　　E. 黄疸

17. 肾功能检查最常用的指标是

　　A. 每日尿量　　　　　　　B. 每小时尿量　　　　　　C. 血红蛋白含量

　　D. 血钾含量　　　　　　　E. 肌酐清除率

18. 驾驶人员慎用药物不包括以下哪个药物

　　A. 氯苯那敏　　　　　　　B. 地西泮　　　　　　　　C. 硝苯地平

　　D. 沙丁胺醇　　　　　　　E. 法莫替丁

二、多项选择题

1. 容易导致小儿出现脑核型黄疸的药物有

　　A. 维生素 K　　　　　　　B. 复方磺胺甲噁唑　　　　C. 伯氨喹

　　D. 阿司匹林　　　　　　　E. 吗啡

2. 容易导致老年人出现直立性低血压的药物有

　　A. 吗啡　　　　　　　　　B. 氯丙嗪　　　　　　　　C. 哌唑嗪

　　D. 阿司匹林　　　　　　　E. 胍乙啶

3. 以下药物有明确的致畸作用的是

　　A. 沙利度胺　　　　　　　B. 卡马西平　　　　　　　C. 庆大霉素

　　D. 可卡因　　　　　　　　E. 乙醇

4. 下列药物可以经过乳汁转运进入婴儿体内产生毒害作用的是

　　A. 甲硝唑　　　　　　　　B. 麦角新碱　　　　　　　C. 异烟肼

　　D. 阿司匹林　　　　　　　E. 地西泮

实 训 项 目

社区老年人用药指导实践

【实训目的】

1. 掌握老年人用药指导的基本原则。

2. 学会针对社区老年人用药指导的方法和技巧。

【实训准备】

1. 到社区管理机构收集老年人有关资料,了解社区老年人面临的主要健康问题和存在的用药误区,提前分析教育人群情况。

2. 准备高血压和糖尿病等用药指导的资料,如宣传单、题板等。

【实训步骤】

1. 确定课题　可以根据当地实际,确定对老年人进行治疗高血压或糖尿病的用药指导,复习巩固有关知识。

2. 调研拓展　通过问卷调查、网络等手段了解当地老年人高血压或糖尿病的发病情

况,熟悉有关药物的商品名,了解其他治疗方法或手段。

3. 小组研讨　以 4～10 人为一个小组,根据目的和要求进行合作性研讨,重点分析用药指导所要达到的目标,采用的方法和技巧,拟定方案。

4. 模拟演练　每组派代表扮演教育者和老年人,借助道具等,在班内或实训场所具体实施,有其他各组同学评价实际效果,教师讲评。根据意见形成最终方案。

5. 现场实施　到社区或养老院进行实际的用药指导,同时客观记录实际效果,作为方案评价的主要依据。

（张　庆）

第九章　药品不良反应监测与报告及防治

学习目标

1. 掌握药品不良反应监测、报告方法及其意义。
2. 熟悉药品不良反应的定义、分类。
3. 了解药品不良反应的防治。

药品是经过国家食品药品监督管理部门审批，允许其上市生产、销售的药物，不包括正在上市前临床试验中的药物。药品作为一种特殊的商品，具有两重性，既能防治疾病，维护健康，也能损害身体，引起不良反应（adverse drug reaction，ADR）。给患者带来痛苦与危害的药品不良反应时有发生，及时有效地开展药品及药物不良反应监测工作，有利于尽早发现各种类型的药品不良反应，使药品监督管理部门和医药卫生工作者能及时了解有关药品不良反应信息，并采取必要的防治措施，以保证患者用药安全，维护患者身体健康。

第一节　概　　述

一、药品不良反应的概念

在药品不良反应监测工作中，只有正确理解药品不良反应的含义，才能够正确判定和报告不良反应。目前我国对药品不良反应的定义一般是指在预防、诊断、治疗疾病或者调节生理功能的过程中，人接受正常剂量的药物时出现的任何有伤害的和与用药目的无关的反应。包括：副作用、毒性作用、后遗效应、过敏反应、继发反应、特异质反应等。该定义排除了药物过量、药物滥用和治疗错误。

药品质量问题、不合理用药等引起的不良事件（adverse drug event，ADE）不属于药品不良反应，但在我国目前的药品安全监管形势和不良反应监测工作现状下，由此产生的不良事件大多都是通过不良反应监测系统发现并上报的，如2006年我国发生的"欣弗"事件等不良事件的报告。故药品不良事件也在本章的讨论范围之内。

药品严重不良反应（serious adverse reaction）是指因服用药品引起以下损害情形之一的反应：①引起死亡；②致癌、致畸、致出生缺陷；③对生命有危险并能够导致人体永久的或显著的伤残；④对器官功能产生永久损伤；⑤导致住院或住院时间延长；⑥其他有意义的重要医学事件。尽管事件不会立即危及生命或导致死亡和（或）需住院，但为了预防出现任一上述所列情况可能需要进行治疗，通常也被认为是严重的。

药源性疾病（drug induced disease，DID）是指在预防、诊断、治疗或调节生理功能过程中,与用药有关的人体功能异常或组织损伤所引起的临床症状。与 ADR 不同的是,引起药源性疾病并不限于正常用法和用量,还包括过量、误用药物等用药差错所造成的损害。

中药的毒副作用也应引起人们的重视。我国的医药书籍中早有"药害"事件的记载,如《二十史札记》卷十九记载,历代皇帝中如魏道武帝、魏明帝、唐宪宗、唐穆宗、唐敬宗、唐武宗和唐宣宗皆因急于成仙、长生不老,服食"仙丹"(主要是重金属中毒)而丧命。

有相当数量的中药(无论是药材还是制剂)可引起多种类型的不良反应,尤其是中药注射剂引起的过敏性休克危险性大,不易抢救。近年来,鱼腥草注射液、刺五加注射液、炎琥宁注射液、双黄连注射液等多个品种的中药注射液因发生严重不良反应事件或存在严重不良反应被暂停销售使用,中药注射剂不良反应的原因及防治是目前研究的热点。

二、药品不良反应的分类

目前,世界卫生组织(WHO)将药品不良反应分为 A、B、C 三种类型。

1. A 型不良反应 又称剂量相关性不良反应。A 型不良反应是由药物本身或其代谢物所引起,是药物固有药理作用的增强和持续所致。具有明显的剂量依赖性和可预见性,且与药物常规的药理作用密切相关,发生率高而致死率相对较低。例如,镇痛药吗啡引起的呼吸抑制不良反应随剂量增加而加重,治疗心动过缓的药物阿托品在出现心率加快作用的同时引起口干等腺体分泌减少的不良反应等。本类型不良反应发生的频率和强度与用药者的年龄、性别、机体的生理和病理状态都有很大关系,包括药物的副作用、毒性反应等,此外,继发反应、后遗效应也具有 A 型不良反应的特点,属于 A 型相关不良反应。

2. B 型不良反应 又称剂量不相关性不良反应。B 型不良反应是由于药物性质的变化或者用药者的特异体质引起的。反应的性质通常与药物的常规药理作用无关,反应的强度和用药剂量无关。B 型不良反应发生率低,但难以预见,致死率高。这类不良反应由患者的敏感性增高所引起,表现为药物反应发生质的改变,可能是遗传变异引起的。大多数具有遗传药理学基础的反应,一般在患者接触药物后才能发现,因而难以在首次用药时预防这类不良反应的发生。本类型不良反应包括变态反应和特异质反应。例如琥珀胆碱的特异质反应,先天性缺乏血浆假性胆碱酯酶的患者,在应用琥珀胆碱时可出现恶性高热,患者体温可达43℃以上。

3. C型不良反应　发生机制尚不十分明确,大多是在长期用药后,潜伏期长,且没有明确的时间联系,难以预测。例如,长期服用避孕药导致乳腺癌、血管栓塞;妊娠期服用己烯雌酚会导致子代女婴甚至是第三代女婴发生阴道腺癌。本类型的不良反应主要包括致畸、致癌、致突变。

三、药品不良反应的发生原因

药品不良反应的发生频率和强度与药物本身的性质、用药者的生理病理状态以及生活环境等因素有关。国际医学科学组织委员会(Council for International Organization of Medical Sciences,CIOMS)推荐用下列术语和百分率表示药物不良反应发生频率:十分常见($\geq 10\%$);常见($\geq 1\%$,$< 10\%$);偶见($\geq 0.1\%$,$< 1\%$);罕见($\geq 0.01\%$,$< 0.1\%$);十分罕见($< 0.01\%$)。

(一) 药物因素

1. 药物本身

(1)化学成分和化学结构:药物含有的化学成分是药物不良反应的基础,化合物在获得一个新的基团的同时也获得了新的药理活性,其中包括新的治疗作用和新的不良反应,有时化学结构的轻微变化会使不良反应发生明显变化,例如,酮洛芬和氟比洛芬在化学结构上只差一个氟原子和一个酮基,前者不良反应的发生率为16.2%,后者可达52.5%。因此,药物的不良反应可因药物结构的不同而表现不同,如卡托普利有致干咳的不良反应,经过结构改变后的依那普利由于没有巯基而没有了致干咳的作用,但同时也增加了其他不良反应。

(2)理化性质:理化性质是药品不良反应产生的重要因素,如阿司匹林结构中含有羧基而显酸性,故对胃黏膜有刺激作用。又如氨茶碱结构中含有氨基,水溶液呈碱性,故静脉注射时可引起血管刺激。

(3)药理作用:药物本身的药理作用对机体的组织器官就可能造成伤害,如氨基苷类药物的耳毒性、肾毒性,大环内酯类药物的胃肠道反应等。另外,药物对组织器官的选择性低是导致不良反应的主要原因。

(4)药物的剂量和使用时间:在药品说明书规定的用法用量范围内,药物的剂量越大、连续使用时间越长,发生不良反应的可能性也随之增加。如长期大剂量使用肾上腺皮质激素,可引起医源性肾上腺皮质功能亢进、诱发或加重感染、诱发高血压、诱发或加剧十二指肠溃疡、引起肌萎缩、骨质疏松、伤口愈合迟缓等。

2. 药品的质量控制

(1)中间产物:由于技术的原因,药物在原料药生产过程中常残留一部分中间产物,这部分带入最终制剂中的原料药中间产物可能会引起不良反应。

(2)分解产物:由于药物本身化学稳定性的原因,在生产、储存及运输的过程中均会产生分解产物,这部分分解产物也可能会引起不良反应。例如,青霉素引起过敏性休克的物质就是青霉烯酸、青霉噻唑酸及其聚合物。青霉噻唑酸是生产发酵过程中,由极少量的青霉素降解而来；青霉烯酸则是在酸性环境中由部分青霉素分解而来。

（3）药品的质量差异：同一组成的药物，不同厂家在不同的生产工艺和不同的技术水平下，制剂的处方可能不尽相同，因此也会造成药物不良反应方面的差异。

3. 药品制剂的辅料、添加剂 药品生产中的赋形剂、添加剂、稳定剂、增溶剂、着色剂及内包装材料等有时也会引起过敏等不良反应。

4. 药物相互作用 如西咪替丁与华法林联合应用时，华法林的抗凝血作用加强，主要原因是西咪替丁抑制肝药酶的活性，使华法林的体内代谢受抑制。

（二）机体因素

1. 生理因素

（1）种族：人种之间对某些药物的感受性有相当大的差别。例如，乙酰化是常见的代谢反应，由于基因遗传性不同，分快乙酰化代谢者和慢乙酰化代谢者，白色人种中快乙酰化者占 30％～50％，我国快乙酰化者占 70％～80％，因纽特人则可高达 95％。在使用常规剂量时，经乙酰化代谢的药物在慢乙酰化者中容易发生不良反应，如用异烟肼治疗结核时，慢乙酰化者易发生周围神经炎。

（2）性别：目前，尚无资料表明性别与 ADR 之间的关联性。从国家 ADR 监测中心 2006年严重 ADR 报告数据库来看，8128 例报告中男女比例为 1.1∶1，不存在显著的差异。

（3）年龄：不同年龄的患者对药物的作用的反应可能存在较大的差异，老年人及儿童尤为明显。国家 ADR 监测中心 2006 年严重 ADR 报告数据库中，涉及老年人和儿童的报告2933 例，占到总数的 36.09％。老年人的组织器官功能随着年龄的增长伴有生理性的衰退。体内体液相对减少，脂肪增多，蛋白质合成减少，肝肾功能随着年龄增长逐渐衰退，药物代谢和排泄速率相应减慢，发生 ADR 的可能性较大。如左氧氟沙星主要经肾排出，老年患者常有生理性肾功能减退，因此在使用左氧氟沙星时应监测肾功能，必要时调整剂量谨慎使用，避免发生毒性反应。

（4）孕妇、哺乳期妇女：孕妇用药时需特别注意避免使用有致畸作用的药物，哺乳期妇女用药需考虑药物对哺乳儿的影响。例如，吗啡是弱碱性药物，在弱酸性的乳汁中排泄量较高，易影响到哺乳儿。

（5）个体差异和特异体质：不同的个体对同一剂量的相同药物在反应强度和反应性质方面可有明显不同，这是正常的"生物学差异"现象。不同个体药物代谢速率相差很大，例如口服相同剂量普萘洛尔血药浓度可相差 4～20 倍。

某些个体用药后出现与常人不同的异常反应，此类个体称为特异体质。如葡萄糖-6-磷酸脱氢酶缺陷患者服用伯氨喹、阿司匹林、对乙酰氨基酚、磺胺类、呋喃类、蚕豆等有氧化作用的药物或食物时可造成高铁血红蛋白增多，导致溶血；高铁血红蛋白还原酶缺乏者使用硝酸酯类和磺胺类药物，可出现发绀。

2. 病理因素

（1）肝脏疾患：肝脏疾患可降低某些主要经肝脏代谢而消除的药物的代谢，引起血浆药物浓度升高，导致不良反应出现，例如肝硬化时因利多卡因的代谢出现障碍，血药浓度显著升高，引起严重的中枢神经系统毒性。

（2）肾脏疾患：肾脏疾患时可因降低主要经肾脏排泄的药物或活性代谢产物的清除，导致它们的血浆药物浓度升高，引起不良反应。同时也可因肾脏疾患引起对药物的敏感性改变而产生不良反应。此外,还可因为药物本身加重肾脏的损伤而引起不良反应。

(三)生活习惯与环境因素

患者的生活环境、生活习惯等可能影响药物的作用,引起不良反应(ADR)。很多人习惯饮茶,茶中含有大量鞣酸,能与多种药物如硫酸亚铁中的金属离子结合,影响其疗效而产生 ADR。服药时饮酒也会引起 ADR,如使用头孢菌素类药物(头孢哌酮、头孢噻肟、头孢曲松等)、咪唑类药物(甲硝唑、替硝唑等)、降血糖药物(甲苯磺丁脲、苯乙双胍、格列本脲等)以及呋喃唑酮、氯霉素、琥乙红霉素、复方磺胺甲噁唑、异烟肼、华法林等药物时,如同时饮用酒类或服用含乙醇的药品或食品,可引起双硫仑样反应,主要表现为面部潮红、头痛、头晕、视物模糊、胸闷、心慌、恶心、呕吐、心跳加速、腹痛、腹泻等,甚至血压下降或升高、呼吸困难、抽搐、嗜睡或昏睡、大小便失禁、心前区疼痛、休克、心肌梗死等。国家 ADR 监测中心 2006 年严重 ADR 报告数据库中,双硫仑样反应的报告 6 例,均为使用头孢菌素类药物时饮酒引起。

第二节　药品不良反应监测与报告

一、药品不良反应监测

发生在 20 世纪 60 年代,澳大利亚、德国、英国以及日本等 17 个国家的"反应停"事件视为现代药品不良反应监测制度建立的"里程碑"。"反应停"事件促使各国政府开始高度重视上市后药品的安全性问题,并从体系、法规、政策以及信息交流等方面开始进行系统建设。

从 20 世纪 60 年代以来各国药品安全监管经历可以看出,许多与药品安全有关的问题大都是通过现有的不良反应监测系统发现和预警的。发展至今,上市后药品不良反应监测在早期预警信号、发现药品安全隐患、控制药品安全风险等方面起到了至关重要的作用,已经成为药品安全监管不可缺少的重要组成。

(一)药品不良反应的主动监测和被动监测

上市后药品安全性问题的发现,通常有三种途径:一是药物上市前非临床和临床试验研究,尤其是针对药物药理、毒理、临床安全等方面所设计的试验;二是基于"药理学分类效应"的安全风险推演,这不仅包括前期研究对具体药物作用机制的认识,也包括基于对同类或类同药物认识的推论演绎;三是通过对药品上市后规模人群使用安全数据的监测。

上市前研究和"药理学分类效应"安全风险推演,均因为种种局限性很难在第一时间、真实而全面地捕捉到安全性信号。而"通过对药品上市后规模人群使用安全数据的监测"为及时、真实而且全面捕捉安全性信号提供了可能,可分为两种模式和方法,即主动监测和被动监测。

1. 主动监测　是指由主体方(如药品生产企业)针对某一药品,为探索某个或某些安全性问题的性质和(或)程度等,基于各种适宜科学方法而展开的各种活动、行为和研究。一般情况下由政府提出要求,药品生产企业、研究机构等作为主要实施者进行监测;某些情况下,政府也可组织实施。之所以由政府提出要求,多因为大规模人群使用时已监测到安全性信号或问题,包括预期和潜在风险。其要求还包括报告责任、时限、范围、信息反馈等诸多方面。由此所监测到的称为"主动监测数据"。

通常情况下，主动监测目的明确，组织、实施方相对单一，故其收集到的数据对于解决或确认某一问题支撑力度较强。但恰是如此，此种方式采集到的数据可能不能全面、客观地反映或提示某一药品的所有问题。

在美国、欧盟等地，由于限制性审批、药物警戒、风险管理等制度的设立以及历史发展等客观因素，使得这些国家的药品生产企业十分重视本企业产品的安全性，尤其是创新性药品上市前几年的安全性，主动监测的方法已被普遍采用。同样也是因为历史、制度等方面原因，我国的药品生产企业，作为药品安全第一责任人，尚未真正承担起药品上市后主动监测的责任。

2. 被动监测　是指药品在上市后使用过程中，由医疗卫生专业人员（医师、护士、药师等）、药品经营、生产者、消费者（患者）等所发现、获知或经历的可能与药品安全有关的信息，上述人员将相关信息进行采集，上报给药品监管机构、生产企业、医疗卫生专业人员或其他组织（诸如各种协会、学会等）的过程。

为了规范上述过程中的各种行为，各国政府均制定了相应的制度，包括信息采集内容（报表）、报告方式等诸方面。同时，许多政府对于医疗卫生专业人员、消费者上报药品安全性信息均"非强制"要求，对于这些人员，大多采取"自发报告"的方式。对于药品生产企业，则"强制"要求报告其获知的任何与本企业产品有关的不良反应/事件。

（二）药品不良反应监测中的自发报告系统

自发报告系统主要是基于数据来源方式而言的。数据的来源方式直接决定了数据的内在构成及其特点，数据的内在构成和特点又决定了数据的应用范围和局限性。当前各国"药品不良反应/事件"主动监测的数据因有着较为单一的主体方和明确的目的，故在一定条件下，对于明确目标风险和相关因素可以进行较好的说明和解释。而"被动监测"数据具有散在、难以计算发生率、漏报率高、报告不规范、信息不全面等局限性；但因这些数据来源广泛、"自发呈报"、覆盖面广，故具有较强的提示和预警作用。围绕采集这些数据为目的，所发生的各种行为、活动，所设计的各种制度、配置的人员，形成了"自发报告系统"。由"自发报告系统"上报的数据具有鲜明的自身特性，与"主动监测"到的数据互为补充。

通过数年努力，我国已建立起药品不良反应监测体系，通过其所采集上来的各种有关上市药品安全的信息，在提示药品安全信息与风险预警方面起到了重要作用。近年来发现的"鱼腥草"、"二甘醇"、"欣弗"、"刺五加"等事件均是通过我国当前的药品不良反应自发报告系统实现的风险预警，为我国开展上市后药品应急与日常风险管理奠定了坚实的基础。

（三）我国当前的药品不良反应监测

目前，我国由政府所设立的药品不良反应监测体系，主要承担着重要的"通过对药品上市后规模人群使用安全数据的监测"的工作。这一体系在近几年得到了迅猛的发展，当前已建立的"国家药品不良反应病例报告数据库"已有超过 200 万的数据，仅 2008 年一年收到的病例报告就超过 60 万份。不但收到的病例报告数量有了一个非常显著的增长，而且无论从当前该体系所开展工作的模式和方法，还是所收集到的这些数据所具备的特点，均高度符合"自发报告系统"的特征。我国当前上市后药品不良反应监测工作，主要是按照"自发报告系统"的规律,通过"被动监测"的方式开展的。

我国目前的"自发报告系统"存在如下特征:①病例报告处在上升阶段;②不同地区、不同机构差异性较大;③覆盖人群与层面极度不平衡等。总之,我国的"自发报告系统"尚不成熟。因此,该系统收集信息所得出的每一个针对药品安全性问题的"信号",多是"提示性"的,具有强烈的预警作用,而对其所预警"信号",则往往需要进一步的校正、定性与量化。

(四)上市后药品不良反应监测的意义和作用

1. 早期预警作用　药品一旦上市在规模人群中开始使用,其安全问题,无论是天然风险,还是人为风险,均有可能作为医学安全问题在临床出现。对于这些医学安全问题的快速发现和捕捉,是对其科学判断、有效控制,避免类似事件重复发生的重要基础。而只有系统的设立药品不良反应监测体系和深入开展相关工作,才能真正做到早期预警,继而最大限度地控制和限制安全性问题的扩大。其早期预警作用不但表现在对突发事件的应急处理,更充分体现在日常药品安全信号预警。

(1)突发、群发事件预警:突发、群发事件往往是同一药品在相对集中的区域内,导致的临床安全事件。由于其发生相对集中,信号通常比较强烈,只要有相对完备的系统和职业敏感性与责任感,对于其早期发现与快速预警是比较容易的。

知识链接

"二甘醇"事件

2006年4月24日,广州中山大学附属第三医院感染科三区出现1例急性肾衰竭患者,随后其他病区又相继出现2~3例相似病例。5月9日凌晨,广东省药检所明确检出留样产品(某厂生产的亮菌甲素注射液)含有处方中没有的二甘醇,历时16天,最终死亡11人。在国际药品安全史上,由"二甘醇"误用所导致的临床安全事件,最早有1937年发生在美国田纳西州的"磺胺酏剂"事件,20世纪90年代初孟加拉国的"退热净酏剂"事件,1995~1997年海地的"退热药"事件,以及2006年发生在巴拿马同样因误用导致患者死亡的事件等,从上述国家发现和处置这些事件的时间而言,多则2~3年,少则几个月。

---

(2)对日常药品安全信号的预警:对于新发、罕见、严重等药品不良反应/事件的早期发现,是各国药品监管部门设立药品不良反应监测体系和开展药物警戒工作的首要目的。一个比较成熟、稳定的药品不良反应自发报告系统,是对所有上市后药品开放的,并且是一个不断持续和深入安全监测的过程。

理论上讲,如果一个国家的自发报告系统所收集到的病例数量、覆盖面、上报人群比例、来源机构(或人群)性质、涵盖药品种类等指标每年相对恒定,则意味着该系统进入比较成熟的阶段。若进入这一阶段,该系统所呈现出来的信息性质与信息强度,则在一定程度上不但可以预警出某一个(或一类)药品的安全性问题,而且也可以在一定程度上粗略推断出当前市场上规模人群使用某一个(或一类)药品的相对量的多少。甚或可以就此,针对某一具体"信号"(如肝损害)在不同药品相互之间进行比较。但由此得到的各种安全性信号(如过敏性休克、急性肾衰竭、心脏骤停),也只是"提示性信息"、"预警信号"。

可见上市后药品不良反应监测对于早期预警药品安全"信号"具有十分重要且不可替代的作用,但在具体药品安全性问题分析和定性、定量上又存在一定的局限性。

2. 促进和完善药品评价　通常认为上市后药品不良反应监测包括发现、报告、评价和控制等四个环节,故"评价"本身就是药品不良反应监测的核心技术工作。同时,药品不良反应监测的开展也进一步丰富和完善了药品技术评价的内涵。通过药品不良反应监测不但可以进一步丰富和完善技术评价,同时可以随着实践的深入,上市前和上市后评价可以互相弥补、互相借鉴。

3. 推进合理用药　上市后药品不良反应监测必然可以获得更多关于药品在临床实际应用中关于疗效、不良反应、用药情况等方面的信息,对这些信息的掌握是判断临床(合理)用药情况的基础。

药品不良反应监测,尤其是其中的"自发报告"工作,离不开临床医师的参与和实施。临床医务人员的主动参与,可以在第一时间内获得某些药品安全性方面的第一手资料,不仅有助于提高对药品不良反应的警惕性和识别能力,同时对其处方用药无疑具有较好反馈和提示作用。使得临床医务人员,可以更加准确地把握所使用药品的特性、剂量、用法以及与其他药品和食品的相互作用等情况。

如果说上述情况,是个体在微观或某个局部的获益,那么汇总各方信息,并加以分析、评价,再以适当的形式将相关信息反馈,无疑是药品不良反应监测工作非常重要的内容之一。

各国药品监督管理部门对于通过不同途径上报的药品不良反应监测信息,通常会以不同形式、采用多种媒体,向临床医务人员和患者进行反馈。比如美国的药品监督网页(MedWatch),我国《药品不良反应信息通报》、《药物警戒快讯》等。在这些安全性信息中,药品安全评价人员通常会对临床发生的安全性问题的影响因素进行分析,不合理用药情况是其中较为重要的内容。由此,临床医务人员可以获知更多的药品安全性方面的信息,以及不同药品临床常见不合理用药的具体现象,从而指导其临床合理用药,提高用药水平。

二、药品不良反应报告

(一) 监测报告系统

我国药品不良反应监测报告系统由国家食品药品监督管理局主管。监测报告系统由国家药品不良反应监测中心和专家咨询委员会、省级药品不良反应监测中心组成。

1. 国家药品不良反应监测中心　具体负责全国药品不良反应监测工作,其主要任务是承担全国药品不良反应资料的收集、管理、上报工作,对省、自治区、直辖市药品不良反应监测专业机构进行业务指导;承办国家药品不良反应监测信息网络的建设、运转和维护工作;组织全国药品不良反应专家咨询委员会的工作;组织药品不良反应教育培训,编辑、出版全国药品不良反应信息刊物;组织药品不良反应监测领域的国际交流与合作;组织药品不良反应检测方法的研究;承担国家食品药品监督管理部门委托的其他工作。

2. 药品不良反应专家咨询委员会　委员会由医学、药学、药物流行病学、统计学等学科专家组成。其任务是向有关行政部门提出全国药品不良反应监测工作规划建议;制定需要重点监测的药品不良反应名单;向国家药品不良反应监测中心提供技术指导和咨询;协助国家药品不良反应检测中心组织重点药物流行病学调查研究;对不良反应严重的药品提出管理措施、方案和建议。具体建议一般包括：进一步做药物流行病学调查或实验研究；提请医药卫生人员注意；建议制药企业修改说明书；暂停销售，责成重点监测医院进行系统考察；停止或终止生产等。

3. 省、自治区、直辖市药品不良反应监测中心　省、自治区、直辖市药品不良反应监测中心具体负责本辖区的药品不良反应监测工作。其主要职责是根据国家药品不良反应监测中心和本辖区有关行政部门的计划，安排、组织本辖区的药品不良反应监测工作；收集、整理、分析、评价本辖区药品不良反应检测报告，并按规定及时向国家药品不良反应监测中心报告；在药品的安全性方面定期向辖区有关行政部门报告并提供咨询；编辑、出版有关药品不良反应资料，开展宣传教育、技术培训、学术交流工作，为合理、安全用药提供信息；向本辖区的药品不良反应监测网络系统反馈信息；指导本辖区的药品不良反应监测中心，开展信息交流与技术合作；承担本辖区有关行政部门交办的其他任务。

（二）监测报告程序

2009 年颁布的《药品不良反应报告和监测管理办法（修订草案）》规定：医疗、预防、保健机构、药品生产企业和药品经营企业发现或获知药品不良反应或事件应详细记录、核实、调查、评价、处理，并填写《药品不良反应/事件报告表》，于 30 日内向所在地的市级药品不良反应监测中心报告，其中新的、严重的药品不良反应或事件应于发现或获知之日起 5 日内报告，死亡病例 3 日内报告，有随访信息，及时报告。个人发现药品引起的新的或严重的不良反应或事件，可直接报告给经治医师，也可向当地的药品不良反应监测机构报告。

目前我国医院报告药品不良反应，一般由医师或药师填写报告表，交临床药学室，该室对收集的报告进行整理、加工，对疑难病例由医院药品不良反应监测组分析评定，然后全部上报辖区药品不良反应监测中心和国家药品不良反应监测中心。国家中心将有关报告上报世界卫生组织药品监测合作中心。

第三节　药品不良反应防治

一、药物的临床前评价和临床评价

一种有药理活性的物质要成为一种临床上允许应用的药品，需要经过系统而严格的新药评价过程。新药的评价分为两个阶段，即临床前评价和临床评价。前者主要在体外或动物身上进行，研究目的在于初步确定药物的安全性与有效性。由于动物与人之间、动物种属之间对药物的反应存在差异，单凭动物实验结果不能对药物用于人体后是否安全有效作出确切的评价，因此还必须进行临床研究。

（一）药物的临床前评价

药物临床前的研究阶段，除了安全性研究外，还有化学研究、药效学研究、一般药理学研究等，但目前只有对药物安全性评价制定了规范化管理规定，不论哪个阶段，都涉及了药物的安全性方面的各项检测试验和相关服务。新药的非临床安全性研究的最终目的就是为了降低临床研究安全性方面的风险性，只有当《药物非临床研究质量管理规范》（good laboratory practice，GLP）表明该药有充分的安全性和有效性，才可以进入药物的临床研究。药物非临床安全性评价主要包括药物的各种毒性试验和其他安全性药理实验。

（二）药物的临床评价

当一个化合物经过临床前研究，有足够的证据显示其具有很高的开发为新药的可能性时，即可向政府的药品管理部门提出进行临床研究的申请。

药物的临床评价是指任何在人体（患者或健康志愿者）进行的药物的系统性研究，以证实或揭示试验药物的作用、不良反应及（或）试验药物的吸收、分布、代谢和排泄，目的是确定试验药物的有效性与安全性。药物临床试验的结论是对药物是否安全、有效的最关键、最权威的评价。

二、新药上市后监察

新药上市后监察即Ⅳ期临床试验，是新药上市后由申办者自主进行的应用研究阶段，开放试验样本数要求在 2000 例患者以上。新药上市后监察的目的是考察在广泛使用条件下药品的疗效和不良反应；评价在普通或者特殊人群中使用的利益与风险关系；改进药物剂量等。并根据进一步了解的疗效、适应证与不良反应情况，指导临床合理用药。新药上市后监察与药物不良反应监察并不等同，各有任务，但是新药上市后监察常与药物不良反应监察工作结合起来进行，因为新药上市后监察的重点是药品不良反应监测。

知识链接

减肥药盐酸芬氟拉明因严重不良反应撤市

盐酸芬氟拉明为苯丙胺类食欲抑制减肥药，主要用于单纯性肥胖及患有糖尿病、高血压、心血管疾患和焦虑症的肥胖患者。早在 1997 年 9 月 15 日，美国食品与药品管理局（FDA）就发出通知，要求制药企业停止盐酸芬氟拉明在美国的生产和销售。近年来，国家药品不良反应监测中心的监测数据显示，使用盐酸芬氟拉明可以引起心血管系统异常的不良反应，主要包括心脏瓣膜异常、心律不齐、肺动脉高压等；此外还涉及精神系统、呼吸系统异常等不良反应。因此，国家食品药品监督管理局（SFDA）在组织专家对该品种进行综合评价的基础上，认为该药用于减肥风险大于利益，于 2009 年 1 月 7 日在 SFDA 网站上发布紧急公告，停止盐酸芬氟拉明原料药和制剂在我国的生产、销售和使用，撤销其批准证明文件，已上市销售的药品由生产企业负责召回，在所在地药品监督管理部门监督下销毁或者处理。

三、药师在药品不良反应处理和登记中的原则

药师在药品不良反应（ADR）监测工作中，应该全程参与，正确、合理地协助医护人员完成 ADR 的处理和登记，药师在此过程中必须要把握好各关键问题的解决原则，才能顺利地完成与医患双方的沟通和协调。

（一）总原则

1. 果断停用可疑药物　出于安全的考虑，一旦患者发生 ADR，不论症状多么轻微，都应立即停用所有可疑致病药物，以避免更严重的 ADR 发生，特别注意叮嘱门诊患者，在家中发生可疑反应时应尽快与药师或医师联系，以免延误救治。

2. 考虑到药品不良事件（ADE）的误判　ADE 的概念比 ADR 覆盖面宽，在用药过程中所发生的任何不良事件都应首先归为 ADE。药师在着手处理一例 ADR 前，必须重新询问

和推断,排除各种干扰因素,如患者的饮食、居住环境和服装过敏原、医嘱的依从性、体外和体内的配伍禁忌、护理中的失误等;同时,医护人员和患者的经验性判断也可能造成偏差,药师要排除这些方面的干扰。例如输液过程中,药液渗漏到血管外造成的肿胀经常被误认为血管炎。

3. 注意致病药物的不确定性　用药单一、发病与用药关系明确、临床表现典型者,一般易于判断导致 ADR 的药物,但在很多情况下,很难具体判定是哪一个药物。皮肤试验或体外检测的方法还存在着一定的不确定性,如假阳性或假阴性。临床上也很少再次尝试使用可疑药物以确定具体药物,所以短时间内很难确定,对此,药师和医护人员都有必要向患者说明。

4. 保证患者基本资料的翔实性　ADR 报表的填写、患者(特别是门诊患者)预后的调查、严谨的工作作风等都需要患者基本资料的详细与真实。

5. 严格遵照国家规定的报告时限　《药品不良反应报告和监测管理办法(修订草案)》规定,药品生产、经营企业和医疗卫生机构必须指定专(兼)职人员负责本单位生产、经营、使用药品的不良反应报告和监测工作,发现可能与用药有关的不良反应应详细记录、调查、分析、评价、处理,并填写《药品不良反应/事件报告表》,每季度集中向所在地的省、自治区、直辖市药品不良反应监测中心报告,其中新的或严重的药品不良反应应于发现之日起 15 日内报告,死亡病例须及时报告。

6. 医院是 ADR 处理的主体　ADR 的发生有一定的个体差异因素,我国目前没有出台有关责任认定和赔偿的政策,ADR 的救治和相关处理应由医院全部负责,即使存在药品质量问题,也不应把患者推给制药厂家,而应本着使患者尽快得到医治的出发点,由医护人员和药师代表医院,负责患者的救治和相关处理。

7. 谨慎与新闻媒体交流　ADR 的发生有极大的不确定性,有时可能涉及更多的社会和经济问题,药师和医护人员在与新闻媒体的接触中要慎重和客观,特别是有关具体药物信息和数字不应透露,以免新闻媒体断章取义,造成争议和社会的恐慌。

(二)与患者沟通的原则

1. 尊重患者的知情权　如实告诉患者所发生的一切,详细解答患者的各种疑问,为患者讲解 ADR 的基本知识,特别叮嘱患者牢记致病药物的名称。

2. 满足患者的预知心理　一旦发生 ADR,特别是像皮疹、色素沉着这些消退期长的 ADR 症状,患者都会存在一定程度的焦虑,担心预后,药师要根据经验,明确地告知消退的时间,如皮疹消退需要一周左右,色素沉着还要长一些。明确的时间可以极大地减轻患者的焦虑心情。

3. 重视患者的主观感觉　很多患者在 ADR 发生后很久仍然有主观上的不适,如头晕、食欲缺乏,药师不能武断地说患者的感觉是主观的,但可以由浅入深地为患者解释药物在体内的代谢速度和残留量,以说明在停药几天后,体内残留药量已经很少,从而打消患者心中的疑虑;也可以通过某些检测手段来客观地排除伤害的可能。

4. 善待患者的不友善行为　常有患者根据药品说明书中有关 ADR 的提示,诉说自己也发生了类似的 ADR,要求退药。通常,接待的药师通过仔细询问,特别是关于时间方面的细节,可以很轻易地辨别 ADR 是否真的发生过,即使判断为否,我们决不能直接揭穿,可以婉转地告诉患者出现的不适症状不是 ADR,以减少医患纠纷的发生。

5. 坚持药师随访　不论是住院还是门诊患者,药师的随访都是非常必要的,除了可以缩小可疑药物范围,随访还可以校对先前的登记内容,特别是当门诊 ADR 记录有缺项时,随访是必要的。随访的时间要根据具体情况调整:病房患者用药种类较多,发生迟发性的ADR 后,不易判断哪一种药物引起 ADR,常常停用所有药物,或经验性的停用可疑性最大的药物。初次登记 ADR 后,应在患者出院前随访一次,这时致病药物的范围会有一定程度的缩小,甚至可以确定;门诊患者若在使用静脉途径给药的过程中发生 ADR,当患者到门诊"用药咨询台"咨询时,引起 ADR 的药物可以基本确定,但门诊几个小时的观察,并不能完整地反映此次 ADR 的整个过程以及预后,药师要适时通过电话随访患者,重新核对已登记的情况(门诊登记时,情况与事实多有一定的出入),并进一步完成整个预后的记录。具体的随访时间可以参考:症状为恶心等病例,随访应在 24 小时,而像头痛这样的症状,随访的时间可以适当延长。

(三) 与医护人员的交流

ADR 的监测工作是代表一个医院用药水平高低的重要指标,报告例数少不代表发生率低,而是报告率低。在这项工作开展的初期,药师承担了许多本应由医师主动完成的工作,同时常常受到误解和抵制,医护人员对 ADR 的理解仍然存在偏差,药师要随时向他们宣传ADR 的正确观念。医护人员在 ADR 处理过程中的错误主要集中在两点:一是忽视 ADR发生初期的微小征兆,导致继续使用药品,使 ADR 向更严重发展;二是在发生 ADR 后,医护间埋怨对方的过错,其实大多数情况下,医护对 ADR 的发生不需承担责任,相互的指责会削弱患者对医护人员的信任度,不利于 ADR 的治疗。

反馈本地区和本院 ADR 信息,可以通过讲座、医院药讯等方式。如遇严重 ADR,特别注意及时向临床宣传,还可以通过医院药事管理委员会紧急停用某种可疑有严重不良反应的药品,以减少 ADR 对患者的损害。ADR 的处理和登记过程等同于一次疾病的诊治,它依赖于医患之间充满信任的沟通和交流,药师要在熟练运用专业知识的基础上,要把握好关键环节,协助医护人员完成 ADR 的处理和登记,使患者的损失减少到最小。

目 标 检 测

一、单项选择题

1. 下列哪种不良反应属于 C 型
   A. 特异质反应　　　　　B. 后遗效应　　　　　　C. 毒性反应
   D. 变态反应　　　　　　E. 三致反应

2. 下列特点属于 A 型不良反应的是
   A. 与药物无关　　　　　B. 难以预测　　　　　　C. 具有重现性
   D. 预后较差　　　　　　E. 与患者体质有关

3. 下列不属于药师在药品不良反应处理和登记中的原则的是
   A. 立即停用所有可疑致病药物
   B. 用药过程中所发生的任何不良事件都应首先归为 ADE
   C. 药品不良反应监测统计资料可以自由向外界提供引用

　　D. 尊重患者的知情权

　　E. ADR 发生率的高低不能反映医师的用药水平

4. 罕见药品不良反应是指不良反应的发生频率为

　　A. ≥0.1%,<1%　　　　　　　　　　B. ≥0.01%,<0.1%

　　C. ≥0.001%,<0.01%　　　　　　　D. <0.1%

　　E. <0.01%

5. 下列哪种不良反应为特异质反应

　　A. 沙利度胺导致海豹畸形胎儿　　　B. 长期服用避孕药导致乳腺癌

　　C. 琥珀胆碱引起恶性高热　　　　　D. 应用青霉素出现过敏性休克

　　E. 镇痛药吗啡引起呼吸抑制

6. 我国药品不良反应监测报告系统组成不包括

　　A. 国家药品不良反应监测中心　　　B. 省药品不良反应监测中心

　　C. 药品零售机构如药房、药店　　　　D. 药品不良反应专家咨询委员会

　　E. 自治区、直辖市药品不良反应监测中心

7. 主要表现为症状反跳的药品不良反应是

　　A. 首剂效应　　　　　B. 药物变态反应　　　　　C. 停药综合征

　　D. 药物依赖性　　　　E. 遗传药理学不良反应

8. C型药品不良反应的特点有

　　A. 发病机制为先天性代谢异常　　B. 潜伏期较短　　　C. 可以预测

　　D. 有清晰的时间联系　　　　　　E. 多发生在长期用药后

9. 新药获得批准后,在上市的头 4~6 年内进行的安全性调查是

　　A. 上市后药品的再审查　　B. 上市后药品的再评价　　C. 非预期药物作用

　　D. 药品不良反应监测　　　E. 药物临床评价

10. 进行药物临床评价的主要目的是

　　A. 减少药物不良反应和药源性疾病　　B. 将药物经济学理论用于评价药物

　　C. 为临床合理用药提供科学的依据　　D. 评价药物在临床的地位

　　E. 考查临床医师处方是否合理

11. 药物临床评价是指

　　A. 对药物临床前研究的一切新药申报资料进行评估

　　B. 新药上市以后对药品的理化性质和质量的评估

　　C. 新药临床研究进行的临床评估

　　D. 药物药理毒理研究以便为临床使用打基础的评估

　　E. 新药上市以后的临床评估

12. 主要表现为全身性反应和皮肤反应两大类的药品不良反应是

　　A. 首剂效应　　　　　B. 变态反应　　　　　C. 停药综合征

　　D. 药物依赖性　　　　E. 遗传药理学不良反应

13. 主要表现为用药后的欣快感和停药后的戒断反应的药品不良反应是

　　A. 首剂效应　　　　　B. 药物变态反应　　　　　C. 停药综合征

　　D. 药物依赖性　　　　E. 遗传药理学不良反应

二、多项选择题

1. 下列哪种不良反应属于 B 型

    A. 毒性反应   B. 副作用   C. 特异质反应

    D. 变态反应   E. 后遗效应

2. 上市后药品安全性问题的发现,可以通过下列哪些途径

    A. 药物上市前非临床和临床试验研究

    B. 基于"药理学分类效应"的安全风险推演

    C. 药品使用安全数据的主动监测

    D. 药品使用安全数据的被动监测

    E. 通过对药品上市后规模人群使用安全数据的监测

3. 药品不良反应监测中的自发报告系统所具备的特点是

    A. 包括"主动监测"和"被动监测"   B. "被动监测"获得信息更全面

    C. "被动监测"难以计算发生率   D. "主动监测"有明确的目的

    E. "被动监测"提示和预警作用不强

4. 医院药师在药品不良反应监测工作中应做到

    A. 患者发生 ADR,应立即停用所有可疑致病药物

    B. 用药过程中所发生的任何不良反应事件都应首先归为 ADE

    C. 可以再次尝试使用可疑药物

    D. 重视患者的主观感觉

    E. 严格遵照国家规定的报告时限

5. 以下与剂量不相关的药源性疾病及特点是

    A. 青霉素等药物给致敏患者引起的药物变态反应

    B. 抗凝血药引起的出血

    C. 葡萄糖-6-磷酸脱氢酶缺乏者服用磺胺类药物可引起溶血性贫血

    D. 氨基苷类抗生素引致的耳聋

    E. 难预测,发生率低,病死率高

实 训 项 目

社区药品不良反应/事件调查

【实训目的】

1. 学会药品不良反应/事件报告表及其填写方法。

2. 了解社区药品不良反应/事件状况。

【实训准备】

1. 选择和确定调查对象(基层医疗机构或社区药店)。

2. 复习药品不良反应监测与报告相关知识。

3. 预习药品不良反应/事件报告表填写要求(见附录三)。

【实训步骤】

1. 在教师的带领下,学生分组到基层医疗机构或社区药店进行药品不良反应/事件情况调查,写出所调查发生不良反应事件基本情况(每一名患者基本情况、用药情况,不良反应/事件具体表现,不良反应/事件处理及患者预后)。

2. 每名学生选取一例发生药品不良反应/事件的患者,进行深入调查,完成药品不良反应/事件报告表(见附录三)。

（王龙梓）

第十章 治疗药物监测与个体化给药

学习目标

1. 掌握治疗药物监测的概念、临床指征、个体化给药的概念及肝肾功能不全患者的个体化给药原则,能初步根据患者临床具体情况进行个体化给药方案的调整。

2. 熟悉治疗药物监测一般程序及其实施方法、个体化给药的步骤、常用方法,能初步采用高效液相色谱法进行血药浓度监测,能初步根据患者血药浓度监测情况进行个体化给药方案的调整。

3. 了解治疗药物监测的意义、Bayesian 反馈法、用遗传药理学指导个体化给药的知识。

药物治疗是临床治疗疾病的重要手段之一,而用药的安全性和有效性是药物治疗的关键。一般而言,药物用量直接关系着药物效应或毒性,剂量不足或过量,可能导致药物治疗无效或产生毒性,甚或诱发药源性疾病,乃至危及生命。世界卫生组织(WHO)及我国药品不良反应监测中心的统计资料均显示,因用药不当而致死者中,多是剂量不当所致。

治疗药物监测(therapeutic drug monitoring,TDM)技术出现以前,传统的药物治疗是参照推荐的剂量给药,多数情况下能够得到预期效果,但是有部分药物在不同患者身上的应用结果并不一致,表现为有些患者得到了有效治疗,有些则未能达到预期疗效,还有的出现了毒性反应。分析其原因,主要是由于受生理、病理、遗传以及药物因素等诸多影响,使不同的患者对相同剂量的药物产生了强弱不同的药理作用,即存在着用药的个体差异。因此,应针对每个患者的具体情况制订个体化的给药方案,才能实现药物治疗的安全有效。由于影响药物体内过程的因素众多,患者的具体情况千差万别,如何有效实施个体化给药的问题一直未能得到很好地解决。

20 世纪 50 年代,TDM 开始引起医学界的重视。由于当时化学分析需用的标本量大,操作烦琐,干扰因素多,准确性与精密度低,体内微量药物难以监测,故仅用于临床毒物分析。60 年代,发现药物效应与血药浓度密切相关,相继报告了普鲁卡因胺和地高辛药物效应与血药浓度的关系,并强调测定血药浓度的必要性,形成了以血药浓度为客观依据,用以调整剂量指导临床用药的设想,但限于当时的条件未能付诸实践。随着科学技术的发展,各种高灵敏度、特异性的检测方法的引入,使仅微量存在的药物得以检测;另一方面,越来越多药物的有效血药浓度范围及中毒浓度也相继确定,从而促进了 TDM 的发展。以血药浓度为客观依据,通过 TDM 指导制订合理的用药方案,日益为广大临床医师所认可和接受。

20 世纪 80 年代初,国内一些有条件的医院开始逐步开展 TDM。经过不懈努力,已取得了长足发展,在保证临床药物治疗的安全、有效等方面,发挥了积极的作用。比如,老年心衰患者使用地高辛,过去主要凭医师临床经验用药,中毒率高达 44%。现今,在 TDM 指导下调整用药方案,中毒率可控制在5%以下。目前,TDM工作已进入深化和推广阶段,在医院分级管理中规定三级医院必须开展以血药浓度测定为主的TDM工作,使临床药物治疗迈上了一个新的台阶。

知识链接

用药个体差异

用药个体差异就是不同患者给予相同剂量的同一药物,但药理效应却因人而异的现象。用药个体差异产生的原因主要包括:

1. 患者个体的生理差异,如患者的年龄、性别、体重、胖瘦、药物代谢类型以及其他遗传因素等。

2. 不同的药物剂型、给药途径对药物吸收的影响,以及不同厂家药品之间的生物利用度差异,导致进入体内的药量出现显著差异。

3. 某些疾病状况,导致重要脏器如肝、肾等功能改变,影响药物的体内过程和药理效应。

4. 合并用药引起药物间相互作用,从而使药理效应发生增强或减弱等改变。

第一节 治疗药物监测

一、治疗药物监测的概念及意义

(一)治疗药物监测的概念

治疗药物监测具体来说就是采用现代分析检测技术,测定血液或其他体液中的药物浓度,结合药动学、药效学等基本理论,研究药物浓度与疗效、毒性的关系,进而设计或调整给药方案,实现个体化给药,以保证药物治疗的有效性和安全性。

(二)TDM的意义

随着临床药理学和先进技术的发展,TDM工作已渗入到临床各学科。其主要意义可归纳为以下四个方面:

1. 促进临床合理用药　开展TDM工作,能够提供准确的血药浓度测定结果,及时了解药物在体内的变化情况,从而可根据患者的药动学参数,针对每个患者的具体情况制订个体化的给药方案,以减少不良反应的发生,使药物治疗更加安全有效。这对于促进临床合理用药,提高临床药学服务水平有着非常重要的现实意义。

2. 控制药品质量　随着科学技术的不断发展和人们对用药安全的重视,药品的质量控制已不再限于体外监测,如《中国药典》已经对很多药品提出了生物利用度试验方面的要求。

3. 新药研制及老药剂型改进　在新药研制以及老药改进剂型的研究过程中,需做药动学参数、生物利用度和生物等效性的试验研究,TDM可发挥重要的作用。

4. 检查患者(或受试者)的依从性　患者(或新药的受试者)的依从性对药物治疗效果和研究结论的影响很大,拒绝用药或不遵医嘱用药会干扰治疗结果或试验结果的判定。通过TDM测定血药浓度可以掌握其依从性。

二、治疗药物监测的临床指征

TDM固然重要,但并非临床应用的所有药物都需要进行TDM,这样一方面会毫无必要的增加工作量,另一方面也会给患者增加额外的医疗费用。一般认为,药物的治疗作用和毒性反应呈浓度依赖性,且其治疗浓度范围和中毒水平已确定,并具有以下特点或存在有下列情况时,应考虑进行 TDM。

(一)需要进行 TDM 的药物

1. 治疗指数低,安全范围窄、毒副作用大的药物　一些药物的治疗浓度范围和中毒浓度十分接近,极易发生中毒。如地高辛的治疗浓度范围是 $0.9\sim2.0$ng/ml,而大于 2.4ng/ml 即为潜在中毒浓度,因治疗浓度与潜在中毒浓度十分接近,血药浓度稍高即可出现严重的毒性作用。

2. 相同剂量而血药浓度个体差异大的药物　一些药物由于受遗传、环境及病理因素的影响,血药浓度个体差异较大,容易产生严重不良反应,如三环类抗抑郁药。

3. 具有非线性动力学特性的药物　某些药物具有非线性药代动力学特性,尤其是非线性发生在有效血药浓度范围内或小于最低有效浓度时,当剂量增加到一定程度时,剂量再稍有增加,血药浓度便急骤上升,极易产生中毒。如苯妥英钠、茶碱等。

(二)需要进行 TDM 的情况

1. 需要长期使用某种药物时　一些慢性病患者需要长期使用某些药物时,为避免发生药物蓄积中毒,应定期监测血药浓度,如抗躁狂药碳酸锂。一些药物长期使用可以产生耐药性,还有一些药物长期使用可影响药物代谢酶的活性而引起药效变化,当药效发生不明原因的改变时,可通过测定血药浓度来判断。

2. 判断药物中毒或剂量不足时　某些药物的中毒表现与其所治疗疾病的症状很类似,而临床难以明确鉴别时,可通过监测血药浓度来判断该临床表现是用药剂量不足还是中毒所致,进而调整用药方案。如普鲁卡因胺治疗心律失常时,过量也会引起心律失常,苯妥英钠中毒引起的抽搐与癫痫发作不易区别等,可通过监测血药浓度来加以判断。

3. 采用非常规给药方案时　某些情况下,临床采用非常规的特殊给药方案,如对于癌症患者,尝试使用大剂量的化疗药物时,需要密切监测患者的血药浓度,以防发生严重的毒性反应。

4. 特殊人群用药时　特殊人群需使用某些药物时,应注意监测其血药浓度,以确保用药安全。例如肾功能不全患者使用主要经肾排泄的药物(如氨基苷类),肝功能不全患者使用主要经肝脏代谢的药物(如茶碱),可造成血药浓度升高而易于产生毒性反应。

5. 需要合并使用多种药物时　一些患者,特别是老年人,常同时患有多种疾病,需要合并使用多种药物,极易引起药物间的相互作用,因而需要对某些容易发生毒副作用的药物进行 TDM。

目前,临床上常需要进行 TDM 的药物参见表 10-1。

表 10-1　目前临床常需进行 TDM 的药物

类别	药物
抗癫痫药	苯妥英钠、苯巴比妥、卡马西平、丙戊酸钠、扑米酮、乙琥胺
抗心律失常药	普鲁卡因胺、普萘洛尔、奎尼丁、利多卡因、美西律
强心苷类	地高辛、洋地黄毒苷

续表

类别	药物
抗抑郁药	阿米替林、去甲替林、丙米嗪、地昔帕明
抗躁狂药	碳酸锂
平喘药	茶碱
氨基苷类抗生素	庆大霉素、阿米卡星、卡那霉素、妥布霉素、奈替米星
其他抗生素	氯霉素、万古霉素、去甲万古霉素、氟胞嘧啶、磺胺类
抗肿瘤药	甲氨蝶呤
免疫抑制剂	环孢素、他克莫司
抗风湿药	水杨酸类

（三）无需进行 TDM 的情况

1. 当药物本身具有客观而简便的效应指标时，就不必进行 TDM。如用肝素、香豆素类等抗凝血药时，只需检查出血、凝血功能即可，无需进行 TDM；同理，利尿药、降血糖药、抗高血压药等，一般均无需 TDM。

2. 有些药物的血药浓度范围很大，可以允许的治疗范围也很大，安全性高，不容易产生毒性反应，凭医师的临床经验给药即可达到安全有效的治疗，故也无需 TDM，如 OTC 药。

3. 短期服用、局部使用或不易吸收进入体内的药物。

4. 血药浓度与药理效应无明显相关的药物，如某些细胞毒类抗肿瘤药。

三、治疗药物监测的实施方法

（一）治疗药物监测的工作流程

治疗药物监测的实施步骤根据不同单位的具体情况有所不同，但其工作流程大体可分为：申请、取样、测定、数据处理和结果解释五部分。

1. **申请** 临床医师根据临床指征，确定需要进行 TDM，首先应提出书面申请。一般应填写 TDM 申请单，其内容除说明要测定的药物外，还应填写有关患者及用药的详细情况，以供分析结果时参考。

2. **取样** 一般多采取血液样品，测定药物的总浓度。其他如尿液、唾液等也较为常用，特殊情况下亦采取脑脊液、胆汁或其他体液等作为分析样品。采样后，一般需根据测定方法的需要对样品进行预处理，然后进行测定。

3. **测定** 应根据测定的药物及测定目的来选择测定方法。测定方法的选择必须注意准确度、精密度、灵敏度、专属性、稳定性等方面的考察，同时也应适当考虑测定费用以及测定所需的时间等因素，并应经常对所用的测定方法予以评价，以保证测定结果的准确可靠。

4. **数据处理** TDM 中数据处理主要包括数学模型拟合、药代动力学参数的求算及合理用药方案的设计等。

5. 结果解释　即对药物浓度监测结果给予具体的分析以及合理的解释,结果分析应根据患者的生理情况、病理情况以及合并用药等情况综合判断。

(二)取样的时间

TDM 的操作实施过程中,选定测定方法后,采样时间的确定对于 TDM 的成功与否同样具有重要的作用。因药物浓度随时间在体内的变化是动态过程,取样时间不同,测定结果会有很大不同,从而对结果的解释及指导用药产生重要影响。取样时间的确定,主要取决于药物的动力学参数和临床实际的需要。一般应根据具体药物的生物半衰期、给药形式、监测的要求、目的以及数据处理的方法而定。

单剂量给药时,如用于估算分布容积,可根据药物的动力学特性,选择药物在平稳状态时取血。如口服地高辛 1~2 小时内达到峰浓度,6~8 小时后血药浓度平稳,此时地高辛向组织中分布基本完成。因此,地高辛首次给药后取样时间至少应在给药后 6 小时。

多剂量给药时,测定目的多是考察药物浓度是否在安全有效范围内。通常应参照药物的给药形式和生物半衰期,在血药浓度达到稳态后,在下次给药前采样。如地高辛的生物半衰期较长,约 36 小时,其血药浓度至少需要 1 周才能达到稳态,故其采样时间应选择在 1 周后进行。

当怀疑患者出现中毒反应或急救时,应尽快测定,可根据需要随时取样。

(三)TDM 的方法

供 TDM 的方法很多,主要有免疫法、色谱法和光谱法等。每一种测定方法有其自身特点和价值,应根据需要和可能来进行选择。

1. 免疫法　免疫法的基本原理是样品中待测药物通过与标记药物的竞争,使标记抗原-抗体结合物上的标记药物被取代,其取代量和加入的待测药物量有关,从而用于测定待测药物的量。免疫法包括放射免疫法(RIA)、酶免疫法(EIA)、荧光免疫法(FIA)、游离基免疫法(FRAT)和荧光偏振免疫法(FPIA)等,目前国内应用较多的是 FPIA 法。FPIA 法的优点是对样品预处理简单,操作简便,测定快速,精确性高,专属性强,可准确、及时地提供结果,故特别适合于临床急需时。缺点主要是试剂较为昂贵,费用较高,不能同时测定多种药物。

2. 色谱法　色谱法是发展较快的一种分析技术,主要包括薄层色谱法(TLC)、气相色谱法(GC)、高效液相色谱法(HPLC)等。色谱法的共同特点是分离度好、灵敏度高、专属性强,可以同时测定几种药物。以 HPLC 法在血药浓度测定中的应用最为广泛。其缺点是样品处理较为复杂,耗时较长,当临床急需结果时不宜选用。

近年来液质联用(LC-MS)技术发展很快,LC-MS 利用色谱分离能力强而质谱技术灵敏度高、可以确定分子结构的特点,对 TDM 尤其是药物代谢物的分析具有很强的优势。另外,高效毛细管电泳(HPCE)技术在具有手性药物的浓度监测方面具有独特的优势。

3. 光谱法　光谱法是最早用于临床的 TDM 方法,包括紫外分光光度法和荧光分光光度法,具有设备简单、费用低廉等优点,但其操作烦琐,灵敏度低,专属性差,容易受到血液(或其他生物体液)中其他组分的干扰,使其应用受到一定的限制。因此目前仅用于对测定灵敏度要求不高的药物。

(四) TDM 结果的解释

对 TDM 结果的解释直接关系着临床决策，意义重大，因此对于药师而言，须根据测定的药物浓度值，并密切结合患者具体情况进行仔细分析，对 TDM 结果进行正确地解释和利用，提出调整给药方案的建议，协助临床医师制订科学合理的个体化给药方案，使 TDM 工作融入临床诊疗过程中。药师在这一过程中，应注重加强与临床医师、护士的沟通与合作，因为他们对患者的生理、病理及用药情况是最清楚的，药师应虚心听取他们的意见，必要时也可以直接访问患者，从而使解释更加符合客观实际。

基本的 TDM 解释工作包括药物治疗浓度范围、潜在中毒浓度范围、药动学参数、影响药动学、药效学的病理生理因素和测定结果的准确性等。具体工作内容如下：

1. 掌握必要的资料　掌握必要的资料是进行 TDM 结果解释、利用的前提和基础。需要掌握被监测药物的药动学参数群体值和有效血药浓度范围、药物浓度与药理效应间的相关程度及影响因素等资料。需要详细了解患者疾病过程和详细用药情况，应重点了解患者的生理、病理状态、被监测药物的使用情况（如准确的用药方法和用药时间等）、可能发生药物相互作用的其他药物使用情况等，对此应建立患者药历。在此过程中，应注意重点收集患者的下述资料或信息，这些均与 TDM 结果的解释有关。

(1)年龄：药物在人体内的动力学性质与年龄有关，一些重要的参数如分布容积(V_d)、生物半衰期($t_{1/2}$)等表现出年龄相关性，甚至血药浓度有效范围也是如此。

(2)体重、身高：体重、身高等与计算药物剂量、分布容积、清除率等参数有关。

(3)合并用药：首先，许多药物具有药酶诱导或药酶抑制作用，合并使用时可显著改变其他药物的药动学性质，致使血药浓度出现"异常"。其次，有些合并用药可能会对分析方法产生干扰。此外，患者的某些嗜好如吸烟、饮酒等亦可能与药物发生相互作用，应予以记录。

(4)剂量、服药时间、采血时间：需要根据这些数据计算参数、调整给药方案。

(5)给药途径、剂型、生产厂家、批号等：对结果解释均可能有价值，应予记录。

(6)病史、用药史、诊断、肝肾功能、血浆蛋白含量等：对血药浓度值的解释至关重要。

(7)其他疾病：如肝肾功能受损时，药物从体内的消除减慢，导致血药浓度升高。当胃肠道疾病或受外源性损伤（如放射性治疗）时，影响口服药物的吸收，血药浓度下降。尤其是病情危重时，脏器功能在短时间内变化较大，使得药物的动力学性质处于不断变化的状态，对此需慎重作出解释。

(8)患者的依从性：近年来发现患者的依从性是一个临床上不容忽视的问题，其往往直接影响测定的结果。发现药物浓度异常时，应当询问患者是否遵从医嘱用药。

2. 解释药物浓度数据　根据相关资料和信息，分析测定的结果，解释药物浓度与药物作用、毒性之间的关系，解释患者肝、肾等脏器功能对药动学的影响，利用药物浓度和药动学参数，设计个体化给药方案。具体来说主要包括以下程序：

(1)实测值与预测值比较：在掌握上述资料的基础上，根据现有的药动学资料计算药物浓度水平作为预测值，将此值与实际测定值进行比较，并对比较的结果作出分析。当实测值与预测值不相符合时，应作出合理的解释，可以从患者用药的依从性、药物制剂的生产厂家和生物利用度、药物的蛋白结合率、影响药动学参数的生理病理因素等诸多方面予以考虑。

参见表 10-2。

表 10-2 药物浓度实测值与预测值的比较

比较结果	结果分析
实测值＞预测值	患者是否按医嘱用药(用药量增加)
	药物制剂的生物利用度偏高
	蛋白结合率增加,游离型药物减少,影响分布与代谢,以致血药浓度升高
	分布容积(V_d)比预计的小
	消除速率下降
实测值＜预测值	患者是否按医嘱用药(用药量减少)
	药物制剂的生物利用度偏低
	蛋白结合率下降,游离型药物增加,以致血药浓度下降
	分布容积(V_d)比预计的大
	消除速率增加

注:一般药物检测浓度为总浓度,即与蛋白结合的药物浓度与游离型药物浓度之和

(2)求算药动学参数:根据测定的药物浓度,求算患者的药动学参数,并与已知值作比较。应观察药物浓度与临床疗效的关系,即药物浓度在有效范围内时,临床上是否表现为有效;当遇到不一致的情况时,应根据患者的具体情况,包括生理、病理状况及合并用药情况等,作出分析和判断,以确定是否需要修改给药方案。参见表 10-3。

表 10-3 患者的药动学参数与已知值的比较

实测药物浓度(Cp)	比较结果		处理意见
	临床疗效	患者药动学参数	
Cp 在有效范围内	有效	与文献一致	给药方案合适,无需修改
Cp＜有效范围	不佳	与文献不一致	给药方案不合适,需修改;再监测
Cp＜有效范围	有效	与文献不一致	给药方案合适,待病情有变化时再监测
Cp＜有效范围	无效	与文献不一致	根据新参数修改给药方案;再监测
Cp 在有效范围内	不佳	与文献一致	修改给药方案;谨慎提高药物浓度,密切观察病情变化

(3)协助医师制订新的给药方案或向医师提供合理化建议:根据 TDM 结果分析,协助医师制订新的给药方案,或向医师提供建议,建议主要内容包括:①调整给药剂量和剂型;②调整给药间隔;③预期达到的药物浓度;④调整给药方案后患者可能出现的临床变化;⑤提出建议的理论基础及推理过程;⑥需要对患者进行其他方面检查的项目,如肝、肾功能等;⑦药物过量中毒的救治方法。

3. 将监测结果及解释以报告的形式发给临床医师 报告的内容一般主要包括:患者信息,如姓名、年龄、科别、病历号等;监测药物信息,如药物名称、给药时间等;取样信息,如取

样时间；测定结果，如血药浓度实测值；结果的分析与解释；药师的建议等。

案例

某患者，男，79岁，诊断为风湿性心脏病、心房颤动、心功能4级。采用地高辛片口服治疗，0.125mg，1次/日，但效果欠佳，于是通过TDM检测了地高辛药物浓度，检测结果为0.25ng/ml，低于有效浓度（0.8～1.5ng/ml），而患者相关生化指标未见异常。鉴于此，药师详细查看了患者的用药情况，发现患者由于患有慢性胃炎，同时服用了硫糖铝片，影响了地高辛的吸收，使地高辛的生物利用度下降。药师建议患者在服用硫糖铝前1小时口服地高辛片，以避免对地高辛吸收的影响。患者调整了用药时间，临床心衰症状明显改善。

第二节　个体化给药

一、概　述

1. **个体化给药概念**　个体化给药就是根据个体患者的具体情况而"量身订制"的给药方案，以消除个体差异的影响，保证药物治疗的安全、有效，实现最佳的药物治疗效果。

目前，临床工作中，给药个体化主要通过以下两种手段实现：

（1）凭借临床医师的工作经验，根据临床症状，尽可能使给药方案适合每一个具体患者的需要。如应用华法林时可根据凝血酶原时间的延长为指标。这就不仅要求药物要有明确的药理反应作为指标，而且要求医师要有丰富的临床经验。但当一些药物很难说清其疗效不佳是否由于剂量大小所致时，单凭经验用药就具有一定的风险性。如苯妥英钠常用剂量为每日300mg，对部分患者尚不能控制癫痫发作，但对有些患者却已引起中枢神经系统的毒性反应，如果凭临床医师的工作经验用药，往往难以保证用药的安全、有效。

（2）实施TDM，以测定的血药浓度作为指标，计算出该患者个体的药动学参数，然后再根据这些参数，设计合理的给药方案，这是目前最科学的手段。如上述药物苯妥英钠，可通过TDM，测定患者的血药浓度，计算患者的个体药动学参数，从而设计制订合理的给药方案，保证药物治疗的安全、有效。

案例

邢某，男，70岁，病毒性脑炎后遗症，呈植物人状态，伴有间歇性癫痫大发作，采用鼻饲给药控制癫痫发作，用药：苯妥英钠0.1g，1次/6小时，氯硝西泮（氯硝安定）2mg，1次/8小时，但效果欠佳。实施TDM，苯妥英钠血药浓度仅为18.3～23.4μmol/L。后又加用苯巴比妥30mg，1次/8小时，效果仍不理想。临床药师认真查找了原因，认为是鼻饲使苯妥英钠的吸收减少所致。因而建议调整用药方案：停用苯巴比妥和氯硝西泮，调整苯妥英钠用量为0.15g，1次/8小时。调整用药方案后，患者的血药浓度上升，达到36.95μmol/L，患者停止抽搐，癫痫发作得到有效控制。

---

2. **个体化给药的步骤**　首先医师对患者要有一个明确的诊断，根据诊断结果及患者的生理、病理等具体情况，选择认为适合的药物及给药途径，由临床医师和临床药师一起拟订初始给药方案（包括给药剂量和间隔等）。患者按初始方案用药后，在观察临床效果

的同时,按一定时间采取血样,测定血药浓度,然后根据测定结果,求出患者的个体药动学参数,再由临床医师和药师共同根据患者的临床表现和动力学数据,结合临床经验和文献资料对初始给药方案做必要的修改,制订出调整后的给药方案。根据具体情况,可重复上述过程,反复调整给药方案,直至达到理想的治疗效果。给药个体化的步骤流程图见图 10-1。

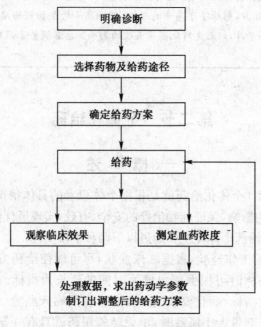

图 10-1 个体化给药流程图

二、制订个体化给药方案的方法

(一)依据血药浓度进行个体化给药方案设计

一般说来,药物体内作用过程是从用药部位吸收进入血液循环,随血液循环分布至病变部位,与受体作用从而发挥药理效应。对大多数药物而言,药物作用的强弱与维持时间的长短,理论上取决于受体部位活性药物的浓度。然而,直接测定受体部位的药物浓度,不易做到,因此,常通过测定血中药物浓度来间接地反映受体部位的药物浓度。早在 20 世纪 40 年代末期,Brodie 等已经发现药物的药理作用与血药浓度密切相关。尽管在用药剂量上不同的个体间存在着很大的差异,但产生相同药理作用时的血药浓度却极为相似。因此将血药浓度作为一个指标来指导临床用药具有重要意义。

1. 一点法预测维持剂量 虽然利用药动学参数设计给药方案是最科学可靠的方法,但是求算药动学参数尤其是个体的药动学参数,往往需要采集较多的血样。而"一点法"只需在给一次初剂量后的某一时间取血,根据测定的结果及规定的稳态平均血药浓度,来推算预测维持剂量。此法虽有一定的误差,但因采样次数少,且无需求算药动学参数,操作简便,故在临床上也有较多的应用。

需要注意的是,该方法一般只适用于有线性动力学特性的药物,而不能应用于血药浓度与效应没有明显关系的药物。该方法的误差大小由消除常数 K 值(或 $t_{1/2}$)而定,因此 K 值的变动须在可接受的误差范围内,对半衰期较长或较短的患者,得出的剂量有较大的误差,故不能用于半衰期在规定范围以外的患者。

2. 重复一点法　此法是对"一点法预测维持剂量"的改进,只需在用药初次和第二次给予患者两个相同的试验剂量 $D_{试}$,在每一个试验剂量后同一时间,分别取两次血样测定药物浓度,以此可求出参数 K 值和 V_d,然后根据这两个参数,进一步计算要达到有效的稳态血药浓度所需要的药物剂量 $D_需$。

依据的公式:

$$K=[lnC_1/(C_2-C_1)]/\tau$$
$$V_d=D_{试}e^{-kt}/C_1$$
$$D_需=K \cdot V_d \cdot C_{ss} \cdot \tau/F$$

τ 为给药时间间隔,C_{ss} 为欲达到的稳态血药浓度,F 为药物的生物利用度。

需要注意的是,该方法只适合于初次和第二次给药,而不能在血药浓度达到稳态时使用,且要求两次取血的时间间隔应等于两次给药的时间间隔,同时必须在消除相采样取血。

3. 比例法　比例法依据的公式是:$D_1/D_2=C_{t1}/C_{t2}=C_{max1}/C_{max2}=C_{min1}/C_{min2}$。如临床常用的"稳态一点法"就是基于比例法的原理。具体来说就是按常规的给药方案(给药间隔、给药剂量)给药,达稳态后,在某一个给药间隔,采取一个血样,测定其药物浓度,通常测定偏谷浓度 C_{min},即在下一次给药前取血测定,然后按上述比例进行调整。

例如:某患者口服地高辛,$125\mu g$/次,1 次/12 小时,预期稳态偏谷浓度为 $0.9\mu g/L$,TDM 实测的稳态偏谷浓度为 $0.5\mu g/L$,应如何调整地高辛剂量?

解:根据公式 $D_1/D_2=C_{min1}/C_{min2}$,则 $D=125\times0.9/0.5=225(\mu g)$

即给药间隔不变,调整地高辛为 $225\mu g$/次。

(二) 血清肌酐法

即依据血清肌酐消除率设计肾衰患者给药方案。肾脏是药物及其代谢产物的重要排泄器官,因而肾衰必然会影响到许多药物的消除,所以在肾衰条件下,应当针对患者的肾衰状况制订合理的个体化给药方案。

临床上,肌酐清除率是用于评价肾功能的最常用指标之一,通常由血清肌酐计算肌酐清除率,计算公式如下:

$$Clcr_{(男)}=(140-Age)\times BW/(72\times Scr)$$
$$Clcr_{(女)}=Clcr_{(男)}\times0.9$$

Clcr 为肌酐清除率(ml/min),Age 为年龄(年),BW 为体重(kg),Scr 为血清肌酐(mg/dl)。Clcr 正常值:男性为 120,女性为 108。肌酐清除率如低于正常值,说明患者的肾功能有损伤,会影响对药物的清除,故此时药物的清除速率常数需要进行相应的校正,公式为:

$$K_{患者}=K_{正常}[(Clcr_{患者}/Clcr_{正常}-1)\times F_u+1]$$

F_u 为药物由肾排泄的分数,可从常用药动学参数表中查到。此公式适用于所有药物,但由于本法是通过血清肌酐计算得出的 K 值,因此对于主要经肾小球滤过排泄的药物结果较为可靠,否则会有较大的误差。

案例

一女性患者,64 岁,体重 50kg,心衰,每日需要服用地高辛治疗,经查,该患者伴有肾衰,测血清肌酐(Scr)为 3mg/dl,已知:$F_u = 0.76$,正常人地高辛生物半衰期 $t_{1/2}$ 为 43 小时。试算出此患者地高辛的生物半衰期,并说出应如何调整该患者的用药方案?

(三) Bayesian 反馈法

近年来,随着群体药代动力学研究和计算机辅助技术的进展,将群体药动学参数与患者的个体特征相结合,采取尽可能少的血样,通常以 1～2 点血样浓度作为反馈,较为准确的计算出个体药动学参数,进而制订或优化个体化给药方案。如 Bayesian 反馈法,系根据 Bayes 公式和 Bayesian 统计分析方法,编制临床药代动力学给药个体化的计算机程序,根据群体药动学参数,结合患者具体病理、生理情况,估算出患者个体的药动学参数,制订初步用药方案,再根据血药浓度测定的实际结果,来优化调整给药方案,使血药浓度在期望的治疗浓度范围内。

Bayesian 反馈法采样次数少,并采用计算机软件进行数据处理和结果分析,快速便捷,目前国外已广泛应用于临床药物治疗监测,我国部分医院亦有开展,成为 TDM 热点之一。

三、个体化给药的原则

(一) 肝功能不全患者的个体化给药

肝脏是药物体内代谢的主要器官,当肝功能受损时,药物代谢减慢,游离型药物增多,影响药物的效应甚或增加药物毒性。因此肝功能不全患者应谨慎用药,以免进一步加重肝损伤。初始用药剂量宜小,应做到用药方案个体化,用药原则建议如下(表 10-4)。

1. 合理选择药物,尽量避免选用对肝脏有损害的药物 对肝脏有损害的药物如果是治疗必需,则应减小剂量,或延长给药间隔,并且不要长期服用。如对乙酰氨基酚达到解热效果后,就不要过量服用。

表 10-4　对肝脏有损害的常见药物

类别	药物
抗肿瘤药	卡莫司汀、苯丁酸氮芥、甲氨蝶呤、巯嘌呤、硫鸟嘌呤、博来霉素、门冬酰胺酶
抗精神病药	氯丙嗪、氟奋乃静、丙米嗪、氟哌啶醇
解热镇痛药	对乙酰氨基酚、阿司匹林、保泰松
抗微生物药	四环素、灰黄霉素、异烟肼
心血管药	胺碘酮、卡托普利
抗癫痫药	丙戊酸钠
麻醉药	氟烷、恩氟醚
性激素	睾酮、达那唑

2. 用药期间注意临床观察,并定期检查肝功能　应用对肝脏有损害的药物时,要密切观察患者是否出现黄疸、肝大、肝区叩痛等症状和体征,并要定期检查肝功能,如出现肝功能损伤加重,应及时调整用药方案。

3. 改善生活方式,戒除烟酒嗜好　烟中含有多种有毒物质,可损害肝功能,抑制肝细胞再生和修复;酒精主要经肝脏代谢,酒精可使肝细胞的正常酶系受到干扰破坏,进而损害肝细胞,甚至使肝细胞坏死。因此,肝功能不全患者必须戒除烟酒,以免加重肝损害。

4. 科学正规治疗,避免盲目用药　肝病患者一定要选择正规医院接受科学治疗,不要轻信广告宣传,切勿盲目自行选购药品,以免加重肝脏负担,造成进一步的肝脏损害。

(二)肾功能不全患者的个体化给药

肾脏是人体最重要的排泄器官,绝大多数药物及其代谢产物都是由肾脏排泄,当肾功能不全时,肾脏排泄药物的能力大为减弱,主要经肾排泄的药物消除减慢,影响药物疗效并增加毒性,因此肾功能不全患者必须根据肾功能损害的具体情况,酌减其给药剂量,延长其给药时间间隔,特别是给予具有肾毒性的药物时更需慎重。

1. 肾功能不全患者的个体化给药原则　对于肾功能不全患者的个体化给药原则建议如下:

(1)详细了解患者病情:首先要明确诊断,并应了解患者肾功能受损的程度;其次是要了解患者有否并发症(尤其是老年患者),准确分析其病理生理状况。总之,选择药物时,需要在考虑适应证的同时排除禁忌证;在对因治疗的同时,也应做好对症治疗和支持治疗。

(2)充分熟悉药物特性:对所用药物的药效学和药动学特性应该清楚,特别是药物的生物半衰期和一些速率常数。临床需要用药时,应尽可能选用具有相同药理作用但不影响肾功能或对肾功能影响甚微的药物,如治疗深部真菌感染时,可选用酮康唑,而应避免使用有严重肾损害的两性霉素 B;避免合用具有相同肾毒性的药物,以免加重肾损害,如氨基苷类和多黏菌素类不宜合并应用。

(3)定期化验肾脏功能:应定期进行尿常规检查,当出现蛋白尿和管型尿时,应及时停药和换药;定期查验血清尿素氮和血肌酐,密切监测患者的肾功能,以便及时调整用药方案。

(4)综合考虑肝肾功能:肾功能受损的患者,因蛋白质以及氨基酸的流失,会影响肝脏的蛋白合成,造成肝脏生物转化功能的降低,药物代谢减慢而效应增强。因此,肾功能患者用药时,应综合考虑肝肾功能,合理制订或调整用药方案。

(5)合理调整用药方案:一般情况下,可根据患者肾功能受损的程度调整用药方案,必要时可进行 TDM,根据监测的结果,调整制订个体化的给药方案。

2. 肾功能不全患者的用药方案调整　对于肾功能不全患者,可按前述"血清肌酐法"制订或调整用药方案,也可采取下述方法进行用药方案调整。

(1)减少维持剂量法:即首剂用量不变,给药间隔不变,但需根据肾衰程度减少药物维持剂量,可按如下公式计算调整:

$$肾衰时药物维持量 = \frac{正常血肌酐浓度}{肾衰时血肌酐浓度} \times 正常时药物维持量$$

正常血肌酐浓度以 1.3mg/dl 计算。

该法药物的有效浓度可维持较长时间,药效优于延长用药间隔法。但该法不适于血肌酐浓度大于 10mg/dl、肾功能严重损害的患者,此时即使每次给予较小的剂量,也可能达到中毒水平。

(2)延长用药间隔法:即每次药物用量不变,但需延长给药间隔时间,可按下式推算:

$$肾衰时用药间隔 = \frac{肾衰时血肌酐浓度}{正常时血肌酐浓度} \times 正常时用药间隔$$

该法因用药时间间隔较长,药物浓度波动较大,维持有效血药浓度时间短,故而常影响药物疗效。

如果患者的肾功能损害较为严重,也可以把上述两种方法结合,既减少剂量又延长给药间隔。

(3)根据肾功能损害程度估计用药剂量:根据肾功能常用评价指标血尿素氮(BUN)、血清肌酐(Scr)和肌酐清除率(Clcr)等,对肾功能进行综合评价,将肾功能损害分成轻度、中度、重度三种情况,从而提出三种不同的药物用量参考,参见表 10-5。

表 10-5　根据肾功能损害程度估计药物用量参考

肾功能损害程度	轻度	中度	重度
评价指标			
Clcr	40～60ml/min	10～40ml/min	<10ml/min
Scr	133～177μmol/L	177～442μmol/L	>442μmol/L
BUN	7.1～12.5mmol/L	12.5～21.4mmol/L	>21.4mmol/L
药物用量	75%～100%	50%～75%	25%～50%

注:Scr 测定方法为苦味酸法;BUN 测定方法为速率法

(4)根据 TDM 结果制订调整给药方案:如患者需使用氨基苷类、万古霉素、去甲万古霉素、氯霉素等肾毒性较大的药物时,可进行 TDM,根据监测的结果并结合患者病理、生理情况,调整制订个体化的给药方案。

(三)遗传药理学在个体化给药方面的应用

遗传药理学是在基因水平上研究药物反应的遗传多态性,从而揭示药物疗效和不良反应的遗传个体差异的科学。这些个体差异包括药物代谢酶的活性、药物转运蛋白的能力和药物受体的敏感性等。遗传药理学是基因导向个体化用药的理论基础。对于存在遗传差异的不同人群,相同的治疗药物,特别是那些药效差异与基因改变有关的药物可能产生不同的、甚至是完全相反的作用,因此根据遗传药理学的检测结果可以帮助临床选择合适的药物,指导治疗方案的设计。

遗传药理学的研究方法包括:①表型分型,即通过检测个体的代谢能力来间接地分析其基因变异。选择某些药物代谢酶的特定底物作为探针药物,给受试者口服之后,采取血样或尿样,采用高效液相色谱法(HPLC)等手段分析测定血样或尿样中原型药物和代谢物,计算药物与代谢物的比值,把受试者区分为慢代谢(PM)、中代谢(IM)、快代谢(EM)和极快代谢(UM)四种类型。②基因分型,即提取受试者的 DNA,直接分析基因变异。目前常采用聚合酶链反应(PCR)和限制性片段长度多态性分析(RFLP)的方法,样本不必抽血,多取自口腔黏膜刮片或唾液、发根,不要求药物的稳态浓度,也不必考虑合并用药、疾病状态和依从性,可快速准确得出患者药物代谢的分型。通过基因型测定,我们可以了解患者的遗传多态性,评价药物的疗效和不良反应的个体差异,进行个体化给药。

今后,患者的遗传药理学信息将以基因芯片的形式储存和调用,医师与药师可以根据患者药物代谢的遗传背景,制订给药方案,在给药时"量体裁衣",这就弥补了 TDM 的不足,为临床个体化给药开辟了一个新的途径。

目 标 检 测

一、单项选择题

1. 治疗药物监测可简称为
   A. HDL
   B. ACE
   C. ADR
   D. TDM
   E. LDL

2. 药物治疗作用的强弱与维持时间的长短,理论上取决于
   A. 受体部位活性药物的浓度
   B. 药物从体内消除速度的快慢
   C. 药物的吸收速度
   D. 生物利用度
   E. 生物半衰期

3. 下列关于用药个体差异的确切描述是
   A. 不同年龄的患者用药剂量不同
   B. 不同性别的患者用药剂量不同
   C. 不同体重的患者用药剂量不同
   D. 不论何种药物不同患者的剂量都应不同
   E. 相同药物给予相同剂量但药物效应因人而异的反应

4. 不需要进行药物浓度监测的情况为
   A. 某些药物长期使用时
   B. 特殊人群用药时
   C. 需要合并使用多种药物时
   D. 判断药物中毒或剂量不足时
   E. 药物本身具有客观而简便的效应指标时

5. 下列哪一个是不需要监测药物浓度的药物
   A. 地高辛
   B. 雷尼替丁
   C. 卡马西平
   D. 甲氨蝶呤
   E. 茶碱

6. 下列哪项不是常用的药物浓度监测方法
   A. 分光光度法
   B. 气相色谱法
   C. 高效液相色谱法
   D. 免疫学方法
   E. 容量分析法

7. 关于给药个体化确切的叙述是
   A. 不同的民族给予不同的剂量
   B. 不同的种族给予不同的剂量

C. 根据每个患者的具体情况制订给药方案　　D. 不同性别给药剂量不同

E. 不同年龄给药剂量不同

8. 影响药物效应的生理因素包括

A. 年龄、性别、肥胖、性格　　　　　　　B. 年龄、性别、肥胖、遗传和其他

C. 年龄、性别、肥胖、生活环境　　　　　D. 年龄、性别、遗传、生物因素

E. 年龄、性别、遗传、环境因素

9. 下列指标中不属于肝功能实验的是

A. ALT　　　　　　　　B. AST　　　　　　　　C. BUN

D. ALP　　　　　　　　E. γ-GT

10. 个体化给药的步骤是

A. 明确诊断→选择药物及给药途径→给药→测药物浓度

B. 明确诊断→选择药物及给药途径→制订给药方案→给药→观察临床结果→修改给药方案→给药

C. 明确诊断→制订给药方案→给药→测药物浓度→修订给药方案→给药

D. 明确诊断→选药→给药→观察临床结果→测药物浓度→修订给药方案→给药

E. 明确诊断→选择适当药物及给药途径→确定初始给药方案→给药→观察临床结果，测药物浓度→处理数据求出动力学参数后、制订调整给药方案→给药

二、多项选择题

1. 需要进行药物浓度监测的药物

A. 治疗指数高的药物　　　　　　　　B. 安全范围窄的药物

C. 毒副作用强的药物　　　　　　　　D. 具有非线性药代动力学特征的药物

E. 具有线性药代动力学特征的药物

2. 下列药物中需要进行药物浓度监测的是

A. 西咪替丁　　　　　　　　B. 茶碱　　　　　　　　C. 地高辛

D. 色甘酸钠　　　　　　　　E. 磷酸苯丙哌林

3. 治疗药物监测的意义体现在

A. 促进临床合理用药　　　　　　　　B. 控制药品质量

C. 为新药研制提供依据　　　　　　　D. 为老药改进提供依据

E. 有利于实现给药方案个体化

4. 给药个体化步骤中，对初始给药方案进行调整的依据是

A. 测定的血浆半衰期　　　B. 患者的临床症状　　　C. 测定的血药浓度

D. 测定的生物利用度　　　E. 所观察的临床效果

5. "重复一点法"制订个体化给药方案的特点是

A. 只需取一次血样

B. 需取两次血样

C. 需取四次血样

D. 给药必须是初次和第二次给药

E. 取血的时间间隔应等于给药的时间间隔

实 训 项 目

苯妥英钠血药浓度监测及个体化给药

【实训目的】

1. 熟悉血药浓度监测的工作流程,能够对血样进行处理并运用紫外分光光度法或高效液相色谱法对苯妥英钠血药浓度进行检测。

2. 能结合苯妥英钠药动学相关资料及患者病理、生理情况等,初步对测定结果进行分析和解释,并提出用药建议。

【实训准备】

1. 仪器 紫外分光光度计或高效液相色谱仪、离心机、恒温水浴锅、涡旋混合器等。

2. 材料及试剂 苯妥英钠标准品;空白人血清,患者(苯妥英钠用药者)血清;紫外分光光度法还需准备 7mol/ml 氢氧化钠溶液、高锰酸钾溶液、1mol/L 磷酸缓冲液(pH 6.8)、二氯甲烷、环己烷等试剂;HPLC 法还需准备甲醇(色谱纯),乙酸乙酯(分析纯),纯化水等。

【实训步骤】

1. 紫外分光光度法

(1)对照品溶液的制备:精密称取苯妥英钠对照品 0.025g,加新沸过放冷的蒸馏水定容至 25ml,制备对照品溶液。

(2)标准曲线的制备:分别取新配的苯妥英钠对照品溶液 5μl、10μl、20μl、40μl、80μl,各加入 0.5ml 空白人血清,混匀,加 pH 6.8 磷酸盐缓冲液 0.5ml,旋涡混合后加二氯甲烷 5.0ml,振荡 10 秒,离心(3000r/min)10 分钟,吸取下层有机层 4.0ml,用 7mol/L NaOH 2.0ml 回提,吸取碱液层,55℃水浴加热,除去残留二氯甲烷,然后加 0.5ml 饱和高锰酸钾溶液混匀后,80℃水浴加热 20 分钟,放冷,加 2.5ml 环己烷,旋涡混合,离心(3000r/min)10 分钟,取上层溶液,以环己烷为空白,于 250nm 处测定吸收度(A),以 A 对药物浓度(C)回归,求算标准曲线方程、线性范围及定量限。

(3)血药浓度测定:取患者血清 0.5ml,从加 pH 6.8 磷酸盐缓冲液 0.5ml 开始,同上述标准曲线的制备操作,测得吸收值 A,代入回归方程,求得血清药物浓度。

(4)TDM 结果解释:结合相关资料对实际测定的结果进行解释,并提出用药建议。

2. 高效液相色谱法

(1)精密称取干燥至恒重的苯妥英钠 20.0mg 至 50ml 容量瓶中,加水溶解并稀释至刻度,得 400.00mg/L 标准贮备液。再精密吸取标准贮备液 10ml 置于 50ml 容量瓶中,加水溶解并稀释至刻度,得 80.00mg/L 苯妥英钠对照品溶液。

(2)标准曲线的制备:吸取 80.00mg/L 的苯妥英钠对照品溶液,分别配制成 0.0mg/L、2.5mg/L、5.0mg/L、10.0mg/L、20.0mg/L、40.0mg/L 含药标准血清,每份含药标准血清各取 0.3ml,加入乙酸乙酯 4ml 后混旋振荡 5 分钟,再离心 15 分钟(4000r/min)后取上清液 3ml 于 50℃水浴中经氮气挥干,取残渣用 0.1ml 甲醇复溶后,取 20μl 进样,测定。以外标法峰面积定量,求算标准曲线方程、线性范围及定量限。

色谱条件：ODS-C$_{18}$柱（4.6mm×150mm，5.0μm）；流动相：甲醇-水（50∶50）；检测波长254nm；流速 1ml/min，分析时间 20 分钟。

（3）血样处理及血药浓度测定：取患者待测血清 0.3ml，按前述血样处理方法和色谱条件进样，测定计算血药浓度。

（4）TDM 结果解释：结合相关资料对实际测定的结果进行解释，并提出用药建议。

（于永军）

第十一章 用药评价

学习目标

1. 掌握治疗药物的安全性评价的重要性和内容。

2. 熟悉治疗药物的有效性评价。

3. 了解药品临床评价的分期；了解药物利用、药物流行病学、药物经济学研究的主要内容和方法；了解循证医学的含义和证据分类。

药物是一把双刃剑，它在具有诊断、预防和治疗疾病作用的同时，也会带来对人体的有害作用，这些药源性危害就是"药害"。几千年前，中医就有"是药三分毒"的说法。药物治疗可能存在即发性、近期或远期不良反应的危害，这方面的教训是沉痛的。1956年，德国生产的一种镇静药沙利度胺（反应停，thalidomide），初步研究认为孕妇服用是安全的，但在短短的几年内，有14个国家出生了约一万个畸形胎儿。2002年10月，WHO宣布欧洲住院患者中有15%是因为选药不当，剂量不当、药品质量低劣等药害而入院；我国聋哑儿中50%左右是抗生素中毒引起的。在药政管理力度不足的发展中国家，假劣药品滋生蔓延。据统计，假劣药品占全球药品市场的15%。同时，新的药物不断增加，医药费用增长迅速，必须进行用药的风险效益比评价，以防止公共资源的浪费和不合理用药的现象。

知识链接

反 应 停

反应停（沙利度胺）事件是药物史上的悲剧。1957年10月，反应停在投放市场后的不到一年内，风靡欧洲、非洲、澳大利亚和拉丁美洲。而在美国，当时刚到FDA任职的弗兰西斯·凯尔西注意到，反应停在动物试验中催眠效果不明显，这意味着人和动物对其有不同的药理反应。毒理学研究显示，沙利度胺对灵长类动物有很强的致畸性，大鼠体内缺少一种把"反应停"转化成有害异构体的酶，不会引起畸胎。由于凯尔西的坚持，美国免受其害，肯尼迪总统给凯尔西颁发了"杰出联邦公民服务奖章"。进一步的研究显示，构型R—（＋）的沙利度胺有中枢镇静作用，构型S—（一）则有强烈的致畸性。研究还发现，沙利度胺对麻风结节性红斑患者有快速的抗感染作用以及疗效，可治疗多发性骨髓瘤或骨髓瘤、强直性脊柱炎和白塞综合征，并通过了FDA的认可。

第一节 概 述

药物的治疗不仅要求治愈疾病，还要求防止可能或潜在的药品不良反应及药源性疾病的发生，就必须加强用药的评价，加强合理用药宣传。用药评价是对使用的药品在治疗效果、不良反应、用药方案、贮存稳定性及药物经济学等方面的评论及估价工作，对指导安全、有效和经济用药具有重要意义。

一、药品临床评价

(一) 药品临床评价的分期

根据《药物临床试验质量管理规范》(简称 GCP) 的规定:一个新药在上市前要经过Ⅰ期、Ⅱ期和Ⅲ期的临床试验;有的品种在批准上市后还要经过Ⅳ期临床试验。前三期的临床试验称为上市前药物临床评价(drug clinical evaluation,clinical assessment)阶段,上市后的临床试验称为药品临床再评价阶段。

Ⅰ期临床试验是初步的临床药理学及人体安全性评价试验阶段。观察人体对于新药的耐受程度和药动学,试验对象主要为健康志愿者,试验样本数一般为 20~30 例。

Ⅱ期临床试验是治疗作用的初步评价阶段。初步评价药物对目标适应证患者的治疗作用和安全性,为Ⅲ期临床试验研究的设计和给药方案的确定提供依据。试验对象为目标适应证患者,试验样本数多发病不少于 300 例,其中主要病种不少于 100 例,要求多中心即在 3 个及 3 个以上医院进行。

Ⅲ期临床试验是新药得到批准试生产后进行的扩大的临床试验阶段。进一步验证药物对目标适应证患者的治疗作用和安全性,评价利益与风险关系,为药物注册申请获得批准提供充分的依据。

Ⅳ期临床试验是上市后药品临床再评价阶段。试验样本数常见病不少于 2000 例,考察药品在广泛使用条件下的疗效和不良反应;评价药品在普通或特殊人群(包括小儿、妊娠及哺乳期妇女、老人及肝肾功能不全患者)中使用的利益与风险关系;改进给药剂量等。

可见,上市前药物临床评价是按照研发实验设计的要求进行的,受到病例数少、观察时间短、对象局限、考察不全面等许多因素的限制,不能充分反映临床上可能遇到的多变且复杂的实际问题。一些需要长时间应用才能发生的或停药后迟发的药品不良反应,药品在老年人、孕妇、婴幼儿及 18 岁以下未成年人,以及肝、肾功能不全等特殊人群的用药反应,在此期间可能不被发现。此外,上市前临床试验可能会因试验设计不严谨、药物研制单位或研究人员的主观偏倚,可能对药物有效性和安全性评价失实,此虽属非正常现象,但有可能发生。

因此,药品批准上市只表明该药品具备了在社会范围内使用的条件。在上市后除了再评价阶段外,还要对更广泛的人群、更复杂的用药条件、更长的用药时间、更多样的用药方案以及用药时及停药后的各项临床指标进行监察。实际上,药品临床评价不仅包括上市后Ⅳ期临床试验的新药,还包括所有在市场上销售的药品,不分"新药"和"老药"。药品临床评价涉及的学科面很广,甚至包括人文与社会科学。为了对人民的用药安全负责,国家食品药品监督管理局专门成立了药品临床评价中心。

(二) 药品临床评价的特点与意义

1. 药品临床评价的特点

(1)先进性和长期性:药品临床评价的结论应该是建立在临床医学、临床药学、药理学、药剂学、药物治疗学、药物流行病学、药物经济学及药事管理学等多学科的新进展基础之上,只有用前沿的医药学理论和实践知识才能准确地进行评价。美国医学会每年都聘请数以百计的医药学专家,编写出版《药品临床评价》(*Drug Evaluation,Annual*),该书的内容和文献不断更新,对及时了解和评价市场上各种药物的现状,促进合理用药起指导和借鉴的作用。

（2）实用性和对比性：由于患者的情况千差万别，性别、年龄、生理、病理、心理、遗传等各方面都不相同，因而出现的不良反应和用药问题多种多样，解决措施也不尽相同。随着药品的数量和种类不断增多，价格上涨，药物经济学也成了药品临床评价的重要内容之一，把不同治疗药物的疗效、不良反应、给药方案等和价格放在一起来进行比较，这对医师处方和药师推荐颇有助益。

（3）公正性和科学性：药品临床评价必须讲究科学性和诚信，强调公平和公正，一切为了保证人民的合理用药，评价结论不能受行政领导、制药公司和医药代表等方面的干预和干扰。为了防止偏倚，在药品临床评价中强调采用循证医学的手段，不能单凭少数人和单位的临床经验；而是应该要求以多中心、大样本、随机、双盲、对照的方法，运用正确数理统计得出结论。

2. 药品临床评价的意义

（1）保证用药安全：为临床提供及时、准确、广泛的药物信息，发现问题药品及时引起重视，必要时停止使用，保证用药安全。

（2）促进合理用药：要根据用药对象的不同情况"量体裁衣"，提出更适合患者的用药方案，为医师处方提供参考，为社区患者提供指导，让患者用最小的代价获得最大的效益。

（3）扩展使用范围：药品临床评价不仅解决新药临床前研究的局限性，也解决上市前临床研究的局限性。药品在上市后的广泛和长时间的临床实践过程中，由于不断地进行药品临床评价，不断地改进和创新，有些药物还可以发现更多的药理活性和其他的治疗作用，从而发现新的适应证，涵盖新的适用人群（表 11-1），使药品的使用范围扩大。

表 11-1　药品上市后临床实践中开发的新适应证

药物	原适应证	新增加适应证
普萘洛尔	抗心律失常	降压、抗偏头痛、预防心肌梗死
利多卡因	局部麻醉	抗心律失常、复合麻醉
异丙嗪	抗组胺	强化麻醉
金刚烷胺	抗病毒	抗帕金森病
阿司匹林	解热止痛	抗血栓形成、预防冠心病
阿托品	解痉止痛	解救有机磷农药中毒

从整体上看，药物固有的科研学术特性、商品经济特性、临床治疗特性、福利保健特性及社会需求特性决定了其多方面的价值和作用。因此，面对纷繁复杂的情况，面对众多新药不断上市的局面，科学、客观、全方位、多视角地评价药物应该是医药工作者共同努力的方向。

二、治疗药物的评价

（一）治疗药物的有效性评价

1. 药效学评价　临床疗效评价一般属于药物的Ⅱ期、Ⅲ期临床验证，以观察药物的明确、客观疗效指标为目的。如抗高血压药的降压水平、抗菌药物的杀（抑）菌率、抗肿瘤药对瘤体抑制的程度、降脂药的降脂达标率等。此外，还要观察药物使用后患者的症状变化及对疾病过程的感觉程度。

进行疗效评价应严格选择合适的病例，分组应考虑年龄、性别、疾病的程度等因素，使其具有可比性。由于各类疾病情况不一,病例不能强求一律。一般说来,功能性疾病病例数宜多,如高血压;器质性疾病病病例数可少些,如肿瘤疾病。疗效评价除被评价药物与安慰剂对比外,被评价药物与已知同类药物对比评价也是药物临床疗效评价的主要形式。

2. 药动学评价   由于药物的体内过程存在个体差异,受药物、机体、环境等多种因素影响。所以,了解药物的药动学参数及其可能的影响因素,有助于评价、比较药物和药物治疗的特点,有助于制订个体化剂量方案。如:生物利用度、吸收速率常数、生物半衰期、血浆蛋白结合率、表观分布容积、首过效应与药物的剂型、给药剂量、次数、途径之间的关系。

3. 药剂学评价   药物的剂型和给药途径是根据病情需要和药物理化性质来确定的,疗效与毒性均可因给药途径不同而产生明显差别。生物药剂学是研究药物及其剂型在体内的过程,阐明剂型因素和人体生物因素与药效关系的一门学科。其目的主要是正确评价药剂质量,设计合理的剂型及制剂工艺,研究药物制成某种剂型、某种途径给药是否有很好的吸收,从而有效地发挥作用。

生物利用度是决定和评价药物治疗效应的重要指标,反映药物在体内的吸收及疗效的影响程度。同一药物,由于溶解度、颗粒大小、晶型、剂型、配方、生产工艺、产地等不同,会造成药物吸收与疗效的差异。例如不同药厂生产的地高辛片,服用后血药浓度可相差 7 倍。钙离子拮抗剂尼莫地平,几种生产厂家的产品的相对生物利用度相差近 50%,该药具较强的肝脏代谢首过效应,因此需将影响尼莫地平生物利用度的因素与给药方案结合起来。

(二)治疗药物的安全性评价

药物用于临床需要进行一系列安全性试验。除进行动物实验外,要对药物上市后的安全性进行广泛的、长期的、大量的临床观察和不良反应监察。药物研究、开发、上市是一个漫长的过程,影响药物应用的因素不仅仅是其是否具有很好的治疗价值,其安全性也是一个重要因素。因此,世界各国对药物研究中的安全性实验和评价做了许多严格的规定和要求。我国国家药品监督管理局(国药管办[2000]523 号)禁止含有苯丙醇胺(PPA)的药物在临床继续使用,即基于 PPA 上市后发现对人体存在严重不良反应。又如,奥美替丁(oxmetidine)是继西咪替丁、雷尼替丁上市后的一强效组胺 H_2 受体拮抗剂,美国在临床试用期发现可引起患者的 ALT 升高,因此临床试验中止。对上述三种组胺 H_2 受体拮抗剂进一步的研究发现,奥美替丁的不良反应与其影响人体代谢有关,西咪替丁、雷尼替丁则无这种不良反应,药品的安全性结论是决定是否淘汰这些药品的重要依据。

案例

氟喹诺酮类药物曲伐沙星和克林沙星

曲伐沙星由辉瑞公司开发,于 1997 年 12 月上市,至 1999 年上半年大约已有 250 万的患者接受其治疗。但在这一年半时间里,FDA 收到 100 份服用曲伐沙星后肝中毒的报告,其中 14 例严重肝坏死,6 例死亡。FDA 于 1999 年 6 月决定严格限制曲伐沙星的使用,仅用于威胁生命且其他药物无法治愈的感染。随后,欧盟决定暂停曲伐沙星在欧洲的销售。克林沙星由 Warner Lambert 公司研制,是最早被发现对 G$^-$ 菌有较好作用的氟喹诺酮之一,其Ⅲ期临床已经完成,由于其光毒性和降低血糖的不良反应,Wainer Lambert 公司仅申请其注射剂上市,并限用于住院重症患者。经过重新评价其风险与效益,决定停止其上市申请。

(三)治疗药物的生命质量评价

生命质量(quality of life)是指人们对于个人生活的满意程度及对个人健康状况的自我

感觉。治疗药物的生命质量评价方法不仅单纯考虑治疗药物对疾病本身的改变作用,而应同时强调或侧重患者对药物治疗结果的心理、生理和生活感觉及满意程度。如:患者对药物治疗疾病效果的感觉如何? 患者在药物治疗后,自体功能状况如体力、活动能力、生活能力如何? 心理健康状况和生理健康状况如何? 社会综合能力如何?

治疗药物的生命质量评价的几种关系如下:

1. 疾病预后与生命质量的关系 抗肿瘤药物的毒性作用是客观存在的,但是不同抗肿瘤药物的毒性不同。如大剂量甲氨蝶呤(氨甲蝶呤,MTX)与甲酰四氢叶酸(CF)合用,可以降低大剂量 MTX 的毒性反应。这样的联合用药方案既改善了疾病的预后,又因减少了抗肿瘤药物的不良反应而提高了患者的生命质量。

2. 药物不良反应与生命质量的关系 抗高血压药物需长期甚至终身服用,此类药物的不良反应直接关系到患者生命质量。如降压效果甚好的血管紧张素转换酶抑制剂卡托普利,其咳嗽的不良反应往往是患者停药或不能服用该药的主要原因。而血管紧张素 Ⅱ 受体拮抗剂海捷亚(氯沙坦钾氢氯噻嗪片)的咳嗽发生率明显低于卡托普利,在发挥较好降压作用的同时,明显提高了患者的生活质量。

3. 临床疗效与生命质量的关系 由于血糖升高而引起的众多并发症是糖尿病特性之一。噻唑烷二酮类药物罗格列酮在高效持久控制血糖的同时,可明显降低由糖尿病引发的心血管疾病的危险因素,如降低舒张压,降低高三酰甘油血症患者的三酰甘油水平等,大大改善了患者的生命质量。

4. 不同药疗方案及费用与生命质量的关系 随着抗肿瘤药物研究的进展,各种类型抗肿瘤药物的上市为医师和患者提供了多种选择的机会。但不同化疗药物的治疗方案及费用,常直接影响肿瘤化疗的效果和患者的生活质量。

目前,对于高血压、艾滋病、哮喘、胃功能障碍、鼻咽炎、风湿性关节炎等疾病的治疗均已有规定内容的专用测量表,有关疾病治疗生命质量测量方法的研究正在我国逐步开展,但主要以药物治疗的生命质量方面的研究尚未见大量报道,药学工作者对此应予以重视。

(四)治疗药物品种的质量评价

国民经济的迅速发展推动了医药工业的发展,但各国医药产业品种、结构和政策发展的不平衡,地区经济和文化教育及卫生事业发展的不平衡,造成医药市场的差异,如有部分厂家生产的青霉素制剂可免皮试;万古霉素过去由于杂质而引起的毒性作用曾一度停用,现因其产品质量的提高而毒性作用降低,又重新用于临床。英国皇家学会在世界各国抽查奥美拉唑的实例证明,多品牌奥美拉唑存在因质量不同而导致疗效的差异。我国药品生产以仿制药为主的状况,因产地(国别)、质量控制技术条件不一致(《药典》、医院制剂)、厂家生产条件的差异,造成药品品种质量差异,这也是在治疗药物评价时要充分考虑的重要因素。

第二节 药物利用研究方法的用药评价

一、药物利用研究的目的

近年来,随着新药的不断涌现和药物消费结构的变化,药物滥用、误用所引起的中毒事件时有发生;药物消费的迅速增长,使得人们对药物利用的效果和药费负担的敏感性也在逐渐增加。因此药物利用研究被愈来愈多地应用在药品使用的评价中。

药物利用研究(studies of drug utilization)是对全社会的药物市场、供给、处方及其使用的研究,其重点是药物利用所引起的医药的、社会的和经济的后果以及各种药物和非药物的因素对药物利用的影响。目的是力求实现用药的合理化,即不仅要从医疗方面评价防病治病的效果,还要从社会、经济等方面评价其合理性,以获得最大的社会效益和经济效益。药物利用研究涉及药剂学、药理学、药事管理学、社会人类学、行为学和经济学等诸多学科领域。

药物利用研究可应用于以下几个方面:①作为计算药物不良反应发生率的额定数据;②提示药物应用的模式,通过对给药方式、给药剂量、使用频率、使用成本、治疗进展的研究,确定药物治疗的安全性、有效性和经济性;③提示药物消费分布与疾病谱的关系,预测药品的需求量和需求结构,为指定药品的生产、引进、销售计划提供依据;④监测某些药物的滥用情况;⑤提示药物消费的基本状况,了解药物临床应用的实际消费,促进形成适合我国国情的药物消费结构。

二、药物利用研究的分类

从时间上看,药物利用研究可分为前瞻性研究、现况研究和回顾性研究。回顾性研究往往较容易实施,费时少,但不能有效地估算费用-效益关系。而前瞻性和现况研究可测定或预测研究的结果,对患者的合理用药有直接的好处。从研究性质上看,药物利用研究可分为定量研究和定性研究。

1. 定量研究 定量研究(quantitative studies)是对某个国家、区域、地区或单位在不同水平上的药物利用的时态量化研究。其主要内容是:①通过区域性随机抽样调查所提供的资料(年龄、性别、社会阶层、疾病发病率及其他特征),应用统计学的方法,对有关的药物利用研究数据作量化分析,以测算人群的药物利用,比较药物利用率的地区差异,对药物利用的临床效果、药物的销售价格和消费结构及其社会、经济效益作出评价,也可以作为计算药物不良反应发生率的额定数据,预测特定疗法范畴内用药可能发生的特殊问题(如麻醉性镇痛药、安眠药、镇静药、精神药物等)。②用作疾病流行的一个最原始性的标志(如充血性心力衰竭的药物利用数据)。③监测某些指定性药物或常规性药物的作用、有效性。④通过处方分析计算每个患者的平均处方数、每张处方的平均成本、某种药物的处方频度,从而规划药物的进口、生产、销售以及费用,社会保险及国家防疫保健的财政补贴标准等。

2. 定性研究 定性研究(qualitative studies)是对药物利用的质量、必要性和恰当性进行评价,从而提供一个可供对照的、明确的、超前决策性的技术规范。定性研究侧重于药物使用的质量评价,如安全性和有效性,常采用权威性的或公认的药物使用标准,如规定每种药物每日剂量范围和处方量、药物使用的适应证等。

总的说来,不论是定量研究还是定性研究,均为探索一种既不忽视患者的需要,又不违背社会合法需要的效益的平衡。从技术角度而言,是在上市后的调研中,通过大样本的有效应用,实现生命质量和健康状况衡量的数据化。按照当时当地的研究目的与意图,从事各个不同的设计、衡量与评审,具体体现流行病学的特征。

三、药物利用研究的方法

对通过临床使用所获得的药物利用数据,运用临床药理学和医学统计学的方法进行评价,并在药物的剂型、质量、使用方法、价格等方面与同类产品进行比较,进而得出综合性的评价结果。

1. 处方用药剂量的衡量方法　以处方为依据进行处方用药的量化分析,从而用于药物利用研究的各个方面。

(1)限定日剂量方法:限定日剂量(defined daily dose,DDD)是某一特定药物为治疗主要适应证而设定的用于成人的平均日剂量。WHO根据临床药物应用情况,人为制订每日用药剂量,并建议用DDD作为测量药物利用的单位。例如,地西泮(安定)作为抗焦虑药使用,平均日剂量为10mg,则地西泮的一个DDD就是10mg。治疗消化性溃疡药雷尼替丁平均日剂量为0.3g,则它的一个DDD就是0.3g。

采用DDD作为标准的剂量单位,可根据药物总用量来估计用药人数,测算可能接受某一特定药物治疗的样本人数,使用药人次的计算标准化,使各种水平上进行的药物利用研究数据比较有一个相对性标准,从而用于不同国家、地区、医院及不同时间内药物利用的动态比较。还可用于描述和比较药物利用的模式,测算药物不良反应比率的分母数据,了解药物与不良反应的因果关系,分析药物利用问题形成的流行病学背景,监测药物治疗的有效性等。

使用DDD时,必须符合两点基本假设,一是患者接受药物治疗,有良好的依从性;二是指用于主要适应证的日平均剂量。根据DDD的定义,使用时必须保证特定药物、特定适应证、特指用于成人和特指日平均剂量(表11-2)。

表11-2　几种药物主要适应证的成人平均日剂量(DDD)

药物	适应证	平均日剂量	DDD值
地西泮	焦虑	10mg	10mg
苯巴比妥	镇静催眠	100mg	100mg
布桂嗪	镇痛	180mg	180mg
雷尼替丁	消化性溃疡	300mg	300mg

由于各国用药情况不尽一致,部分DDD值可参阅《药典》或权威性药学书中规定的治疗药物剂量,并与临床医师共同讨论制订。

DDDs表示每千人使用药物的DDD量,可测算接受某一特定药物治疗的患者人数,使各种水平上进行的药物利用研究数据有一个相对的标准。

用药人数(DDDs)=药物的总用量÷DDD值

举例:某日雷尼替丁(150mg×30片/盒)用于治疗消化性溃疡用量为5盒,则预计该日用药人数为75人,计算过程如下:

$$DDDs=(150×30×5)÷300=75$$

值得注意的是,DDD方法存在着明显的局限性:①它只是药物利用研究中用于比较不同研究结果的技术性测量单位,而不是推荐给临床的实用剂量,不同区域的人群用药情况不尽相同,即不同国家或地区人群的DDD值可能存在差异;②DDD值只考虑药物的主要适应证的用药剂量,未能包括病程的不同时期的用药剂量,当剂量变异大(如抗生素)或一种药物用于一种以上适应证(如阿司匹林),或有合并用药情况等因素时,利用DDD值研究要注意其限度。如上述情况混入样本中,会对研究结果造成偏差;大样本的研究中,患者依从性不易保证,可能造成结果的不准确。③DDD值是成人的日平均剂量,不适用于儿童的药物利用研究,如未能将儿童用药从总量中剔除,会造成用药人数预测结果偏低。

(2)处方日剂量方法:处方日剂量(prescribed daily doses,PDD)是用于论证DDD合理性的另一种衡量单位,是从有代表性的处方样本中得出的日平均处方剂量,较DDD方法能更准确地反映人群药物暴露的情况。但PDD值有可能因为处方缺少一个明确的指示剂量,而在推算时发生问题。如使用胰岛素病例的处方会因为胰岛素的多次补充,造成其剂量在处方与处方之间发生改变。某些药物如口服抗糖尿病药的PDD值,可能低于相应的DDD值。尽管PDD可用于接受药物人群数的测算,但这一衡量方法不能以超出安全剂量或低于有效剂量的处方样本作为药物利用的定量研究。

(3)药物利用指数方法:由于DDD方法只能从宏观上测算药物的利用状况,而不能反映医师的用药处方习惯。1985年,Ghodse对DDD方法加以补充,提出药物利用指数(drug utilization index,DUI)分析方法,即采用总DDD数除以患者总用药天数,来测量医师使用某药的日处方量,分析医师用药的合理性。

$$DUI=总DDD数/总用药天数$$

DUI>1.0,说明医师日处方剂量大于DDD;DUI<1.0,说明医师的日处方剂量低于DDD。

通过对DUI的测算,分析医师对特定药物的处方用量,可以了解医师的用药习惯,发现用药的流行趋势,估计用药可能出现的问题,监测用药的合理性,防止药物滥用或误用。本法在资料收集时,要尽可能考虑到影响用药的各种因素,包括患者的性别、年龄、用药品种数、各药的总剂量、日剂量、总使用天数以及药物的使用方式等相关信息,保证资料完整、来源可行、数据处理方便。目前,该法对精神药物的利用研究报道较多,对考察精神药物的使用是否合理,加强精神药品的管理是很有意义的。

案例

1992年9月某医院共使用精神药物处方1636张,其中男性703张,女性933张,患者平均年龄(44.93±9.21)岁。根据《新编药物学》(2003年版)并与临床医师共同探讨确定常用精神药物的DDD,分别列出精神药物的总DDD数和DUI,结果地西泮、布桂嗪的DUI较大,硝西泮、阿普唑仑、苯巴比妥三种药物的DUI小于或趋向于1.0。进一步分析,地西泮处方中有一部分是长期服用的患者,布桂嗪与癌症患者用量较大有关,提示滥用药物倾向不明显。

药物利用数据还可以通过医师对规定时限内的处方数量、货币价值、处方类型的描述,或者药剂科对相同时限内药物消耗量及配方分类的分析,粗略估算出来。但这种衡量不可能了解不对症给药、剂量错误、用药时间间隔或疗程不适合等问题。同时,以处方量高或低为特征的单张定量化数据,也不可能完全反映医师诊治患者数的多少和疾病的分类与严重性,其研究得到的单位含量的测算都只能是真正消耗量的近似值。因此,所有用于药物利用"恰当性"评估的数据,还都必须与当时患者的适应证、性别特征、药物剂量、药物使用方式等相联系。但在实际应用中,医师处方常常受到专业水平、商业广告、管理制度等因素的影响

以及执行处方制度不力、医师与药剂科缺乏联系和伪造处方等因素的干扰。因此,通过处方提供的与临床相关的药物利用数据都有某种局限性。

2. 医药市场信息分析 通过对医药市场信息分析,可以了解医药市场的产品结构及消费结构变化趋势、价格变化趋势、客观调控趋势、产品市场占有率和产品市场增长率,预测新开发或新上市的品种的市场前景。

(1)金额排序分析:选定某区域或单位一段时间内一定样本数的药品,按购药金额、药品消耗金额、销售金额等或数量大小顺序排列,以此数据为基础做统计处理,分析社会的用药特点和用药趋势,供药厂、药品营销部门、医疗单位参考。

(2)购药数量分析:购药数量分析同金额排序分析相比,能更直接反映市场用药情况和基本趋势,排除单价昂贵的药品在金额排序分析中以销售金额为标准得出的偏性结论。主要是通过比较不同时间段药品销售的数量,来分析领先药品的动态和趋势,为医药工业的生产和经营提供依据。

(3)处方频数分析:以医院处方作为信息资料,将认定的处方药物按处方数多少进行排序,做处方频数研究,以便从市场动态中得到启示。

(4)用药频度分析:利用估计的用药人数进行用药频度分析,评价药物在临床中的地位,以补充购药金额排序分析法中由于药品价格悬殊造成的不足。用药频度分析可以了解每日用药费用、购药金额与用药人次的关系、剂型与用药人次和购药金额的关系、药物使用频度与疗效的关系等,可以估计药费可接受的水平,评估地区用药水平,分析药品消费结构和市场分布。具体做法是:①确定 DDD 值(限定日剂量值)。②以药品的总购入量除以相应的DDD 值求得该药的 DDD 数,即用药人次。③分别计算与购入量对应的总金额数,以总金额数除以 DDD 数求得每日的治疗费用。④对总购药金额、总购入量、DDD 值、DDD 数进行数据处理,求得购药金额序号和用药人次序号。⑤求得购药金额序号与用药人次序号的比值。此比值是反映购药金额与用药人次是否同步的指标。比值接近于 1.0,表明同步较好,反之,则差。

通过用药频度分析,了解每日用药费用、购药金额与用药人次的关系,剂型与用药人次和购药金额的关系,药品使用频度与疗效的关系等,可以估计药费可承受的能力,评估地区用药水平,分析药品消费结构和市场分布。

(5)药名词频分析:词频分析是文献计量分析方法之一,是通过统计分析国内医药期刊中药名出现的频率,定性分析药名词频与药物应用之间的关系,并为定量分析提供药名频次资料。

3. 药物情报分析 从宏观上讲,药物情报分析就是揭示药物的分布、使用和发展趋势,为药物的生产、经营、临床应用、开发和药政管理提供依据。情报来源包括药典、药品集、工具书、刊物、专利文献等药学书刊,也包括微型胶片、光盘数据库等非书刊资料,以及 WHO、世界各国药事管理组织发布的政策、法规和法令,药品开发、药品使用等各环节的有关资料。

药物利用情报资料质量的高低关系到研究成果的好坏,情报质量标准的指标有新度、深度、广度、准确度、信息量和信息有效度。要对情报资料作出综合性的总体判断,包括可靠性判断、先进性判断和适用性判断,经过鉴别筛选后对资料进行整理。情报资料的分析与综合是情报研究工作的主要阶段,现代系统分析技术在情报资料研究中已得到广泛应用,主要有综合归纳法、对比分析法、相关分析法、因果关系法、背景分析法、趋势处理法等。这些分析方法同样适用于药物利用的定性或定量研究。

四、药物利用的影响因素

药物利用的影响因素很多,综合起来有药物因素与非药物因素两大类。

(一)药物因素

1. 药剂学因素　包括药物组成、剂型、生产环境和制备工艺、储存、价格、质量等,都在不同程度上影响药物的利用,既影响着个体对药物的选择使用,更影响着上市后的长时间的群体应用。如储存或包装不当,一些药品就会引湿、吸潮、风化、挥发、氧化,在温度较高或有光照射时发生分解变质,含量降低,疗效减弱,甚至产生不良反应。

2. 给药方法与药物效应　药物利用除涉及治疗药物的选择外,还涉及给药途径、用法、用量、给药时间与间隔、疗程是否合适等各个方面。随着疗效高、不良反应小的新药不断涌现,一些原来使用广而作用效果不太显著的药物渐渐被取代,可见药物疗效是影响药物利用的一个重要因素。

给药途径是根据病情轻重缓急,用药目的及药物本身的性质决定的。给药途径的选择直接影响药物疗效的发挥,选择不当会延误治疗,造成药物的浪费和不良反应发生。口服是常用的给药方法,方便、经济、安全,但不适用于昏迷、抽搐、呕吐的患者;静脉注射剂量准确、给药迅速,但不方便;舌下给药只适用于少数易穿透黏膜的药物;气管炎、哮喘患者采用气雾剂效果较好。

3. 不良反应因素　随着医护药技人员药品安全性认识的提高,患者自我保护意识的增强和对药物治疗质量要求的提高,药物不良反应的因素已经成为影响药物利用的一个重要因素。

(二)非药物因素

这些因素包括社会经济发展水平、人口健康状况及疾病谱变化、国民健康意识、社会医疗体制和管理制度、国家医疗水平、医药市场以及患者的用药依从性等。依从性(compliance)是指患者对医嘱的执行程度,是指患者遵守医嘱正规服药的行为表现。非依从性(noncompliance)是指患者不遵守医嘱正规服药的行为表现。

知识链接

患者服药依从性调查

据调查,患者服药依从性差的现象十分普遍,仅2/3的患者服药次数超过医师处方规定次数的80%,约1/3的患者为部分依从,服药次数只占处方规定次数的40%～80%,少数患者仅服极少量的处方药物。在临床实践中只有考虑到患者依从性因素,才能对用药的实际情况作出正确的估计,客观评价临床试验结果。

当然,患者服药的依从性是一个复杂的问题。优化治疗方案、改良药物的剂型和包装、监督给药等措施的施行,可在一定程度上提高患者的依从性。医护药技人员加强对患者服药依从性重要意义的认识,加强病患用药教育也可提高服药依从性,进而提高药物利用的效果。

第三节　药物流行病学方法的用药评价

一、概　　述

为了解药源性疾病发生的规律,减少和杜绝药害,保证用药安全,从而加快药物不良反应监测与研究的开展,导致临床药理学和流行病学等学科相互渗透,形成了新兴的应用学科——药物流行病学(pharmacoepidemiology)。1995 年 4 月我国首届全国药物流行病学学术会议,将药物流行病学定义为一门运用流行病学的原理、方法研究药物在人群中的应用及效应的学科,其主要内容如下:

1. 以流行病学方法科学地发现用药人群中的药品不良反应,保证用药安全。

2. 通过研究为药品临床评价提供科学依据,促进合理用药。

3. 建立用药人群的数据库,使药品上市后的管理监测规范和实用,提高药物警戒(pharmacovigilance,PV)工作的质量,有助于减少药物不良事件(adverse drug events,ADE)。

4. 通过对 ADR 因果关系的了解和判断,有助于改进医师的处方决策,提高处方质量。

二、药物流行病学研究方法

药物流行病学主要对药物上市后进行监测,对广大的用药人群进行研究,常用的方法有描述性研究、分析性研究和实验性研究。

(一)描述性研究

研究与药物有关事件在人群、时间和地区的分布特征和变动趋势,通过对比提供线索,对事件发生的地区和人群进行流行病学调查,从而获得事件发生的总频率和各种不同因素影响下的事件发生频率。它不设对照组,反映疾病在某一时间点上的剖面,称为横断面调查。横断面调查在药物利用研究领域的应用普遍,研究某人群暴露于药物后发生不良反应的分布状态。通常有普查和抽查两种方式,包括:

1. 病例报告　药物上市后引起罕见的不良反应、甚至药源性疾病(DID)的初次报道,多来自医师的病例报告。因此,病例报告在发现这些可疑的 ADR 或 DID 中具有重要的作用。但是对药物与常见或迟发的 ADR 或 DID 的联系,在个体水平很难探测,病例报告在这方面的作用较小。

2. 生态研究　分为生态比较研究和生态趋势研究两种类型。

案例

在生态比较研究中,发现棉籽油的消耗量与不育症的发生率成正比,提示棉籽中的某些成分与之有关,这也为棉酚作为杀精子药提供了线索。生态趋势研究中,很典型的例子是沙利度胺(反应停),从上市起至销售量达到高峰,再到从市场上撤除,其两年中的销售曲线与胎儿短肢畸形发病及其消长曲线相一致,并且两者刚好相隔一个孕期,提示反应停可能是导致短肢畸形的原因。生态学研究只是为病因分析提供线索,因果关系的确定还必须采用分析性研究和实验性研究。

---

3. ADR 监测　上市后 ADR 监测的目的是广泛收集大人群样本中非预期的不良反应及其发生率和严重程度的报告,不仅可以补充新药上市前资料的不足,还可以提高用药的安全性。这就要求临床医师和药师对任何一个新的诊断、非预期的病情恶化或既往疾病的改善,都应认真观察和描述,弄清是否与药物使用有关;对治疗前并不存在的任何突发的和主诉症状,也应加以详细记录和分析,对可疑或肯定的 ADR 及时上报,对上报的大样本的 ADR 资料进行汇总,并可生成药物流行病学的信号。

(二)分析性研究

1. 病例对照研究(case-control study)　又称回顾性研究,主要是比较病例组和对照组用药与否,所发生的效应是否有差异而得出的客观结论,特别适用于罕见病的研究,该法设计严密,用很小的样本就可以获得有价值的结果。如对孕妇用己烯雌酚保胎导致所生女婴成年后发生阴道腺癌的病例对照研究,仅用8例孕妇及32例对照者就得出了正确结论。在建立对照组时,要注意分析、控制各种偏倚,并应将已知的风险因素进行匹配,病例的选择要排除已知病因者,如研究药物性肝损伤时,各种肝炎病例必须排除;对照组不应当有使用某种怀疑药物的疾病,如研究水杨酸制剂和 Reye 综合征的关系,应当排除那些因类风湿关节炎或其他风湿性疾病而入院的儿童,因为这些儿童很有可能使用阿司匹林;为了增加研究的把握度,最好增加对照人数,如采用1∶4~1∶2的研究。

2. 队列研究(cohort study)　又称定群研究或群组研究,是在知道结局之前确定药物暴露与非暴露组,随访观察两组人群某事件发生率的差别,判断某因素与事件的关系的一种流行病学研究方法。与临床试验不同之处在于它的研究对象不是随机的,与病例对照研究相比,减少了偏倚的发生,还可以计算出与药物相关事件的发生率。如沙利度胺(反应停)与短肢畸形、左旋咪唑与脑炎综合征等的关联就是通过定群研究确证的。

队列研究有前瞻性和回顾性两种类型,前瞻性队列研究是研究对象分组后,通过直接观察或其他方法确定发生的病例;而回顾性队列研究则是研究对象的暴露情况和结局都确定。队列研究所需的对象数量较大,观察时间较长,不适用于少见病。随着药品上市后监测的完善和大型数据库链接的实现,"计算机化"的定群在 ADR 研究中发挥日益重要的作用。

(三) 实验性研究

实验性研究(experimental study)一般指在医院或社区内进行的随机、双盲、对照为基础的实验研究。由于可比性强,再经过数理统计,是研究结果最可信的评价药物疗效的方法。但不能用于所有的 DID 和 ADR 的确证。

三、药物流行病学研究的应用价值

1. 样本更大,数据估测更确切　由于药物效应在上市前的试验样本数有限,其结果也必定有局限性。药物上市后,可在用于治疗的同时,对效应做非实验性的流行病学研究。因此,可积累比新药临床试验大得多的患者数据,可更确切地估测药物治疗的效应和不良反应的发生率。

2. 可长期进行　新药临床试验时间受限,因而在上市后研究那些滞后的药物反应。如孕妇暴露于己烯雌酚,使女性子代一二十年后发生子宫颈癌或阴道细胞腺癌的相关性研究,只有在上市后的研究中才能发现。

3. 可在特殊人群中进行　由于种种原因,新药临床试验一般不在老人、儿童、孕妇等人群中进行,药物对这些人群的效应的研究必然只有在上市后进行。

4. 可研究其他疾病、其他药物对药物效应的影响　新药临床研究一般是尽可能找各方面相同的对象,以减少结果的不稳定性,增加检出确实存在的组间差异的可能性。因此,一些患有其他疾病或正在使用其他药物的患者,不会作为受试对象。而药物上市后,可探寻其他疾病、其他药物等因素对药物效应的影响。

5. 可进行药物应用的研究　医师处方的方式、患者用药的方式会因多种因素的影响而变化,这在药物上市前难以预料。要研究用药的实际情况及使用方式的变化因素,只有在药物上市后才可能进行。

6. 可进行超量用药对人体影响的研究　新药临床试验时安排周详,几乎不发生超量用药的情况。因此,只有在药物上市后在社会人群的使用过程中,才可能观察到严重超量用药时药物对人体的效应。

7. 可进行药物经济学研究　近年来,社会对医疗费用越来越敏感,已开始应用卫生经济学的研究方式,评价使用药物的费用和价值。药物的价值,涉及的不仅仅是药物本身。药物如引起不良反应,那么治愈不良反应的花费,可能远远超过药物本身的价值;而药物如缩短疗程,则可能大大节约用药开支。在药物上市前,虽也能预测和药物使用有关的经济问题,但严密的研究只有在上市以后进行。

四、药物流行病学用药评价的实例

1. 血脂调节药与肌溶解症发病率的药物流行病学研究　美国医学会会刊(JAMA,2004,292:2585-2590)发表了对美国 11 个地区 252 460 例采用血脂调节药治疗患者的定群研究。结果表明:采用阿托伐他汀、普伐他汀和辛伐他汀单药治疗发生肌溶解症的危险相似而且很低。另外,联合使用他汀类及贝丁酸类者危险性增加,特别是老年糖尿病患者使用阿托伐他汀、普伐他汀与一种贝丁酸类联合治疗肌溶解症发生率增至 5.98%,而西立伐他汀与贝特类联合治疗肌溶解症发生率增加至 10.35%。西立伐他汀联合贝特类治疗 10 例,就可能有 1 例发生肌溶解症。因此,2001 年美国 FDA 决定将西立伐他汀撤出市场。

2. 罗非昔布与心血管不良事件　环氧化酶抑制剂罗非昔布(rofecoxib,万络)早在 2000 年的消化道效应大规模研究试验(VIGOR)中,已经显现心肌梗死的风险增加,但当时被解释为对照药萘普生具有心脏保护作用。经全面检索医学文献数据库和美国 FDA 的有关文件,收集罗非昔布与其他非甾体抗炎药或安慰剂治疗慢性肌肉骨骼疾病的随机对照试验,及萘普生心脏(风险)作用的定群研究和病例对照研究的资料,以心肌梗死为主要指标,进行常规、随机的累计 Meta 分析。研究数据的综合显示,萘普生的心脏保护作用较小,证明以前对 VIGOR 结果的解释证据不足。结论是罗非昔布具有心血管不良作用,应立即撤出市场。

知识拓展

药 物 警 戒

1974 年,法国首先提出药物警戒(pharmacovigilance,PV)的理念。1996 年,WHO 在日内瓦召开"药物警戒中心的设置与运行专题研讨会",将药物警戒定义为有关不良作用或任何其他可能与药物相关问题的发现、评估、理解与防范的科学与活动,对一切药物不良事件(adverse drug events,ADE)要上报。药物不良事件包括用药差错(medication error)、治疗失败(therapeutic failure)和某些已知的 ADR 发生率上升。卫生行政和药政管理部门有责任从公众用药安全出发,不论药品质量、用法、用量正确与否,只要发现疑点就要上报,并且尽快评估和预防这些 ADR 和 ADE。2006 年,我国发生的"二甘醇"假药案件和"欣弗染菌"事件,说明用药安全在药品临床评价中是极其重要的。目前,全世界已有包括我国在内的 50 多个国家参加了 PV 中心。

第四节　循证医学方法的用药评价

一、概　述

当今医学与药学信息浩如烟海、真伪混杂，必须去伪存真。要科学而正确地对上市药品的疗效进行临床评价，就离不开循证医学和循证药物信息。

知识链接

循证医学的建立

1972 年，英国流行病学家、内科医师 Archie Cochrane（柯克朗）在《疗效与效益：健康服务中的随机对照试验》中，提出了医药学保健措施中循证的思想。1992 年，在英国牛津成立了以 Archie Cochrane 命名的英国 Cochrane 中心。1993 年在牛津召开了第一届 Cochrane 年会，正式成立国际 Cochrane 协作网。依照以证据为基础的医学（evidence based medicine）及药学信息（evidence based drug information），即循证医学与循证药学信息，是 20 世纪 90 年代医药学信息领域的重大进展。

循证医学（evidence-based medicine，EBM）又称有据医学、求证医学、实证医学，即遵循证据的医学，其核心思想是医务人员应该谨慎、正确、明智地运用在临床研究中得到的最新的、最有力的科学研究信息来诊治患者。

循证药物信息（evidence-based drug information，EBDI）是以多中心、大样本、随机、双盲、对照的临床试验为主体，以计算机/数据库技术实现高效准确数据统计为手段，对社会人群的医学/药学效应作出客观评估，而得到充足证据的药物信息，指导医药卫生决策与防治方案的制订。

二、循证医学的要素与证据分类

（一）循证医学的三个要素

循证医学是建立在证据、医务人员技能、患者价值三个要素结合基础之上的。提倡医师将个人的临床实践和经验与外部得到的最好的临床证据结合起来，为患者的诊治作出最佳决策，使患者获得最佳的临床预后和生活质量。

1. 最佳证据　证据是循证医学的基石。应尽可能提供和应用当前最可靠的临床研究证据，特别是以患者为中心的关于诊断、预后、治疗、预防及康复等各方面的高质量临床研究证据。依据基础医学研究理论，找到更敏感、更准确的疾病诊断方法，更有效、更安全的以及更方便、更价廉的治疗方法。

2. 临床经验　是医师（或药师）长期实践积累的对个体患者的诊治经验。如果忽视医师个人的临床专业技能和经验，临床实践将有被外在证据左右的危险，因为再好的证据也不一定适合或适用于某一具体患者，应该对研究对象、研究方案、研究结果进行辩证地分析和评价，结合具体病例采用有效、合理、实用和经济可承受的证据。

3. 患者选择　是指患者对诊治方案的特殊选择和需要，对疾病的担心程度以及对治疗手段期望的不同，而采取不同的治疗措施。合格的临床医师必须诚心诚意地服务于患者，临床决策时理应运用积累的临床经验,迅速地对就诊患者的健康状况作出综合评价,提出可能的诊断以及拟采用的治疗方案。

临床医师只有结合上述三个要素有机地进行综合考虑,才能和患者在诊断和治疗上获得共识,达到最佳的治疗效果和生活质量。

（二）证据分类

循证医学中的证据主要指临床人体研究的证据,包括病因、诊断、预防、治疗、康复和预后等方面的研究。按照以证据为基础的信息质量评价标准,美国药典信息开发部（USP DID）从 1996 年起,对药物适应证或禁忌证的信息开始注明其证据等级,共分五类三级。

五类:A 有良好证据支持所介绍的应用。B 有较好证据支持所介绍的应用。C 缺乏证据支持所介绍的应用。D 较充实的证据反对所介绍的应用。E 有充分证据反对所介绍的应用。

三级:①证据来自至少 1 个适当的随机对照试验。②证据来自至少 1 个未随机化但设计完善的临床试验;来自队列病例对照分析研究（以多中心为佳）;来自多个时间序列的研究;或非对照试验所得奇特结果。③证据来自以权威的临床经验为基础的意见、描述性研究或专家委员会的报告。

例如,抑肽酶（aprotinin）针剂用于减少外科手术出血,包括原位肝移植（证据等级 C-2）、全髋关节置换（证据等级 C-1）及心脏外科急症,如急性心梗时使用重组组织型纤溶酶原激活剂、尿激酶或链激酶的出血控制（证据等级 C-3）。

USP DID 评价信息质量时,使用了参考文献所提供证据的等级表,请参加编写药物信息数据库的专家填写,证据亦分为 5 个档次。

Ⅰ档:为按照特定病种的特定疗法收集所有质量可靠的随机对照试验（randomized controlled trail,RCT）后所作的系统评述（systematic review,SR）,SR 包括 Meta 分析（meta-analysis,汇总分析、荟萃分析）。这是国际公认的为某种疾病的防治提供的最有效、最安全、最可靠的依据。

Ⅱ档:证据来自单个的样本量足够的随机对照试验结果,但样本量太小可能得出假阳性或假阴性的结论,或者将其结果用于多数患者会不太可靠。

Ⅲ档:证据来自设有对照组但未用随机方法分组的试验。

Ⅳ档:证据来自无对照的系列病例观察,其可靠性较Ⅱ档、Ⅲ档为低。

Ⅴ档:证据来自专家个人多年的临床经验提出的描述性研究,如个案报告、系列报道及临床事例。

如抑肽酶用于结肠直肠外科手术以减少吻合口渗漏的否定性结论,USP DID 对文献出处/赞助单位,设计/方法/目的,用法,结果/结论,研究缺陷的评述性意见都要在所列表格上填写清楚。该用法的文献证据档次为Ⅰ档。除了 USP DID 外,美国卫生保健政策研究所（AHCPR）于 1992 年及 1994 年也制订了类似的证据等级评定标准。

三、循证医学的实践

1. 用于疾病的诊断和治疗　循证医学改变了许多医师多年来形成的单凭书本和经验进行诊治的习惯和行为。如在英国,过去对低血容量、烧伤和低血浆白蛋白患者的常规治疗方法是补充白蛋白,但是柯克朗系统评述(Cochrane systematic review,CSR)证实,这种常规治疗方法使苏格兰和威尔士每年 1000~3000 人死亡,因而英国医师开始改变盲目使用白蛋白的行为。

2. 用于学校的教学和科研　循证医学作为一门实用课程已被多国医学院校开设。循证医学有助于医学科研选题和技术评估,在开题报告的查新一栏应有 CSR,以证明其项目的科学性和先进性。

3. 用于行政的参考和决策　各国政府卫生行政机构和药品监管机构在制定各种疾病的防治指南、国家基本药物、非处方药目录、医疗保险目录等以及药品淘汰时都要参考循证医学的研究结果,根据 CSR 进行决策。我国颁布的《中国高血压防治指南》(2005 年修订版)、《中国脑血管疾病防治指南》(2005)等,英国颁布的《骨质疏松防治指南》,澳大利亚颁布的《晚期乳腺癌治疗指南》等。

4. 用于新药开发和药品临床评价　新药开发必须有科学严谨的论证,国际上的制药企业为了摆脱无序竞争和低水平重复,都要根据 CSR 掌握市场信息,提高新药报批的成功率。在科学评价药物疗效方面,循证医学和循证药物信息起着重要作用。

案例

例1:国际上有关他汀类药物的循证医学研究很多,如用辛伐他汀与安慰剂对照随访 5 年以上冠脉事件的"心脏保护研究";对 1677 名高危受试者比较 4 年后存活率的"冠脉介入降脂治疗研究";用阿托伐他汀与安慰剂对照的"急性冠脉综合征降脂治疗"。总结上述循证医学对他汀类药物的总评价是:①降低 LDL-ch 18%～55%,降低 TG 7%～30%;②升高 HDL-ch 5%～15%;③主要副作用是肝脏 ALT、AST 升高和横纹肌溶解症;④绝对禁忌证是肝脏疾病,相对禁忌证是与某些药物(如吉非贝齐)的相互作用。

例2:近年来,阿司匹林用于一级预防的循证医学证据的很多研究结果表明:阿司匹林能使心血管事件的总发生率下降 15%,心肌梗死和冠心病死亡的危险性总体降低 23%。在慢性稳定型心绞痛无 AMI 史患者的二级预防中,阿司匹林可使致死性 AMI 的发病率降低 34%,所有原因的死亡降低 26%。因此,阿司匹林仍然是各国指南推荐的唯一用于心脑血管事件一级预防的抗血小板药,对于病情稳定患者心脑血管事件二级预防,长期应用小剂量阿司匹林是标准治疗方案。

第五节　药物经济学方法的用药评价

一、概　　述

随着新的药物和新的治疗手段不断出现,以及人口数量的增长和老龄化问题,使得医疗总需求在不断增加,医疗费用迅速增长,给社会、医疗保险机构、家庭和患者都带来了沉重的经济负担;同时人民生活水平的提高和卫生保健意识不断增强,而社会卫生资源的有限性又难以满足人们日益增长的卫生需求。因为政府、医疗保险机构与卫生系统、患者之间的观点和利益不同,在选择医疗卫生产品和医疗服务时存在明显的矛盾。

起源于 20 世纪 70 年代的药物经济学(pharmacoeconomics),是将现代经济学的基本原理和方法用于临床治疗中,结合药物流行病学、决策学、统计学从全社会角度开展研究,以最大限度地合理利用有限的卫生资源为目的的综合性应用科学。为提高药物资源的合理配置,促进临床合理用药,控制药品费用增长,为药品的市场营销和政府制定药品政策提供决策依据。

二、药物经济学评价的作用

1. 对同种疾病而言,不同的药物治疗方案有时可达到相同的治疗效果。因此,对不同的药物治疗方案的经济学评价,可帮助临床医师和患者在取得相同治疗结果的情况下,获得更加经济的治疗方案。

2. 药物治疗与其他疗法的经济学评价。抗癌药物的全身治疗与局部介入用药治疗方案的比较,药物治疗与其他治疗方法如手术治疗、物理疗法的比较。

3. 药师实施临床药学服务经济效益评价。临床药师参与制订药物治疗方案,可提高药物治疗合理性,减少药费开支;实施合理用药宣传,提高患者服药依从性和药物治疗效率等。

4. 对已有病例资料中的药物治疗结果作回顾性的评价与分析,得出不同的药物治疗方案对同类或同种疾病治疗产生的经济学效果,用于指导现行临床药物治疗方案的选择与实施。

5. 对上市药品的经济学评价,为制定政府药品报销目录、医院用药目录、临床药物治疗指南等提供经济学依据。《国家基本医疗保险药品目录》既要考虑临床需要,又要考虑药物治疗过程中的检查费、化验费、住院费等其他费用;还要考虑药物的成本效益比。药物经济学的研究有助于将那些成本效果好的药物选进用药目录,同时规范医师的用药行为,阻止不合理用药,降低患者和社会负担。

6. 指导新药研制生产　由于新药的投入资金多,企业风险大,研究周期长,而成功率相对较低。据统计,至少有 1/3 的新药上市后不能替代市场上原有的"老药"。因此,药品上市前后都应进行药物经济学评价(包括制订药品价格)。

三、药物经济学的研究方法

药物经济学评价的用药结果主要有效果、效益和效用三种形式。用药结果指特定的药物作用、产出和结局。效果是以客观指标表示的用药结果,如发病率、治愈率、不良反应发生率等。效益是转化为货币值的用药结果。效用是以主观指标表示的用药结果,如患者对治疗结果的满意程度、舒适程度和与保健相关的生活质量等。药物经济学的研究主要有最小成本分析法、成本效果分析法、成本效用分析和成本效益分析等方法。

1. 最小成本分析法(cost-minimum analysis,CMA)　又称成本分析,是成本效果分析的一种特例,这一方法的应用范围较局限。它是在几种药物治疗方案所得的临床效果完全相同的情况下,比较何种干预方案的成本最小。该方法可用于两种或两种以上药物的比较。当这些药物表现为相等的治疗效果时,分析哪一种药品的治疗费用或价格最低,其成本测量单位是货币值。

2. 成本效果分析法　成本效果分析(cost-effectiveness analysis,CEA)是主要比较健康效果的差别和成本的差别,采用临床指标作单位,如抢救的患者人数、延长生命的时间单位(年)、治愈率(%)和降低血压的单位(mmHg)等。其结果以单位健康效果增加所需成本值(即成本效果分析比值法,增量成本与增量效果比值法,也称额外成本与额外效果比值法)来表示,即每产生一份效果所需的成本。如每延长生命一年所需的成本,每治愈一例胃溃疡患者的费用,或每确诊一种疾病所需的成本等。该方法目的在于评估和比较改进生命质量(quality of life)所需费用的大小和每增加一个质量生命年所需费用多少,以此来描述人们在身心健康上花费一定费用所获得的最大满意程度。临床上对健康和生命质量的测定有多种方法,可根据疾病的性质及信息资料的可获得性选择其中一种。

假设对方案 A 和方案 B 两种方案进行比较时,可以存在这样两种情况,即方案 A 所需成本比方案 B 少,但所取得的效果也较少,或者方案 A 比方案 B 所需成本多,但所取得的效果也比方案 B 多。在这种情况下,若两方案均可接受,往往结合增量成本与增量效果比值,对方案进行优选。一般增量成本与增量效果比值越低,则表明产生一份增量效果所需的增量成本越低,该方案的实施越有益。

成本效果分析虽然受到其效果单位的限制,不能进行不同临床效果之间的比较,但其结果易被临床医务人员和公众接受,是药物经济学较为完备的评价方法和常用手段。

3. 成本效用分析　成本效用分析(cost-utility analysis,CUA)是在结合考虑用药者意愿、偏好和生活质量的基础上,比较不同治疗方案的经济合理性。该方法用于定量测定由于健康状况的改变所获得的最大效用,"效用"指用于测量消费者接受医疗服务的费用和达到的满意程度。从某种程度上讲,成本效用分析和成本效果分析均用货币来衡量成本,并且测量结果也都采用临床指标作为最终结果的衡量参数。所不同的是成本效果为一种单纯的生物指标(如延长寿命时间、增加体重等),成本效用分析中的结果则与生活质量密切相关,由于注意到患者对生活质量的要求,所以采用效用函数变化,其常用单位是生活质量调整年(quality life years,QALY),此方法可进行不同疾病药物治疗措施的比较,是近年来受到推崇的药物经济学研究方法。然而,不同疾病影响患者生活的不同方面,通用的生活质量指标各学者的意见不一,更不能反映疾病的特殊性。故成本效用分析的合理性尚有争议。

4. 成本效益分析　成本效益分析(cost-benefit analysis,CBA)是比较单个或多个药物治疗方案或其他干预之间所消耗的成本和结果值(效益)的一种方法,其成本和效益均用货币作单位来表示。效益可以是多方面的,如效益是挽救了生命、改善了患者的生活质量或降低了发病率,那么与生存者相当的货币价值、改善生活质量或避免因发病所消耗卫生资源的货币价值就是效益。成本效益分析法是一种费用和结果均以钱数(货币)进行测量和评估,并据此计算和比较钱数得失净值或费用与效益比值的经济学分析方法。当然,健康的结果转化成货币价值有一定的难度。但是,如果将医疗保健作为人力资本的一种投资或者将医疗保健作为满足人的一种消费,健康的结果就可以用货币价值来表示。

成本效益分析既可以比较不同药物对同一疾病的治疗效益,也可以进行不同疾病治疗措施间的比较,也适用于全面的卫生以及公共投资决策。然而,许多中、短期临床效果变化(例如患病率、死亡率、残疾状态)难以用货币单位衡量,有关长期效果的数据资料很少或者很不全面,而且公众很难接受以货币单位衡量生命、健康的价值,尽管这些从经济学角度是可以衡量的。所以,成本效益分析在卫生经济学以及药物经济学研究中的应用远远少于成本效果分析。

需要注意的是,在药物经济学研究中成本的概念应该是整个医疗成本,不仅包括药品的费用,还要包括住院费、诊疗费以及治疗不良反应的费用和非医疗费用。有时新药的费用是高的，但是疗效快、疗效好、不良反应少，因此提高了药物治疗效率，缩短了住院时间，使整体住院费用反而下降。从整个社会的角度来看，药物经济学研究中所讲的成本包括直接成本、间接成本和隐性成本。

直接成本：是指用于药物治疗或其他治疗所花费的代价或资源的消耗，它由两部分组成，一是直接医疗费用，包括提供的药品与服务、医师的诊断和治疗、护理、检验、住院等消耗的一切费用；二是非医疗费用，包括家属陪护、食宿和交通等费用。一般情况下只计算直接医疗费用，而非医疗费用因条件差别大，并且一般情况下所占比例小，多数研究未计算，应在分析中加以说明。

间接成本：是指由于伤病或死亡所造成的工资损失，它包括休学、休工、过早死亡所造成的工资损失等。由于评价困难，多数研究也未包括在内，例如在同一组病例中农民的误工费与经理的误工费差别很大，难以估算。也可以以当地政府公布的人均收入作为参考，加以计算，应在分析中加以说明。

隐性成本：一般是指因疾病引起的疼痛、精神上的痛苦、生活与行动的某些不便，或因诊断治疗过程中带来的担忧、痛苦等难以确定、无法用货币确切表示的费用，主要用于生命质量的考核，在成本效用分析中使用。在其他几种分析方法中多数也未计算在内，应在分析中加以说明。

药物经济学研究的四种方法主要差别在于对用药结果的不同测量上，每种方法各有其优缺点（表 11-3）。

表 11-3 药物经济学研究方法比较

项目	最小成本分析	成本效果分析	成本效用分析	成本效益分析
研究要求	药物效果相同	成本、效果	成本、效用	成本、效益
表示单位	货币单位	临床效果指标	生活质量调整年	货币单位
结果	成本差别	成本效果比例	成本效用比值	净效益
疾病间比较	不能	不能	能够	能够
与非医疗开支比较	不能	不能	不能	能够

四、药物经济学研究中需注意的问题

药物经济学与一般自然科学的研究不同，涉及面很广，必须在广泛占有资料的基础上周密考虑。

1. 要明确服务对象和分析观点　服务对象包括全社会卫生行政管理者、保险公司、医师和患者。由于我们的目的是有效地分配社会拥有的有限资源，使其配置合理，故应采取全社会的观点。尤其是大型的药物经济学研究，要考虑所有的社会成本和效益，重点应放在全社会的福利变化。在成本测算中，观点与立场不同则成本的计算项目就不同，如看病的交通费，从患者和社会立场看是直接成本，但从卫生和保险部门立场看就不算直接成本。再如劳动者患病后的补偿，对支付费用的政府来说是成本，但对患者本人是一种获取，对社会来说则是既非成本又非获取的货币转移，经济学上称之为转移付费。

2. 对成本项目要心中有数，取舍有据　在大型药物经济学研究开题前，一定要花时间搜集整理资料，尤其对成本项目要分别加以衡量与评价，如非市场项目和社会间接成本的估价(包括医护人员花费的时间、患者及其家属花费的时间、生病住院造成的损失);成本的分摊(除直接医疗服务成本直接计算外,后勤、医技和管理科室的服务成本就要采用分摊的方法);投资性成本(如折旧期和折旧额等)和隐性成本的计算问题。这些都应通盘考虑,做到取舍有据。

3. 对药物经济学的一般研究   如某些治疗方案的经济学评价要考虑区分不确定因素(参数、分析模型与分析者)和进行敏感度分析。进行敏感度分析可以避免这些不确定因素,减少可能发生的误差。在样本数方面,样本数太小则不能说明问题,结论的可靠性差;但样本数太大,工作量也会相应增大,一般样本数取决于给定的统计学差异所需要观察的最小数。

在药物经济学研究中也存在偏倚和依从性的问题,这些在药物流行病学中都有介绍,这里就不赘述了。

目 标 检 测

一、单项选择题

1. 广义地说,药物评价应包括
   A. 新药临床研究和药物上市后再评价   B. 药物临床评价
   C. 新药的临床前研究   D. 临床评价和非临床评价
   E. 临床前研究和上市后药品的质量评价

2. 药物临床评价是根据医药学的最新学术水平,对已批准上市的药品
   A. 是否符合经济、适当的原则作出科学评估
   B. 是否符合要求作出科学评估
   C. 是否符合有效性原则作出科学评估
   D. 是否符合安全、有效、经济的合理用药原则作出科学评估
   E. 是否符合安全、有效、适当的合理用药原则作出科学评估

3. 药物经济学在控制药品费用方面的作用主要体现在
   A. 扩大药物的适用范围   B. 帮助患者选择便宜药物
   C. 可指导厂家研制更多的成本低廉的药品   D. 用于制订《国家基本药物目录》
   E. 帮助医院制订医院用药目录,规范医师用药

4. 成本是指在整个治疗过程中所投入的全部
   A. 财务资源、物质资源和社会资源的消耗
   B. 财力资源、物质资源和能量资源的消耗
   C. 财力资源、物质资源和人力资源的消耗
   D. 人力资源、物质资源和精力资源的消耗
   E. 物质资源、财力资源和体力资源的消耗

5. 以下不属于药物经济学研究要收集的效果资料的是
   A. 存活时间   B. 心理、健康咨询费
   C. 特定时间段的就诊、急诊或就医次数   D. 各种生物学检品的检验结果
   E. 每年病情发作或恶化次数

6. 须综合考虑用药目的、药物性质、患者身体状况以及安全、经济等因素是合理用药适当性要求的
    A. 适当的治疗目标   B. 适当的用药对象的要求
    C. 适当的药物的要求   D. 适当的时间的要求
    E. 适当的途径的要求

7. 成本效果分析的特点是
    A. 成本和治疗结果均用货币表示
    B. 假定临床效果完全相同
    C. 是成本效用分析的一种特例
    D. 治疗结果采用临床指标表示,如治愈率
    E. 治疗结果考虑用药者意愿、偏好和生活质量

8. 成本效益分析的要求是
    A. 成本和治疗结果均用货币表示
    B. 假定临床效果完全相同
    C. 是成本效用分析的一种特例
    D. 治疗结果采用临床指标表示,如治愈率
    E. 治疗结果考虑用药者意愿、偏好和生活质量

9. 成本效用分析要结合考虑的是
    A. 成本和治疗结果均用货币表示
    B. 假定临床效果完全相同
    C. 是成本效用分析的一种特例
    D. 治疗结果采用临床指标表示,如治愈率
    E. 治疗结果考虑用药者意愿、偏好和生活质量

二、多项选择题

1. 药品费用控制方法有
    A. 药物利用评价   B. 药品价格控制   C. 风险共担合同
    D. 制订医疗保险用药目录   E. 制订国家基本药物目录

2. 药物经济学评价的作用主要体现在
    A. 指导新药的研制   B. 确定药物的适用范围
    C. 规范医师用药   D. 用于制订医疗保险用药目录
    E. 帮助患者正确选择药物

3. 下列哪项是药物经济学中的直接成本
    A. 药品与服务   B. 医师的工资
    C. 误工所造成的工资损失   D. 患者的差旅费
    E. 患者的伙食费

4. 药物利用研究的方法主要有
    A. 医药市场信息分析   B. 药物情报分析   C. 限定日剂量方法
    D. 处方日剂量方法   E. 药物利用指数方法

200

实训项目

药物应用情况的调查与评价

【实训目的】

1. 学会全面、辩证地评价药物的应用。
2. 熟悉药物应用的调查方法、药物使用评价的意义及注意事项。
3. 了解医院、药店或社区药物的使用状况，提出合理的评价意见。

【实训准备】

1. 常用抗菌药物的使用情况调查表。
2. 常用抗菌药物的处方。
3. 医院用药情况调查数据。

【实训步骤】

1. 常用抗菌药物的用药调查

(1)方法：分组到医院、药店或社区卫生服务站进行抗菌药物使用情况调查。

(2)处方抗菌药物的使用情况调查：从成人普通处方中随机抽样 100 张处方；设定为每病例一张处方，填写处方用药情况调查表（表 11-4），并统计每次就诊平均用药品种数、每张门诊处方平均用药金额、就诊使用抗菌药物的百分率、就诊使用针剂的百分率、每张抗菌药物处方平均用药金额。

表 11-4 处方抗菌药使用情况调查表*

日期：___年__月__日　　　　　　　　　　　　　　　　　填表人：

序号	年龄	诊断	药品品种数	抗菌药使用情况**			处方金额（元）
				通用名、规格、包装、数量	用法/用量	用药途径***	
1							
2							
…							
…							
99							
100							

100 张处方统计分析	A 处方用药总品种数=	B 平均用药品种数(A/100)=
	C 使用抗菌药物的处方数=	D 就诊使用抗菌药物百分率(C/100)=　%
	E 处方总金额=	F 处方平均金额(G/100)=
	G 使用抗菌药物的处方总金额=	H 每张抗菌药物处方(平均金额 I/C)=

注：* 从门诊成人普通（除急诊、高干、传染、儿科、中药）处方，随机抽样 100 张处方，设定为每病例一张处方，填写表 11-6

** 本项统计的抗菌药物，包括抗生素类和合成抗菌药类、抗皮肤感染药、抗眼科感染药及含庆大霉素、喹诺酮类或其他复方止泻药。不含植物成分的抗菌药、抗结核病药、抗麻风病药、抗真菌药、抗病毒药、抗寄生虫药

*** 1)口服；2)肌注；3)静注；4)外用；5)其他

2. 医院用药情况调查　某医院 2007~2008 年度药品购入情况统计见表 11-5、表 11-6。

表 11-5　2007~2008 年度进口药、"合资药"、国产药购入情况统计

分类	2007 年 1 季度	2007 年 2 季度	2007 年 3 季度	2007 年 4 季度	2008 年 1 季度	2008 年 2 季度	2008 年 3 季度	2008 年 4 季度
全部药品购入总金额(万元)	3434.1	35 497.4	36 151.3	36 458.8	41 685.6	43 730.3	44 524.2	44 467.7
其中进口药占总金额(%)	28.32	30.2	30.75	28.64	29.29	29.85	29.22	28.22
"合资药"占总金额(%)	34.387	34.2	33.56	33.97	34.24	32.48	32.6	33.17
国产药占总金额(%)	37.3	35.6	35.69	37.39	36.47	37.67	38.18	38.61
100 个领先药品购入总金额(万元)	26 142.2	26 120.6	25 815.5	25 565.1	30 031.9	30 375.3	31 082.9	30 388.9
100 个领先药品占总金额(%)	75.05	73.58	71.41	70.12	72.04	69.46	69.81	68.34
100 个领先药品占全部进口药总额(%)	94.49	93.16	93.27	93.67	94.03	93.83	94.36	94.14

表 11-6　2007~2008 年度购入药品中各大类药排序及所占份额统计

分类		2007 年 1 季度	2007 年 2 季度	2007 年 3 季度	2007 年 4 季度	2008 年 1 季度	2008 年 2 季度	2008 年 3 季度	2008 年 4 季度
抗感染药	排序	1	1	1	1	1	1	1	1
	份额%	34.72	32.99	33.83	30.42	33.35	29.89	33.19	28.38
心血管系统药	排序	2	2	2	2	2	2	2	2
	份额%	15.01	15.11	13.86	15.39	15.12	14.34	12.72	14.71
消化系统用药	排序	3	3	3	3	3	3	3	3
	份额%	8.88	8.81	8.32	8.90	8.48	8.96	8.12	8.46
神经系统用药	排序	5	5	5	5	5	4	4	4
	份额%	6.03	5.93	6.25	6.13	6.25	6.55	6.50	7.02
体液平衡药物	排序	6	4	4	4	4	5	5	6
	份额%	5.74	5.99	6.72	6.26	6.27	6.32	6.47	6.41
影响生长代谢药物	排序	8	8	9	6	6	6	7	5
	份额%	4.69	5.00	5.07	5.79	5.77	5.88	5.50	6.50
生物制品	排序	9	9	8	9	7	7	6	7
	份额%	4.14	4.71	5.18	5.28	5.23	5.79	6.45	6.20
各科用药	排序	4	6	6	8	8	8	8	8
	份额%	6.11	5.82	5.38	5.40	4.78	5.61	5.24	5.26

续表

分类		2007 年 1 季度	2007 年 2 季度	2007 年 3 季度	2007 年 4 季度	2008 年 1 季度	2008 年 2 季度	2008 年 3 季度	2008 年 4 季度
抗恶性肿瘤	排序	7	7	7	7	9	9	9	9
药物	份额%	4.69	5.33	5.24	5.42	4.40	5.05	4.74	5.07
血液及造血	排序	10	10	10	10	10	10	10	10
系统药物	份额%	3.17	3.89	3.08	3.42	3.00	3.97	3.63	4.15
呼吸系统用药	排序	12	11	11	12	12	11	11	11
	份额%	1.92	2.12	2.41	2.38	2.48	2.78	3.00	3.10
维生素类药物	排序	11	12	12	11	11	12	12	12
	份额%	2.88	2.02	2.02	2.53	2.74	2.10	2.05	2.24
利尿和脱水药	排序	13	13	13	13	13	13	13	13
	份额%	1.33	1.60	1.85	1.80	1.52	1.87	1.56	1.53
其他药品	排序	14	14	14	14	14	14	14	14
	份额%	0.68	0.69	0.79	0.87	0.81	0.90	0.84	0.96

讨论：分别绘制 2007 年 1 季度至 2008 年 4 季度购入药品金额变化图和 2007 年 1 季度至 2008 年 4 季度每季度不同来源药品购入金额变化图。从两张变化图中我们可以找出什么规律？说明什么问题？（提示：比较每季度用药的相对稳定性，上下浮动百分数。观察国产药、"合资药"、进口药品份额的变化趋势，分析可能原因。）

3. 分组讨论　汇总小组研究结果，书面讨论抗菌药物和医院用药情况的调查分析结果，并提出评价意见的报告和体会。在总结讨论结果的基础上每组推出 1 位同学代表，参加班级汇报答辩，指导教师进行点评。

（于广华　裔照国）

第十二章 用药安全

学习目标

1. 掌握抗菌药物、非甾体抗炎药、糖皮质激素、维生素等药物的使用原则和合理使用方法。

2. 熟悉用药差错的分类和监测方法。

3. 了解抗菌药、非甾体抗炎药、糖皮质激素、维生素等药物滥用的危害及影响用药安全的因素。

4. 具有防范用药差错的能力。

药物性损害现已成为临床常见的致病因素,其发生率仅次于心脏病、癌症、慢性阻塞性肺疾患、脑卒中等疾病。药物安全性管理涉及药物使用的全过程,与多种因素有关,包括药物本身的不良作用、用药差错,医药和护理人员的专业素养与职业道德、患者的个体特征与依从性、药品管理体制等。因此,加强用药安全性既关系到患者的切身利益,也是广大医药卫生工作者共同的责任。

第一节 概 述

一、影响用药安全的因素

影响药物临床使用安全性的主要因素为药物因素、患者因素以及医务人员因素。

1. **药物因素** 包括药物本身的不良反应、药物相互作用、药物剂型及药物使用等。

2. **患者因素** 包括年龄、性别、遗传、基础疾病、过敏体质、不良生活方式、疾病特征与病情、依从性等。

3. **医务人员因素** 临床安全用药涉及诊断、处方、配方、给药、监测、评价的整个用药过程。因此,它和医师、药师、护士等人员有密切关联,其中任何人员的失误均可能使患者受损。

(1)医师:医师是疾病诊治的主要责任者,药物性损害医师常负主要责任,其主要原因是缺乏药物知识,特别是新药知识不足。另外,医师的责任心不强,临床用药监控不力等也有关。

(2)药师:药师是药品提供者和药物安全性监测者。药师可能因审方或配发失误、对患者用药说明不详、与医护人员协作和沟通不够以及对药物安全性监测不力而使患者受损。

(3)护士:护士给药是整个用药过程的最后一个环节,对安全用药十分重要。护士可能因执行医嘱不正确、给药操作失误、临床观察和报告不力等而损害患者。

二、用药差错的概念与分类

用药差错（medication errors）是指药品使用过程中出现的用药不当或患者受损的任何可预防事件。用药差错的含义不同于药品不良反应，但用药差错也可以导致不良反应，如已知患者对青霉素过敏而用青霉素治疗，导致过敏性休克发生。

用药差错可发生在用药的每个环节。按用药阶段可分类如下：

1. 处方差错　医师在处方书写、选药、剂量、剂型、给药途径、静脉给药滴速等方面发生差错。

2. 配方差错　药师配发错误的药物，药物的剂量、剂型错误，配发贮存不当或变质、过期失效的药品。

3. 抄写和给药差错　护士在抄写医嘱和执行医嘱时发生的各种差错。如：将药物误用于其他患者；未经医师处方而给患者用药，包括继续使用已停用的药物；给药剂量大于或小于规定剂量或重复用药；给药途径不是处方规定的途径，或是途径正确而部位错误，如滴眼液应滴左眼却误滴右眼；静脉滴注时滴速错误；未按给药方法使用相应剂型，包括不经处方者同意而将片剂粉碎；不按规定时间、间隔时间给药；药物在溶解或稀释时发生错误，或发生配伍变化；操作技术不当，如输液泵操作失误、注射部位未消毒等；使用保存不当的药品或已变质、过期、失效的药品。

4. 检测差错　未对药物治疗方案或临床及实验室检查数据作出评价。

三、用药差错监测

我国尚未开展用药差错监测报告工作，人们对用药差错的危害性尚无足够认识，通常认为用药差错不会对患者造成严重损害。但事实并非如此，美国医院因用药差错而死亡的患者每年达数千例。因此，应重视用药差错现象，逐步开展用药差错监测报告工作，以减少或预防用药差错的发生，保障患者用药安全。

1. 差错分级　根据美国用药差错报告系统的分级方法，用药差错按患者机体受损害程度而分为 9 级（A～I，表 12-1），其中 A 级无损害，B～H 级有损害，I 级为患者死亡。

表 12-1　用药差错的分级及损害表现

差错等级	损害表现
A级	环境或事件有可能造成差错的发生
B级	差错未累及患者
C级	未使患者受损
D级	未使患者受损，但需进行监测
E级	造成患者短暂损害，需要治疗或干预
F级	造成患者短暂损害，需要住院或延长住院时间
G级	造成患者永久损害
H级	引起危及生命的事件，如过敏性休克、心律失常
I级	造成患者死亡

2. 差错报告内容 用药差错报告的主要内容如下：

(1)差错情况：对差错进行一般描述，如差错级别、差错发生的时间顺序和所涉及人员及工作环境等。

(2)问题调查：包括：①患者是否已用药；②最初的差错由哪些医务人员所致；③差错导致了什么后果(如损害类型、不良反应的表现等)；④采用了何种干预使患者受到差错的影响；⑤谁发现了差错；⑥差错发生于何时，如何被发现；⑦差错发生在什么场所；⑧差错是否涉及其他工作人员；⑨是否向患者提供了咨询等。

(3)药品情况：药品的通用名与商品名、制药公司、药品剂型、用量或浓度，包装形式与大小等。

(4)患者情况：包括年龄、性别、临床诊断等。

第二节 常用药物的用药安全

一、抗菌药物的用药安全

(一) 抗菌药物滥用的危害

我国滥用抗菌药物现象比较严重。根据不完全统计，目前使用量排在前15位的药品中，有10种是抗菌药物。住院患者的抗菌药使用率过高，且使用广谱抗生素和联合使用抗菌药物的比例远远高于国际水平。抗菌药物的滥用带来了严重危害，如：①产生耐药菌株；②引起菌群失调或二重感染和造成院内感染；③增加不良反应。

(二) 安全使用抗菌药物

1. 抗菌药物治疗性应用的基本原则

(1)明确抗菌药物应用指征：初步诊断为细菌性感染者以及经病原检查确诊为细菌性感染者方有指征应用抗菌药物；由真菌、结核分枝杆菌、非结核分枝杆菌、支原体、衣原体、螺旋体、立克次体等病原微生物所致的感染亦有应用抗菌药物的指征。缺乏细菌及上述病原微生物感染证据、诊断不能成立者以及病毒性感染者，均无应用抗菌药物指征。

(2)尽早查明感染病原体：在开始治疗前，先留相应标本送细菌培养，尽早明确病原菌，所选药物的抗菌谱务必使其与所感染的微生物相对应。如革兰阳性球菌和革兰阳性杆菌引起的感染，应首选青霉素。不宜使用青霉素的可选择大环内酯类或第一代头孢菌素类。同时重视药敏试验，以便根据药物敏感试验结果选用抗菌药物。

知识链接

药敏试验

药敏试验又称药物敏感度的测定，通过药敏试验可很好地了解细菌对药物的敏感度，为临床医师准确有效地选用抗菌药物提供参考。常见药敏试验方法主要有：纸片扩散法、稀释法、抗生素浓度梯度法和自动化仪器法等。

---

(3)熟悉所选抗菌药物的特点：各种抗菌药物的药效学(抗菌谱和抗菌活性)和药动学(吸收、分布、代谢和排泄)过程特点不同，各有不同的临床适应证。故应根据各种抗菌药物

的特点,按临床适应证正确选用抗菌药物。

(4)制订合理的抗菌治疗方案:综合考虑感染部位和程度等,确定抗菌药物的剂量、给药次数、给药途径、疗程等。①给药剂量:重症感染(如菌血症、细菌性心内膜炎等)和抗菌药物不易达到部位的感染(如中枢神经系统感染等),宜使用较大剂量(治疗剂量范围高限);单纯性下尿路感染时,由于多数药物尿药浓度远高于血药浓度,则可使用较小剂量(治疗剂量范围低限)。②给药途径:轻症感染应选用口服吸收完全的抗菌药物,不一定采用肌内注射或静脉给药。重症感染、全身性感染患者初始治疗应予静脉给药,以确保药效;病情好转后可口服时应及早改为口服给药。但胆囊炎患者口服氨苄西林虽可吸收,在胆囊壁和胆汁中浓度很低,应采用静脉滴注,胆囊内药物浓度才可随用量增加而增高。此外,尽量避免局部应用抗菌药物。抗菌药物的局部应用只限于少数情况,如全身给药后在感染部位难以达到治疗浓度时,可加用局部给药作为辅助治疗,此情况见于治疗中枢神经系统感染时某些药物可同时鞘内给药、包裹性厚壁脓肿脓腔内注入抗菌药物以及眼科的局部用药等。某些皮肤表层及口腔、阴道等黏膜表面的感染可采用抗菌药物局部应用或外用,但应避免将主要供全身应用的品种做局部用药。青霉素类、头孢菌素类等易产生超敏反应的药物不可局部使用。氨基苷类等耳毒性药不可局部滴耳。③给药次数:时间依赖性抗菌药如β-内酰胺类、万古霉素、克林霉素、大环内酯类、单胺类抗生素、碳青霉烯类抗生素等应一日多次给药。浓度依赖性抗菌药如氟喹诺酮类、氨基苷类、甲硝唑等可一日给药1次(重症感染除外),每次足够剂量。④疗程:因感染不同而异,一般宜用至体温正常、症状消退后3~4日。但是败血症、感染性心内膜炎、化脓性脑膜炎、伤寒、布鲁菌病、骨髓炎、溶血性链球菌咽炎和扁桃体炎、深部真菌病、结核病等,则需较长的疗程方能彻底治愈,否则易复发。

(5)抗菌药物联合应用:不合理的联用不仅不能增加疗效,反而降低疗效、增加不良反应和产生耐药性的机会。因此要严格控制联合用药。抗菌药物的联合应用仅见于下列情况时:①不明病原菌的严重感染,包括免疫缺陷者的严重感染;②单一抗菌药物不能控制的混合感染;③单一抗菌药物不能有效控制的重症感染,如细菌性心内膜炎、败血症等;④需长程治疗但病原菌易耐药的感染,如结核病、深部真菌病;⑤抑制水解酶的菌种感染。

联合用药通常采用两种药物联合,三种及三种以上药物联合仅适用于个别情况,如结核病的治疗。宜选用具有协同或相加抗菌作用的药物联合,如青霉素类、头孢菌素类与氨基苷类联合,两性霉素B与氟胞嘧啶联合。

某些抗菌药物的联用,也可能使毒性增加,如两种以上氨基苷类合用常导致耳毒性和肾毒性增强,神经肌肉阻滞。不同种类抗菌药物合用也可导致某些毒性增加,如氨基苷类与头孢菌素类合用可致肾毒性增强,与强效利尿剂联用,可使耳毒性增强。因此,在联合用药时,应全面考虑这些不良反应,以做到安全、合理、有效地使用抗菌药物。

(6)抗菌药物的配伍:①青霉素类、头孢菌素类在溶液中稳定性差且遇酸或碱会加速分解。禁忌与酸性药物(如维生素C、氨基酸等)或碱性药物(如氨基苷类、氨茶碱、碳酸氢钠等)体外配伍,应分别溶解,间隔、序贯输注。②抗菌药物与输液的配伍也可影响抗菌药物的疗效。青霉素类与头孢菌素类最好采用注射用水或0.9%氯化钠注射液作溶媒,若溶在葡萄糖注射液中,往往使主药分解增快而导致疗效降低;乳糖酸红霉素不宜直接加在葡萄糖注射液中,宜首先溶于注射用水,后稀释于葡萄糖注射液中;两性霉素 B 不能溶在 0.9%氯化钠注射液中。

案例

季某,男,25 岁,因头痛、咽痛、发热一天,到某社区卫生服务中心就诊。查:体温:39.4℃,心率:85 次/分,咽充血,扁桃体Ⅱ度肿大,初步诊断:上呼吸道感染。医师给予青霉素 800 万 U 加入 5%葡萄糖溶液 500ml 中,静脉点滴,一日 1 次。

请问此治疗方法是否正确? 为什么?

---

2. 抗菌药物预防性应用的基本原则 预防用药应尽量不用或少用。

(1)内科和儿科:常见的普通感冒、麻疹、水痘等病毒感染性疾病,以及昏迷、休克、中毒、心力衰竭、肿瘤和应用糖皮质激素治疗的患者等,都不宜常规预防性应用抗菌药物。除非对免疫缺陷患者,在出现感染征兆时,送检有关标本做培养的同时给予经验治疗。

(2)外科:根据手术野有无污染或污染可能,决定是否预防用抗菌药物。①清洁手术(1 类切口):手术野为人体无菌部位,也不涉及呼吸道、消化道、泌尿生殖道等与外界相通的器官,通常不需预防使用抗菌药。②清洁-污染手术(2 类切口):上下呼吸道、消化道和泌尿生殖道的手术,或经以上器官的手术,由于手术部位存在大量人体寄生菌群,手术时可能污染手术野引起感染,需预防使用抗菌药物。③污染手术(3 类切口):由于胃肠道、尿道、胆道体液溢出或开放性创伤未经清创等已造成手术野严重污染的手术,需预防使用抗菌药物。

3. 特殊病理、生理状况患者应用抗菌药物的基本原则

(1)肾功能不全患者:应尽量避免使用肾毒性抗菌药物,确有应用指征时,必须根据患者肾功能不全程度以及抗菌药物在人体内排出途径调整给药剂量及方法。

肾功能不全时,抗菌药物的选用注意以下几种情况:①主要由肝胆系统排泄或由肝脏代谢,或经肾脏和肝胆系统同时排出的抗菌药物可维持原治疗量或剂量略减;②主要经肾排泄并无肾毒性,或仅有轻度肾毒性的抗菌药物可应用,但剂量需适当减少;③具有肾毒性抗菌药物避免用于肾功能不全者,如确有指征使用该类药物时,需进行治疗药物监测(TDM),并据此调整给药方案,达到个体化给药;也可按照肾功能不全程度(以内生肌酐清除率为准)减量。见表 12-2。

表 12-2 肾功能不全的患者抗菌药物的应用

应用情况	药物
可应用,按原治疗量或略减量	红霉素、阿奇霉素等大环内酯类;利福平、异烟肼;克林霉素;多西环素;氨苄西林、阿莫西林、哌拉西林、美洛西林、苯唑西林;头孢哌酮、头孢曲松、头孢噻肟、头孢哌酮/舒巴坦;氨苄西林/舒巴坦、阿莫西林/克拉维酸、替卡西林/克拉维酸、哌拉西林/三唑巴坦;氯霉素;两性霉素 B、伊曲康唑口服液;甲硝唑
可应用,治疗量需减少	青霉素、羧苄西林、阿洛西林;头孢唑林、头孢噻吩、头孢氨苄、头孢拉定、头孢呋辛、头孢西丁、头孢他啶、头孢唑肟、头孢吡肟;氨曲南、亚胺培南/西司他丁、美罗培南;氧氟沙星、左氧氟沙星、加替沙星、环丙沙星;磺胺甲噁唑、甲氧苄啶;氟康唑;吡嗪酰胺

续表

应用情况	药物
避免使用,确有应用指征者调整给药方案★	庆大霉素、妥布霉素、奈替米星、阿米卡星、卡那霉素、链霉素;万古霉素、去甲万古霉素、替考拉宁;氟胞嘧啶、伊曲康唑注射剂
不宜使用	四环素、土霉素;呋喃妥因,特比萘芬

注:★需进行 TDM,或按内生肌酐清除率调整给药剂量或给药时间

(2)肝功能不全患者:需要考虑肝功能不全对抗菌药物体内过程的影响程度,以及抗菌药物及其代谢产物发生毒性反应的可能性。

肝功能不全时,抗菌药物的选用注意以下几种情况:①主要由肝脏清除的药物,虽清除明显减少并无明显毒性反应发生,仍可正常应用但需谨慎,必要时减量,并严密监测肝功能。如红霉素等大环内酯类(不包括酯化物)、林可霉素、克林霉素等。②主要经肝脏或有相当量经肝脏清除的药物,清除减少并可导致毒性反应的发生,应避免使用。如氯霉素、利福平、红霉素酯化物等。③经肝、肾两途径清除的药物,清除减少,血药浓度升高,但本身的毒性不大,可谨慎使用。严重肝病患者,尤其肝、肾功能同时减退的患者在使用此类药物时需减量。如青霉素类、头孢菌素类。见表 12-3。

表 12-3　肝功能不全感染患者抗菌药物的应用

应用情况	药物
按原治疗量应用	青霉素;头孢唑林、头孢他啶;庆大霉素、妥布霉素、阿米卡星等氨基苷类;万古霉素、去甲万古霉素;多黏菌素类;氧氟沙星、左氧氟沙星、环丙沙星、诺氟沙星
减量慎用	林可霉素;培氟沙星;异烟肼★
严重肝病时减量慎用	哌拉西林、阿洛西林、美洛西林、羧苄西林;头孢噻吩、头孢噻肟、头孢曲松、头孢哌酮;红霉素;克林霉素;氟罗沙星;氟胞嘧啶、伊曲康唑;甲硝唑
避免应用	红霉素酯化物;四环素类;氯霉素;磺胺药;利福平;两性霉素 B、酮康唑、咪康唑、特比萘芬

注:★活动性肝病时避免使用

(3)老年患者:由于老年人组织器官呈生理性退行性变,免疫功能逐渐减退,一旦罹患感染,在应用抗菌药物时需注意以下事项:①使用主要经肾排出的抗菌药物时,应按肾功能不全情况减量给药,可用正常治疗量的 1/2～2/3。青霉素类、头孢菌素类和其他 β-内酰胺类的大多数品种即属此类情况。②宜选用毒性低并具杀菌作用的抗菌药物,如青霉素类、头孢菌素类等。避免应用毒性大的氨基苷类、万古霉素、去甲万古霉素等,除非有明确应用指征,应在严密观察下慎用,同时进行 TDM,据此调整剂量,使给药方案个体化。

(4)新生儿患者:新生儿期肝、肾等重要器官尚未完全发育成熟,在此期间其生长发育随日龄增加而迅速变化,故感染后使用抗菌药物时需注意以下事项:①避免应用毒性大的抗菌药物,包括主要经肾排泄的氨基苷类、万古霉素、去甲万古霉素等,以及主要经肝代谢的氯霉

素。确有应用指征时,必须进行 TDM,据此调整给药方案,以确保药物治疗安全有效。②避免应用或禁用可能发生严重不良反应的抗菌药物(表 12-4)。如可影响生长发育的四环素类、氟喹诺酮类,可导致核黄疸及溶血性贫血的磺胺药和硝基呋喃类药等。③对主要经肾排出的青霉素类、头孢菌素类等药物,需减量应用,防止药物在体内蓄积。④按日龄调整给药方案。

表 12-4　新生儿应用抗菌药物后可能发生的不良反应

抗菌药物	不良反应	发生机制
氯霉素	灰婴综合征	肝酶不足,氯霉素与其结合减少,肾排泄功能差,使血游离氯霉素浓度升高
磺胺药	核黄疸	磺胺药替代胆红素与蛋白的结合位置
氟喹诺酮类	软骨损害(幼年)	不明
四环素类	牙齿及骨骼发育不良	药物与钙络合沉积在牙齿和骨骼中
氨基苷类和万古霉素	耳、肾毒性	肾清除能力差,药物浓度个体差异大,致血药浓度升高
磺胺类及硝基呋喃类	溶血性贫血	新生儿红细胞中缺乏葡萄糖-6-磷酸脱氢酶

(5)小儿患者:小儿患者在应用抗菌药物时应注意以下几点:①尽量避免应用氨基苷类抗生素、万古霉素和去甲万古霉素,以防耳、肾毒性。除非临床有明确应用指征且又无其他毒性低的抗菌药物可供选用时,方可选用该类药物,并在治疗过程中严密观察,有条件者进行 TDM,根据其结果个体化给药。②8 岁以下小儿不可用四环素类抗生素,以免牙齿黄染、牙釉质发育不良。③18 岁以下儿童避免使用氟喹诺酮类抗菌药,以免骨骼发育不良。

(6)妊娠期患者:妊娠期抗菌药物的应用需考虑药物对母体和胎儿两方面的影响,避免使用对胎儿有致畸或明显毒性作用的四环素类、氟喹诺酮类、氨基苷类、万古霉素、去甲万古霉素等,确有应用指征时,须在 TDM 下使用,以保证用药安全有效。青霉素类、头孢菌素类和磷霉素等毒性低,对胎儿及母体均无明显影响,也无致畸作用,妊娠期感染时可选用。

(7)哺乳期患者:少数药物乳汁中分泌量较高,如氟喹诺酮类、四环素类、大环内酯类、氯霉素、磺胺甲噁唑、甲氧苄啶、甲硝唑等。青霉素类、头孢菌素类和氨基苷类等在乳汁中含量低。无论乳汁中药物浓度如何,均存在对乳儿潜在的影响,并可能出现不良反应。因此,哺乳期患者应避免选用氨基苷类、氟喹诺酮类、四环素类、氯霉素、磺胺药等。哺乳期用任何抗菌药物时均宜暂停哺乳。

总之,应按《抗菌药物临床应用指导原则》用药,客观评价抗菌药物的防治效果,充分认识对其潜在的危害性,杜绝抗菌药物的滥用。

二、非甾体抗炎药的用药安全

(一)非甾体抗炎药滥用的危害

非甾体抗炎药(NSAID)使用十分广泛,多数情况下作为非处方药,其不良反应易被公众忽视,滥用现象较为严重,危害也较常见。

1. **胃肠道损害** NSAID 中的吲哚美辛、阿司匹林、保泰松、甲芬那酸、吡罗昔康等都可以引起消化不良、黏膜糜烂、胃及十二指肠溃疡及出血,严重者可致穿孔。

2. **肾损害** NSAID 引起的肾损害表现为急性肾功能不全、间质性肾炎、肾乳头坏死、水钠潴留及高钾血症等,其中肾功能不全的发生率仅次于氨基苷类抗生素,占所有能引起肾功能不全药物的 37%。布洛芬、萘普生可致肾病综合征,酮洛芬可致膜性肾病,吲哚美辛可致肾衰竭和水肿。

3. **肝损害** 大多数 NSAID 均可导致肝损害,如长期大剂量使用对乙酰氨基酚可致严重肝损害,尤以肝坏死多见;大剂量使用保泰松可致黄疸、肝炎;特异质患者使用水杨酸类也可致肝损害。

4. **心脑血管意外** 选择性 COX-2 抑制剂罗非昔布连续服用,心脑血管事件发生率与服药疗程及剂量呈正相关。

5. **其他** 多数 NSAID 可抑制血小板聚集,使出血时间延长。阿司匹林、氨基比林可引起粒细胞减少;阿司匹林、美洛昔康、氨基比林等可引起荨麻疹、瘙痒、剥脱性皮炎等皮肤损害;多数 NSAID 可引起头痛、头晕、耳鸣、视神经炎等中枢神经系统反应;布洛芬、舒林酸偶可引起无菌性脑膜炎。

(二)非甾体抗炎药的合理使用

1. 对于发热患者,应先采用物理降温,如冰袋冷敷、酒精擦浴等,物理降温无效时再考虑选用解热药。当遇到发热而未明确原因时,不能首先使用解热药,以免掩盖症状、干扰热型,延误诊断。

在查明发热原因后,如伴有下列指征可选用解热药:①发热 39℃ 以上,危及生命,特别是小儿高热惊厥时;②发热虽不高,但伴有明显的头痛、肌肉痛、失眠、意识障碍,严重影响患者休息及疾病恢复时;③持续高热,已引起心肺功能异常,或患者对高热难以耐受时;④长期发热而不能自行减退时,如伤寒、结核、布鲁菌病以及癌症发热等。

2. 非甾体抗炎药仅有中等程度的镇痛作用,适用于头痛、牙痛、肌肉痛、关节痛、神经痛、月经痛等,对于平滑肌痉挛性疼痛、创伤剧痛、肿瘤晚期剧烈疼痛等无效。

3. 非甾体抗炎药虽然可作为治疗风湿性关节炎、类风湿关节炎、系统性红斑狼疮、骨关节炎、强直性脊柱炎以及痛风和其他非感染性慢性炎症的首选,但不能影响疾病本身的免疫病理反应而改变病程。

4. 剂量个体化,增加和减少用药量均应采用阶梯式递增或递减。

5. 只有在一种 NSAID 足量使用 1~2 周后无效时才更改为另一种。

6. 避免两种或两种以上 NSAID 同时服用,避免使用或慎用含氨基比林的复方制剂。

7. 宜餐中服药。如口服胃肠不能耐受时,可选用另外途径给药,如直肠给药或肌内注射,亦可选用肠溶剂型。

8. 老年人宜选用血浆半衰期短的 NSAID 药物,溃疡病史者宜服用选择性 COX-2 抑制剂。

9. 哮喘患者、孕妇禁用,肝、肾功能不全者应慎用或禁用。心肌梗死或脑卒中病史者禁用 COX-2 抑制剂。

三、糖皮质激素类药物的用药安全

(一) 糖皮质激素滥用的危害

糖皮质激素作用多、应用广，但盲目滥用危害很大。常见不良反应有库欣综合征、诱发或加重消化性溃疡和感染、影响儿童生长、引起骨质疏松、自发性骨折和无菌性骨坏死、淋巴细胞减少和骨髓脂肪浸润等。长期大剂量用药，可能引起肾上腺皮质功能减退症、停药反跳现象等。

知识链接

于某，女，48岁，系统性红斑狼疮病史3年，1个月前症状加重，给予泼尼松一次20mg，一日3次治疗。近日来患者出现低热、反复咳嗽、咳胶冻拉丝样痰，伴轻度胸痛。经进一步检查确诊为真菌性肺炎（白色念珠菌）。

请分析患者真菌性肺炎的起因是什么？应如何避免和治疗？

(二) 糖皮质激素的合理使用

1. 要有明确的指征和治疗目的，并须考虑患者年龄、性别、病情以及有无并发症的情况，权衡适应证与禁忌证对患者的利弊，能不用则不用，能少用则少用，能短期使用就不长期使用。

2. 根据病情和患者的具体情况确定合适的剂量、给药方法和疗程，充分发挥药物疗效，尽量减少不良反应。一般应以小剂量来控制或缓解其主要症状，当达到临床治疗效果时，就逐渐减量至停用。切不可大剂量长期应用，也不可骤然停药，以防肾上腺皮质功能不全的发生。

(1) 大剂量突击疗法适用于各种休克、中毒性菌痢、中毒性肺炎、猩红热、败血症、暴发型流行性脑膜炎等严重感染患者。

(2) 一般剂量长期疗法适用于风湿性及类风湿关节炎、系统性红斑狼疮、重症肌无力等自身免疫性疾病和急性淋巴细胞性白血病等。

(3) 生理剂量替代疗法适用于急、慢性肾上腺皮质功能不全，腺垂体功能减退及肾上腺次全切除术后患者。

(4) 隔日疗法适用于需长期用糖皮质激素治疗的患者。糖皮质激素的分泌呈现日周期节律，上午7~8时为分泌高峰，随后逐渐下降，午夜分泌最少。若将两日或一日的总药量在隔日的清晨一次给予，与体内皮质激素分泌高峰吻合，对下丘脑-垂体-肾上腺皮质的负反馈抑制作用最小，可使药物对肾上腺皮质功能的抑制减至最低程度。

(5) 局部应用适用于接触性皮炎、湿疹、肛门瘙痒、牛皮癣、结膜炎、角膜炎和虹膜炎等患者。

3. 用于严重感染时，应同时使用足量有效的抗微生物药。

4. 长期应用糖皮质激素者，应定期检查以下项目：①血糖、尿糖或糖耐量试验，尤其是有糖尿病或糖尿病倾向者；②小儿应定期监测生长和发育情况；③眼科检查，注意白内障、青光眼或眼部感染的发生；④血清电解质和大便隐血；⑤高血压和骨质疏松的检查，老年人尤应注意。注意有无感染、高血压、糖尿病、溃疡病、低血钾、骨质疏松、股骨头坏死等情况发生，一旦发现，及时建议去医院进行相应处理。

5. 慎用糖皮质激素的情况　高血压、高血脂、急性心力衰竭、糖尿病、全身性真菌感染、结核病、青光眼、白内障、疱疹性角膜炎、甲状腺功能减退症、重症肌无力、骨质疏松、胃溃疡、肝功能不全、肾功能不全、肾结石、情绪不稳定和有精神病倾向等。妊娠期、哺乳期妇女、小儿、老年人慎用。

6. 禁用糖皮质激素的情况　严重的精神病、高血压、糖尿病、骨质疏松，活动性胃、十二指肠溃疡，新近胃肠吻合术后，抗菌药物未能控制的病毒、细菌、真菌感染。

四、维生素类药物的用药安全

各种维生素是机体维持正常生化功能所必需的，由于机体细胞不能自主合成维生素，临床常用于多种疾病的辅助治疗。人体对维生素的需要量很小，补充过量易中毒。但公众误以为维生素有百利而无一害，常将维生素作为补品或保健品，滥用现象严重。

(一) 维生素滥用的危害

1. 维生素 A　长期大量使用可能引起维生素 A 中毒，表现为疲劳、无力、全身不适、发热、颅内压增高、夜尿增多、毛发干枯或脱落、皮肤干燥瘙痒、食欲减退、体重减轻、四肢疼痛、贫血、眼球突出、剧烈头痛、恶心、呕吐等。

2. B 族维生素　大量使用 B 族维生素，可引起头痛、眼花、烦躁、心律失常、水肿和神经衰弱。某些人使用维生素 B_1 可能出现超敏反应甚至过敏性休克。妊娠期女性服用大量维生素 B_6 可能致新生儿产生维生素 B_6 依赖综合征。

3. 维生素 C　长期过量使用维生素 C，可引起恶心、呕吐、胃痉挛、腹泻、头痛、尿频、肾结石等。

4. 维生素 D　长期大量使用维生素 D，可引起低热、烦躁、哭闹、惊厥、厌食、体重下降、肝大、肾脏损害，骨骼硬化等，比佝偻病的危害更大。

5. 维生素 E　长期服用大量维生素 E（一日 400～800mg），可引起头痛、头晕、乏力、视力模糊、恶心、胃痉挛、腹泻、乳腺肿大、流感样综合征等。长期服用超量维生素 E（一日 800mg 以上），对维生素 K 缺乏患者可引起出血倾向，改变内分泌代谢，改变免疫机制，影响性功能，并有出现血栓性静脉炎或栓塞的危险。

(二) 维生素的合理使用

1. 针对病因积极治疗　大多数维生素缺乏除因食物中缺乏或供给不足（特殊生理阶段机体需要量增加）外，多由于某些疾病或因长期服用广谱抗菌药、吸收障碍等所引起的，所以应找出原因，对因治疗，而不应单纯依赖维生素的补充。

2. 区分治疗性用药和预防性用药，选择适宜的剂量和给药方法　用药目的不同，用量和疗程有差异。如预防维生素 D 缺乏症与治疗佝偻病，口服用量就相差数倍，而治疗急性低钙血症时，则需注射用药。

3. 掌握恰当的给药时间　多数维生素宜饭后服用。水溶性维生素 B_1、维生素 B_2、维生素 C 等如果空腹服用，可能在未被胃肠道充分吸收前就被排出。脂溶性维生素 A、维生素 D、维生素 E 等餐后服用可得到食物中脂质的助溶，吸收更容易。

4. 注意药物的相互作用　液状石蜡可减少脂溶性维生素 A、D、K、E 的吸收，并能促进它们的排泄。维生素 C 和维生素 B_1 不宜与氨茶碱、维生素 B_{12} 合用，也不宜与口服避孕药同服，以免降低药效。

目 标 检 测

一、单项选择题

1. 以下用药差错类别中,不正确的是

　　A. 处方差错　　　　　　　B. 给药差错　　　　　　C. 配方差错

　　D. 抄写差错　　　　　　　E. 用药差错监测

2. 以下所列药物中,不能溶于 0.9% 氯化钠注射液的是

　　A. 青霉素类　　　　　　　B. 卡那霉素　　　　　　C. 庆大霉素

　　D. 两性霉素 B　　　　　　E. 头孢菌素类

3. 依据糖皮质激素分泌的昼夜规律,给予糖皮质激素的最佳时间是

　　A. 上午 7 时　　　　　　　B. 上午 10 时　　　　　C. 中午 12 时

　　D. 傍晚 7 时　　　　　　　E. 晚 10 时

4. 以下有关"糖皮质激素用于抗感染"的叙述中,最正确的是

　　A. 有益　　　　　　　　　B. 有害　　　　　　　　C. 呈现两重性

　　D. 体液免疫功能减退　　　E. 可减轻组织的破坏

5. 以下有关长期大量服用维生素 A 的危害的叙述中,最正确的是

　　A. 惊厥、肝肾损害　　　　　　　　B. 腹泻、皮肤潮红

　　C. 毛发干枯、皮肤瘙痒　　　　　　D. 心律失常、神经衰弱

　　E. 乳腺肿大、流感样综合征

6. 以下所列非甾体抗炎药中,偶可导致无菌性脑膜炎的是

　　A. 保泰松　　　　　　　　B. 舒林酸　　　　　　　C. 阿司匹林

　　D. 氨基比林　　　　　　　E. 对氨基水杨酸

7. 为了使患者用药安全有效,做法不正确的是

　　A. 了解患者的用药过敏史

　　B. 重视皮内敏感性试验

　　C. 向患者交代每种药品的用量、用法、注意事项等

　　D. 依据药厂出具的证明文件用药

　　E. 患者反映的用药不良反应及时收集、记录,登记报告

8. 以下所列糖皮质激素的疗程和用法中,不正确的是

　　A. 隔日疗法　　　　　　　B. 一日疗法　　　　　　C. 小剂量替代疗法

　　D. 一般剂量长程疗法　　　E. 大剂量突击疗法

9. 以下有关非甾体抗炎药合理用药叙述中,不正确的是

　　A. 宜餐前服药

　　B. 阶梯式增减用药量

　　C. 肝肾功能不全者慎用或禁用

　　D. 避免两种或 NSAID 两种以上同时服用

　　E. 一种 NSAID 足量使用 1～2 周后无效,才更改为另一种

10. 以下有关"抗菌药物合理使用措施"的叙述中,不正确的是

A. 不要滥用

B. 对症选用

C. 为达到最佳抗菌效果,提倡联用多种药物

D. 重视配伍禁忌

E. 确定最佳给药方案

二、多项选择题

1. 以下所列感染性疾病中,需要抗菌药物较长疗程方能治愈的是

A. 结核病   B. 败血症   C. 深部真菌病

D. 化脓性脑膜炎   E. 细菌性心内膜炎

2. 以下有关糖皮质激素合理应用的叙述中,正确的是

A. 对人类有致畸作用

B. 大剂量突击疗法适用于各种休克

C. 哺乳期用药不应哺乳

D. 更年期后的妇女用药易发生骨质疏松

E. 用于严重感染时,应同时使用足量有效的抗微生物药

3. 接受糖皮质激素治疗的患者,应定期检查

A. 血糖   B. 眼睛   C. 血压

D. 大便隐血   E. 小儿生长和发育情况

4. 患维生素缺乏症的主要原因是

A. 吸收障碍   B. 需要量增加   C. 药物不良反应

D. 某些疾病所致   E. 长期服用广谱抗生素

5. 滥用非甾体抗炎药可能损害的器官或组织包括

A. 胃肠   B. 肝脏   C. 肾脏

D. 神经系统   E. 心血管系统

6. 以下哪些属于"给药差错"

A. 剂量差错   B. 剂型差错   C. 途径差错

D. 时间差错   E. 监测差错

实 训 项 目

糖皮质激素类药物滥用情况调查

【实训目的】

1. 了解医院或药店糖皮质激素类药物的使用情况。

2. 统计并分析糖皮质激素类药物滥用状况,指导患者正确有效地使用糖皮质激素类药物。

【实训准备】

1. 选择一所综合性医院或社区药房。

2. 制订详尽的调查方案和实施计划。

【实训步骤】

1. 在教师的带领下,学生分组到医院门诊(病区)药房或社区药房,了解一段时间内的糖皮质激素类药物使用或销售情况,并完成以下统计表。

_____医院/社区(药房)糖皮质激素类药物使用(销售)情况统计表

序号	疾病诊断	使用药物	用量及用法
1			
2			
3			
4			

2. 汇总整理糖皮质激素类药物的使用情况,根据统计结果判定有无滥用。

3. 以小组为单位,完成糖皮质激素类药物的使用情况调查报告,并在社区药房开展安全用药咨询活动。

(刘 斌)

第十三章 简易医疗器械

学习目标

1. 掌握简易医疗器械的主要用途。

2. 熟悉简易医疗器械的基本质量特性和质量要求。

3. 学会简易医疗器械的操作,能够正确指导消费者选购和使用。

根据国务院 2000 年 1 月 4 日颁布的《医疗器械监督管理条例》,医疗器械(medical devices)是指单独或者组合使用于人体的仪器、设备、器具、材料或者其他物品,包括所需的软件。此定义主要有助于医疗器械的监督管理及与药品的区分。一般来说,医疗器械是通过物理方式(如机械作用、屏障作用或者支持作用)参与或辅助其功能的实现。使用医疗器械是为了达到下列目的:①预防、诊断、治疗、监护和缓解疾病;②诊断、治疗、监护、缓解、补偿损伤及残疾;③研究、替代、调节机体的解剖功能或者某些生理过程;④影响妊娠。

医疗器械的使用直接关系到社会公众的生命健康,安全性和有效性是其基本质量特性。因施用于人体,所以安全性是最重要的质量特性;正确使用医疗器械能否达到广告、说明书所述的目的和效果,是有效性的核心。

第一节 体 温 计

一、玻璃体温计

(一)基本原理与构成

玻璃体温计(clinical thermometer)由感温泡、毛细孔(管)、真空腔组成。它是利用水银(或者其他金属液体)在感温泡与毛细孔(管)内的膨胀作用来测量温度,同时在感温泡与毛细孔(管)连接处的特殊结构能在体温计冷却时阻碍感温液柱下降,保持所测体温值。

玻璃体温计可分为新生儿棒式(口腔用、腋下用、肛门用)、三角型棒式(口腔用、肛门用)、元宝型棒式(口腔用)和内标式(腋下用)四种型式。新生儿棒式体温计的测量范围在 30～40℃,其余型式体温计的测量范围都是 35～42℃。

(二)用途

主要用来测量人、动物的体温。

(三)基本质量要求

1. 示值允许误差限 新生儿棒式体温计的示值允许误差限为±0.15℃,其余型式体温计的允许误差限为−0.15～+0.10℃。

2. 标度和标志 应清晰,颜色牢固。不应有脱色、污迹和其他影响读数的现象。新生儿棒式体温计必须标有数字"30"、"37"和"40"，其余型式体温计必须标有数字"37"和"40"，其余标度值可只用个位数（例如：在玻璃温度计上标示的数字"9"即代表 39℃）。

3. 分度值　摄氏体温计的分度值为 0.1℃，即每 1℃分成 10 小格，每小格为 0.1℃。

4. 玻璃管　应透明光滑，不得有爆裂现象。

5. 体温计顶端　应光滑，防止使用时损伤身体。

6. 感温泡　感温泡的玻璃不应有影响牢固的划痕、气线、气泡和擦毛等瑕疵，泡内不得有明显的气泡。

7. 感温液　感温液在体温计毛细孔（管）内移动后，毛细孔（管）壁上不应有附着感温液的痕迹。

8. 感温液柱　不应中断，不应自流，不应难甩。

（四）测量方法

玻璃温度计可用于测腋温、口温和肛温，在医疗机构和家庭中最常测腋温。腋温的测量方法如下：玻璃温度计从消毒容器内取出，将水银柱甩至 35℃以下备用。擦干汗液，将体温计的感温泡放于腋窝正中处，与皮肤紧贴，嘱受测者夹紧体温计，屈臂过胸。测 8～10 分钟。

知识拓展

体温计的发展

第一个体温计是伽利略（1564～1642 年）在 16 世纪时发明的气体体温计。1714 年，德国物理学家华伦海特发明了华氏温标，1742 年又发明了摄氏温标，从此实现了体温计的刻度标准化。1858 年德国医师冯德利希提出并实施了把体温测量用于临床诊断。1865 年，英国的阿尔伯特发明了目前临床工作仍在使用的玻璃体温计：体温计用于储存水银（汞）的细管里有一狭道，当体温计接触人体后，水银柱表面很快升到与体温对应的数值处，取出体温计后水银柱不下降而是在狭道处断开，使水银柱表面始终保持在与体温对应的数值处。随着电子技术的发展，20 世纪 70 年代出现了电子体温计，20 世纪 80 年代初出现了会讲话的体温计，到 80 年代中期出现了"膜状液晶体温计"。1988 年，我国计量科学研究院制成新型电子呼吸脉搏体温计，利用它可以对医院中整个病区的患者进行集中遥测，把患者的体温、呼吸、脉搏情况存储到计算机里，实现测量的自动化。

（五）选购和使用注意事项

1. 检查　购买、使用时应检查玻璃体温计有无裂纹，以免水银泄漏、中毒。

2. 特殊人群使用　婴幼儿、精神障碍、昏迷及不能用鼻呼吸者应测肛温，不能测口温。

3. 消毒　玻璃体温计使用完毕后应用自来水冲洗干净，浸泡在 75％乙醇中备用。也可用肥皂水洗净后保存备用，使用前用 75％乙醇棉球擦拭消毒。

二、医用电子体温计

（一）基本原理与构成

医用电子体温计（clinical electronic thermometer）是通过使用传感器或电路将测量到的体温数值显示出来的电子仪器。由感温元件、电池和液晶显示元件组成。

（二）用途

主要用来测量人、动物的体温。

（三）基本质量要求

1. 正常工作条件　环境温度 5～40℃，相对湿度≤85％。

2. 外观　体温计的顶端应平滑,边缘无毛刺。

3. 温度显示范围　不窄于 35.0～41.0℃。

4. 分辨力　应为 0.1℃或更小。

5. 最大允许误差　±0.3℃(体温在低于 35.3℃或高于 41.0℃时),±0.2℃(体温在 35.3～36.9℃或 39.1～41.0℃时),±0.1℃(体温在 37.0～39.0℃时)。

6. 重复性　标准差 $s \leqslant 0.2℃$。

7. 测量完成提示功能　在测量值达到稳定时,应有提示信号或标记。

8. 显示值保留时间　当体温计离开受测者身体时,显示屏上显示体温数值能保留到自动断电。

9. 记忆功能　应具有至少记忆一次测量体温数据的功能。

10. 关机　应具有自动断电关机功能。

(四)选购和使用注意事项

目前,医用电子体温计有两种类型:塑料封装型和玻壳封装型,以前者常见。塑料封装型密封性差,不能浸入 75%乙醇中消毒,否则会造成电路故障。玻壳封装型可浸入 75%乙醇中消毒,但易碎,故不适用于婴幼儿。

知识拓展

新型体温计

目前除玻璃体温计、电子体温计外,还有根据各种原理研制出的如红外线体温计、片式体温计等。红外线体温计曾于"非典"、"甲流感"流行期间广泛使用,又分为耳式和额式,测定时间为 1～3 秒,其优点是快速、安全。片式体温计,又称为可弃式体温计。这种体温计只有名片大小,长 6～7cm、宽 0.5cm 左右,上面布满了一些附有数字、排列整齐的圆点。在进行体温测试后,某一数值以下的圆点会全都变暗,而其余圆点颜色不变,使用者即可根据上述变化确定体温。其价格不高,体积较小、便于携带和储存,本身污染非常小,可一次性使用,特别适用于医疗机构以避免交叉感染。

玻璃体温计、医用电子体温计属于国家强制检定计量器具,无论是在产品质量、还是在监督管理方面基本上比较规范,用于体温测量时准确度较稳定。而很多新型体温计是以保健用品的形象出现在市场上,一直未受到国家有关部门严密有效的监督管理,选用时应慎重,建议将其作为发热的快速筛选工具。

第二节　血　压　计

测量血压的仪器称为血压计(sphygmomanometer)。常用的血压计有水银(汞柱式)血压计和电子血压计。水银血压计体积较大,携带不方便。电子血压计体积小,携带、使用方便,常作为自我检查血压的工具而很受欢迎。

一、水银(汞柱式)血压计

水银(汞柱式)血压计在临床工作中最常用,有立式和台式两种。

(一)基本原理与构成

水银血压计是根据流体静力平衡原理,由连通器把贮汞瓶与示值管连通,当贮汞瓶内水银表面受压后,迫使示值管内水银(汞)柱升高而指示出压力值。其结构主要由刻度标尺、贮汞瓶、臂带、橡胶球(袋、管)和示值管组成。

(二)用途

主要对人体上臂、大腿部位的动脉血压进行测量。

(三)基本质量要求

1. 血压测量范围 为 0~40kPa(0~300mmHg)。

2. 刻度标尺 应具有双刻度(千帕斯卡 kPa 和毫米汞柱 mmHg)标尺,其分度值分别为 0.5kPa 和 2mmHg,标度应正确、清晰。

3. 零点误差 贮汞瓶与大气相通后,汞柱读数面顶端应处于与零位刻度线相切的位置。

4. 灵敏度 汞柱在快速下降中突然停顿时,其波动幅度不应小于 0.3kPa(2.25mmHg)。

5. 气密性 应有良好的气密性,且不应泄漏水银。

6. 示值误差 示值最大允许误差为 ±0.5kPa(±3.75mmHg)。

(四)选购和使用注意事项

1. 购买 应购买汞柱升降灵活、无断开、无水银泄漏的血压计。

2. 测量时异常情况 当血压听不清或异常时,应分析排除外界因素(剧烈运动后、情绪激动后、受测手臂过高或过低、血压计放置不平、胸件位置不对、贮汞瓶开关未打开、臂带松紧或宽窄不当等),然后将臂带内气体驱尽,使汞柱降至零点,稍等片刻后再测量。

3. 防止水银外溢 应竖直(贮汞瓶在下)搬动水银血压计,使用完毕应向右倾斜 45°后关闭贮汞瓶开关,以免水银外溢。若已出现血压计水银外溢、泄漏现象,应及时用硫黄粉覆盖在水银面上(水银与硫黄发生化学反应,生成无毒且可溶于水的硫化汞),再倒入垃圾箱或冲入下水道。严禁水银未经处理就直接收集后倒入垃圾箱或冲入下水道,因为水银的毒性具有长达数十年的潜伏期。

4. 血压测量的精确度 柯氏音法(即水银血压计配合听诊器使用测量动脉血压)是最经典、亦是临床工作最常用的血压测量方法,但这种方法所测得的血压数值并非是最精确的。因为柯氏音法测血压的重点在于测量者通过听诊器胸件进行听诊,而且听诊所测血压的精度受测量者的情绪、听力、环境噪音、受测者的紧张度等一系列因素的影响。

二、电子血压计

(一)基本原理与构成

电子血压计(digital electronic sphygmomanometer)是一种由使用者手动或血压计自动加压完成臂带充气过程,并以数字形式显示出收缩压和舒张压的电子仪器。它主要由气压系统和血压显示装置组成。

(二)用途

主要对人体上臂、手腕、大腿部位的动脉血压进行测量。

(三)基本质量要求

1. 血压测量范围 至少应满足 0.0~34.7kPa(0~260mmHg)。

2. 示值误差 示值最大允许误差:首次检定为 ±0.4kPa(±3mmHg),后续检定和使用中为 ±0.5kPa(±4mmHg)。

3. 计量单位　应以千帕斯卡(kPa)和毫米汞柱(mmHg)表示。

4. 分辨力　应为 0.1kPa(1mmHg)。

5. 气压系统气密性　空气泄漏导致的气压系统压力变化应不超过 0.8kPa/min(6mmHg/min)。

(四)选购和使用注意事项

1. 购买　要购买信誉度较好品牌的电子血压计,并应有计量器具制造许可标志及编号。

2. 分类　电子血压计常用的为臂式和腕式。腕式电子血压计适用于中青年人,不适用于老年人及有血液循环障碍(如糖尿病、高血脂、高血压等)的患者,以免加速动脉硬化、引起末梢循环障碍。这些患者的手腕与上臂的血压测量值相差很大,建议老年人及这些患者应选择臂式电子血压计。

3. 操作时注意事项　电子血压计使用时勿靠近处于开机状态的手机、电视机及正在使用的微波炉,以免测量受到干扰。

知识拓展

动态血压监测仪

动态血压监测仪(ambulatory blood pressure monitor,ABPM)是一种连续 24 小时实时监测、记录血压值的医疗设备。其操作简单、方便,可直接与电脑、打印机相连后输出多种分析图表。使用 ABPM 监测血压时受测者处在日常生活状态,该仪器能较敏感、客观地反映实际的血压水平,帮助医师诊断高血压,剔除假性高血压、白大衣性高血压,且便于医师有效制订治疗方案、评价药物。

第三节　便携式血糖仪

测量血糖的仪器称为血糖检测仪(blood-glucose testing meter),分为检验科自动生化分析仪和便携式血糖仪。检验科自动生化分析仪检测是国际上通用的血糖测试法,但此方法需要抽取受测者静脉血,并用离心机分离血液得到血浆以测定血糖,操作复杂、测量不便,且出结果较慢。20 世纪 70 年代发明的便携式血糖仪仅用一滴人体末梢血便可测定血糖,具有采血量少、使用方便、出结果快速的优点,受测者可自行测量,故成为糖尿病诊断、治疗史上的一个里程碑。

一、基本原理与构成

目前市场上的便携式血糖仪按照测糖原理分为电化学法测试和光反射技术测试两大类。电化学法采用检测反应过程中产生的电流信号原理来反映血糖值,即酶与葡萄糖反应产生的电子通过电流计数设施,读取电子的数量,再转化成葡萄糖浓度读数。光反射法是检测反应过程中试条的颜色变化来反映血糖值,即通过酶与葡萄糖的反应产生的中间物(带颜色物质),运用检测器检测试纸反射面的反射光强度,将这些反射光的强度转化成葡萄糖浓度,准确度更高。

便携式血糖仪由测量显示器、一次性血糖试条、附带采血器和质控物质组成。

二、用　　途

主要用于糖尿病患者自测血糖、医疗机构快速血糖测试和糖尿病筛选。

三、基本质量要求

1. 外观　血糖仪外观应整洁，文字和标示清晰。血糖试条应光洁无毛刺，正面的加样区应洁净无污点。

2. 重复性　测试范围<5.5mmol/L（<100mg/dl），标准差 $s<0.42$mmol/L（<7.7mg/dl）。测试范围$\geqslant5.5$mmol/L（$\geqslant100$mg/dl），变异系数 $CV\leqslant7.5\%$。

3. 系统准确度　测量结果偏差的95%应符合：当测量范围$\leqslant4.2$mmol/L（$\leqslant75$mg/dl）时，允许偏差不超过±0.83mmol/L（±15mg/dl）；当测量范围>4.2mmol/L（>75mg/dl）时，允许偏差不超过$\pm20\%$。

4. 血糖试条批间差　不同批号血糖试条的批间差不大于15%。

四、测量方法

1. 开机　某些品牌便携式血糖仪是直接按电源开关，还有些品牌是直接插试条自动开机的。

2. 仪器校准　手动输入校准代码或将测试校准试片插入机器自动记录校准代码。质控品的测定。

3. 标本采集　用75%乙醇擦拭采血部位，待干后用采血器刺指尖或跟腱两侧，弃去第一滴血液，将第二滴血靠近试条吸血区（大部分试条都是虹吸的）就会直接吸进试条。

4. 测定　试条插入测量显示器内，经测量显示器测量，显示血糖的数值。

5. 关机　完成测试之后关机，否则费电且易损耗机器。

五、选购和使用注意事项

1. 购买　选购便携式血糖仪时应参照以下方面：①测量结果准确；②操作简便；③价格合理；④良好的售后技术服务，因涉及血糖仪的维修保养和试条的长期供应问题；⑤测定血糖数值范围宽；⑥适合环境温度。

2. 注意事项　同一医疗机构应选择购买同一类型的便携式血糖仪，以避免不同厂家、不同型号的血糖仪可能带来的偏差。

3. 仪器的正确使用　非专业人员在使用前应仔细阅读说明书，在专业人员指导下学会正确的使用方法，了解可能影响检测结果的因素。应购买与血糖仪适配的血糖试条。

4. 准确性　应定期对仪器进行校准。

案例

正确使用便携式血糖仪

顾客：您好！我是一名糖尿病患者，前些天我在这里购买了一台便携式血糖仪。可是我发现同一时间采血，血糖仪测的数值要比在医院抽血化验测的数值低，是不是你们的仪器有质量问题？！

销售人员：您别着急，请坐下来慢慢说。如果血糖仪有问题，我们会给您退换。请您先详细描述一下每次自测血糖的步骤好吗？

顾客：可以。我通常都是早餐前测血糖。先取几个酒精棉球擦拭手指后，用采血器刺指尖，再掐一下指肚，流出的第一滴血用干棉球擦掉，用试条吸第二滴血，然后把试条插在血糖仪上等着显示血糖数值。天冷的时候我先用热水泡手后再测血糖。

销售人员：您的操作步骤基本正确，但还有些不规范之处。首先，您用酒精消毒手指后马上采血，残留的酒精会使测得的血糖数值偏低、痛觉增加。今后您要注意一定要等到酒精挥发后再采血。其次，采血的正确方法应该是从手指根部朝指尖方向挤血，切不可掐指肚取血，因为这样会导致局部组织液被挤出，也会使测量值偏低。再则，便携式血糖仪测的是身体末梢部位的全血，而医院是取静脉血离心后测血浆部分的血糖值，所以医院所得的测量值会偏高。

顾客：原来是这样。我还想问一下，其他因素会影响测量的血糖值吗？刚买回的血糖试条应该怎样存放呢？

销售人员：影响因素还是有一些的，比如：餐后测血糖，操作步骤不规范，买的试条和血糖仪不匹配，试条过期，存放不当，测量时试条没有完全插入测量显示器内；血糖仪本身不清洁，电池电力不足或者未及时进行校准；受测者血压过低或有高血压、高脂血症、严重脱水、采血部位水肿，及正在使用某些药物，都会影响测量结果的准确性。买回的血糖试条要避免潮湿，放在干燥、阴凉、避光的地方，放置的环境温度以 $10\sim40℃$ 比较合适，用后密闭保存；平时应将试条储存在原装盒内，不要放在其他容器中存放。手指不要触摸试条的测试区。您还要特别注意，试条千万不要放置在卫生间或厨房，更不要放进冰箱保存，这些地方都极易受潮。建议您尽量选购独立包装的试条。

顾客：好的，记住了。

销售人员：您回去后若还有疑问，请把血糖仪、发票和保修单一起带过来，我们有资质的专业人员会对血糖仪进行检测。如果是仪器的质量问题，我们会给您及时退换。如果是操作问题，我们会向您示范正确的使用方法。

顾客：太好了，这样我就没有顾虑了。谢谢你，再见！

销售人员：再见，请慢走！

第四节　拔　罐　器

拔罐疗法（cupping therapy）属中医外治法的一种，也是中医治疗学的重要组成部分。它是以一系列特制的罐、筒等为工具，利用燃烧、抽吸、挤压等方法排出罐内空气，使罐、筒等吸附在人体表面穴位或治疗部位上，产生良性刺激以治疗疾病的一种物理疗法。因其具有操作简便、疗效好、见效快、使用安全、经济等优点，故应用十分广泛。拔罐疗法已用于治疗内科、外科、妇科、儿科、皮肤科、五官科等 100 多种疾病。拔罐器，是拔罐疗法常用的器具。

一、常用罐具的分类方法

（一）根据罐具的材质分类

罐具根据所用材质而命名，包括竹罐、陶瓷罐、玻璃罐、橡胶罐、塑料罐、抽气罐、金属罐、兽角罐 8 种，分别由青竹、陶土、玻璃、橡胶、塑料、金属（如铁、铝、铜等）、兽角（如牛角、羊角）制成。目前，在家庭和医疗机构最常用的是玻璃罐。

玻璃罐的优点是罐体透明、吸附力强，易消毒，可用于全身各部，特别是便于拔罐时观察罐内皮肤变化而掌握拔罐时间。缺点是导热快，易烫伤、破碎。

（二）根据罐具的排气方式分类

1. 抽气罐 由一种特制的罐具和一个抽气装置构成。分为连体式和分体式。

2. 注射器抽气罐 系将带锌皮橡胶瓶塞的青霉素瓶或类似的小药瓶的底去掉，并打磨光滑平整作罐具。

3. 空气唧筒抽气罐 分为皮排气球抽气罐和电动抽气罐。

4. 挤气罐 常见的有组合式和组装式两种。组合式是由玻璃喇叭筒的细头端套一橡皮球囊构成；组装式是装有开关的橡皮囊和橡皮管与玻璃或透明工程塑料罐连接而成。

5. 双孔玻璃抽吸罐 外形和玻璃罐相似，在罐顶两侧有圆柱形的注入孔和排气孔。

（三）根据功能分类

随着科技的发展，出现了一系列有其他治疗作用的现代新型罐具。如集负压、温热、磁疗、电针等综合治疗方法为一体的电罐；磁疗与罐疗相结合的磁罐；罐内可放入药液、药片或药末的药物多功能罐；真空拔罐结合稀土发热体的远红外真空罐；罐具与其他治疗仪组成的复合罐具。

二、拔罐器的操作步骤

（一）准备

仔细检查、询问患者病情，以确定是否符合拔罐疗法的适应证，有无禁忌证，便于拟定治疗方案；检查所需器材、罐具是否齐备，擦净、消毒，按次序放置好；对患者讲明施术过程中注意事项，消除其恐惧心理，增强治疗信心，争取理解和配合。

（二）体位

拔罐时患者的体位正确与否，直接关系到治疗效果。正确的体位应使患者感到舒适，肌肉放松，充分暴露拔罐部位。常用的拔罐体位有以下几种：

1. 仰卧位 适用于头面、前额、胸、腹、上下肢前面及手足部的穴位。

2. 俯卧位 适用于肩、背、腰、骶部及上下肢后侧的穴位。

3. 侧卧位 适用于侧头面、侧肩、侧胸、髋部及膝部的穴位。

4. 俯伏坐位 适用于头后部、颈、肩、背、腰、骶等部位的穴位。

5. 仰靠坐位 适用于头面部、膝、腿前部等部位的穴位。

（三）选罐

根据治疗部位的面积、患者的体质强弱、胖瘦及所治疾病的需要，正确选择罐具和罐型。

（四）消毒

在确定治疗的部位用热毛巾擦洗干净，再用纱布擦干，为防止发生烫伤，一般不用75%乙醇或碘附消毒。如果施行针刺或刺络拔罐时，则必须以75%乙醇或碘附消毒，待皮肤干燥后再拔罐；如因治疗需要，必须在有毛发的地方或毛发附近拔罐时，为防止引火烧伤皮肤或造成感染，须剃光毛发，洗净擦干后再拔罐。医者双手可用肥皂水清洗干净，应用针罐法时应再用75%乙醇棉球擦拭。

（五）温罐

在秋冬季节或寒冷天气里拔罐，须将罐具底部用火烤或水烫预热，使罐具温度和皮肤相当或稍高为宜。不可预热其口部，以防过热造成皮肤烫伤。

（六）施术

将治疗部位显露出来，医者靠近患者身边，顺手（或左手或右手）执罐按不同方法将罐具吸附上。

（七）观察反应

罐具全部吸附上后，应不断询问患者的感受，及时处理和调整不适。如用玻璃罐，还要观察罐内皮肤反应情况；如吸附力太强产生疼痛，应适当放入少量空气，以减小吸附力；若吸附力太弱负压不够，可起罐后再重新拔一次；如患者疼痛异常，头晕、恶心、心悸或刺络拔罐出血过多，必须立即起罐检查处理。

（八）拔罐时间

大号罐具吸力强，每次可留罐 5～10 分钟；中罐吸力较强，留罐 10～15 分钟为宜；小罐吸力较小，留罐 15～20 分钟为宜。

（九）拔罐次数

常规治疗一般每 10 次为 1 疗程，每天或隔日拔罐 1 次，每疗程间隔 3～5 天。

（十）起罐方法

抽气罐提起罐顶的塞帽使空气注入罐内，罐具即可脱落。其他罐具起罐时要两手协作，一手握住罐体腰底部稍倾斜，另一手拇指或示指按压罐口边缘的皮肤，使罐口与皮肤之间产生空隙，待空气缓缓进入罐内后，轻轻将罐具取下，切不可用力硬拔或让空气进入太快，以免损伤皮肤、产生疼痛。

（十一）起罐后的处理

在拔罐处若出现点片状紫红色瘀点、瘀斑，或兼微热痛感，或局部发红，片刻后消失，恢复正常皮色，皆是拔罐的正常反应，一般不予处理。若因留罐时间较长，皮肤产生水疱时，可用消毒针刺破放水，擦涂甲紫药水防止感染；若针罐法、刺络拔罐法的针孔出血，可用干消毒棉球压迫止血；若局部严重出血，下次不宜在此部位治疗。所有程序处理结束后，让患者静息 20 分钟方可离开。

三、选购和使用注意事项

（一）购买

购买时，应选择罐口光滑、平整，罐体无破损、裂纹（口）的产品。

（二）注意事项和禁忌证

1. 操作时注意事项　①拔罐时室内应保持温暖，避开风口以防止患者受凉；②患者应选择舒适的体位，否则留罐时改变体位时易使罐具脱落；③患者过饱、过饥、过渴、酒后、过度疲劳或剧烈运动后不宜拔罐，待上述状况改变后再治疗；④拔罐时应根据所需拔罐的不同部位，选择不同口径的火罐，一般宜选择肌肉丰厚、富有弹性、没有毛发、无骨骼及关节、无凹凸处；⑤老年人、儿童、体质虚弱及初次接受拔罐者，拔罐数量宜少，留罐时间宜短；⑥使用电罐、磁罐时，应注意询问患者是否带有心脏起搏器等金属物体，有佩带者应禁用。

2. 禁忌证　以下情况禁用拔罐疗法：①急性严重疾病、慢性全身虚弱性疾病的患者，如严重心脏病、心力衰竭、呼吸衰竭及中重度水肿等；②自发性出血倾向或伤后出血不止的患者，如患有血友病、血小板减少性紫癜、白血病等；③急性外伤性骨折、静脉曲张、体表大血管搏动(心尖区等)、疝气等部位；④皮肤疥疮、肿瘤(肿块)、溃烂、丧失弹性等部位，皮肤高敏、传染性皮肤病患者；⑤精神分裂症、全身抽搐痉挛、高度神经质、狂躁不安及不合作者；⑥眼、耳、口、鼻等五官孔窍部及会阴等部位；⑦淋巴结核及肺结核活动期的患者；⑧妊娠妇女的腹部、腰骶部、乳房等部位；⑨经期妇女；⑨婴幼儿。

第五节　卫生材料及敷料

一、脱脂棉纱布、脱脂棉粘胶混纺纱布

(一) 基本构成

脱脂棉纱布(absorbent cotton gauze)经脱脂、漂白或染色、纯化而成的无味平织棉布，无明显的棉叶、棉籽壳或其他杂质。

脱脂棉粘胶混纺纱布(absorbent cotton and viscose gauze)是以棉线为经纱线、粘胶或棉与粘胶的混合线为纬纱线织成的、有织边的各种宽度的连续机织布，经脱脂、漂白或染色、纯化而成，无明显的棉叶、棉籽壳或其他的杂质。

(二) 用途

主要用于医疗机构实施的外科手术及家庭的吸液(血)、敷药。

(三) 基本质量要求

1. 酸碱度　相关的酸碱度试验时，不应有溶液显粉红色。

2. 外来纤维　只允许偶尔有少量孤立的外来纤维存在。

3. 荧光物　在365nm紫外光灯下检查双层纱布时，只应显微棕紫色荧光和少量黄色颗粒，除少量孤立的纤维外，不应显强蓝色荧光。

4. 下沉时间　将纱布轻轻放于水面，使其逐渐下沉。纱布完全沉入液面所用的时间应不超过10秒。

5. 醚中可溶物　在100ml的供试液中遗留残渣应不大于0.5%。

6. 表面活性物质　相关试验时，静置5分钟后供试液表面活性物质泡沫的高度不应超过2mm。

7. 水中可溶物　在100ml的供试液中遗留残渣应不大于0.5%。

8. 淀粉和糊精　相关试验时，溶液不应显蓝色、紫色、淡红色或淡棕色。

9. 干燥失重　脱脂棉纱布质量损失应不大于8%，脱脂棉粘胶混纺纱布质量损失应不大于11.0%。

(四) 选购和使用注意事项

1. 选购　成品出厂的脱脂棉纱布、脱脂棉粘胶混纺纱布有两种包装：无菌包装和非无菌包装。前者可以直接使用，后者须经环氧乙烷或高温高压蒸汽等消毒后方可使用。无菌包装者的每个单包装应标有灭菌方式，灭菌失效年、月，出厂日期或生产批号，包装破损禁用说明或标识，一次性使用说明或禁止再次使用标识。使用时如发现外包装破损或超过有效期应禁用。

2. 注意事项　根据中华人民共和国医药行业标准的最新规定，脱脂棉纱布、脱脂棉粘胶混纺纱布的称谓和行业标准已经代替了医用脱脂纱布的称谓和相关标准。

二、医用脱脂棉

（一）基本构成

医用脱脂棉（medical purified cotton）是棉花经除去夹杂物，脱脂、漂白、加工而成。

（二）用途

主要供医疗机构临床用做敷料。

（三）基本质量要求

1. 性状　应为柔软而富有弹性的白色纤维，无色斑、污点及异物，无臭、无味。

2. 白度　应不低于 80 度。

3. 水中可溶物　在 100ml 的供试液中遗留残渣应小于 0.5%。

4. 酸碱度　在 100ml 的供试液中加酚酞指示剂不得显粉红色，加溴甲酚紫指示剂不得显黄色。

5. 吸水量　每克试样的吸水量应不少于 23g。

6. 吸水时间　应于 10 秒内沉入液面以下。

7. 醚中可溶物　在 100ml 的供试液中遗留残渣应小于 0.5%。

8. 荧光物　在紫外光灯下，只允许显微棕紫色荧光和少量黄色颗粒，除少数分离纱线外，不应显强蓝色荧光。

9. 干燥失重　干燥至恒重，减失质量不得大于 8%。

10. 表面活性物质　供试液表面活性物质泡沫高度不应超过 2mm。

（四）选购和使用注意事项

成品出厂的医用脱脂棉有两种包装：无菌包装和非无菌包装。前者可以直接使用，后者须经环氧乙烷或高温高压蒸汽等消毒后方可使用。无菌包装者的每个单包装应标有灭菌方式，灭菌失效年、月，出厂日期或生产批号，包装破损禁用说明或标识，一次性使用说明或禁止再次使用标识。使用时如发现外包装破损或超过有效期应禁用。

三、医用绷带

医用绷带是用来固定、保护手术或受伤部位的材料，是较为常见的医疗用品。医用绷带包括全棉纱布绷带、弹性绷带和石膏绷带，以前两者较为常用。

（一）全棉纱布绷带

1. 基本构成　是用纯棉纱织成的平纹原布，经脱脂、漂白、精制、裁剪而成的纱布带。有不同的规格和尺寸。

2. 用途　主要用于医疗机构及家庭的体外创口敷药后的包扎、固定。

3. 基本质量要求　应洁白、无黄斑、无污染、无严重织疵或断丝。在吸水时间、酸碱度、水中可溶物、醚中可溶物等的质量要求与医用脱脂棉基本相同。

4. 选购和使用注意事项　成品多以非灭菌医疗产品出售，必要时可与创口隔离后用于创口部位。

（二）弹性绷带

1. 基本构成　采用全棉纱与氨纶织造而成。有不同的规格和尺寸。

2. 用途　主要用于下肢静脉曲张患者、骨伤科等的固位包扎。

3. 基本质量要求　伸展率不小于 1.8 倍,回缩差不大于 10cm。

4. 选购和使用注意事项　同全棉纱布绷带。

知识拓展

网 状 绷 带

网状绷带是弹性绷带家族的一名新成员,它突破了传统绷带的概念,在设计时充分结合了弹力袜的优点,绷带也不需一圈一圈的缠绕使用。使用时根据需固定部位的大小选取某一型号的网状绷带,按需固定部位长度:网状绷带长度＝4:1 的比例剪取网状绷带,再根据需固定部位的实际形状进行整理,把固定部位套入即可。网状绷带使临床工作变得十分简单、经济、方便,更加富有效率,还可使伤口大幅度透气,有利于恢复;其富有弹性,可曲附于任何复杂形状,适用于身体任何部位外伤包扎的固定,特别是传统绷带不方便固定的部位。

四、医 用 胶 带

(一) 基本构成

医用胶带(medical adhesive bandages)又称为粘贴胶带,是以织物为基材,涂以氧化锌、二氧化钛等制成的绷带。多数医用胶带不直接与创面接触,但有些粘贴胶带预期直接与创面接触,故也称为粘贴敷料,这类产品临床上要求无菌。

(二) 用途

主要用于外科手术绊创,固定敷料和导管等的包扎、加固等。

(三) 基本质量要求

1. 尺寸　应不小于标称值的 99%。

2. 持粘性　相关试验时,下滑应不超过 2.5mm。

3. 剥离强度　粘贴胶带每 1cm 宽度所需的平均力应不小于 1.0N。

4. 生物相容性　对粘贴胶带进行生物学评价,结果应表明无不可接受的生物学危害。

5. 特定物质　氧化锌、二氧化钛等特定物质的含量应不小于粘贴物质的 10%。

6. 弹性　如果粘贴胶带明示具有"弹力"或"弹性",恢复长度应不大于全伸展长度的 80%。

7. 无菌　如果粘贴胶带明示无菌,供应的产品应经过一个确认过的灭菌过程。

(四) 选购和使用注意事项

应购买洁净、卷齐、平整,背面不渗胶的医用胶带。

五、创 可 贴

创可贴(woundplaster)又称为创口贴,是人们生活中常用的必备品。更有人将它列为 20 世纪影响生活的十大发明之一。

知识拓展

创可贴的发明

不小心擦破点皮,人们首先想到的就是贴个创可贴。它的发明背后还有一个感人的故事。20 世纪初在美国西部一个小城,刚刚结婚的迪克森太太对烹调毫无经验,常在厨房切着手或烫着自己。她的丈夫埃尔·迪克森想,要是在太太受伤而无人帮忙时,能有一种包扎绷带以便她能自行包扎就好了。于是,他开始反复做起实验。最终,他先将一块纱布摆在桌子上、并涂上胶,然后把另一块纱布折成纱布垫放到涂胶纱布的中间,最后把一种粗硬纱布盖在涂胶纱布上。当迪克森太太又一次割破手时,她就自己剪下所需尺寸、揭下粗硬纱布,把她聪明丈夫发明的简易包扎绷带贴在伤口上。世界上第一片创可贴就这样诞生了!

(一)基本构成

创可贴由胶带、吸水层(也称为保护性复合垫)、隔离层等组成。胶带具有加压止血作用,吸水层通常为含苯扎溴铵(新洁尔灭)或呋喃西林的止血纱布。随着技术发展创新,市场上陆续出现了透气型、防水型、超大型(针对于较大伤口)、含特殊药物、附加可溶性止血纱布等多种新型创可贴,分别具有透气、防水、大面积覆盖伤口、杀菌、呵护皮肤、快速止血等优点。

(二)用途

主要供小创口、擦伤等患处的止血、护创及静脉输液时输液针的固定和针孔保护用。

(三)基本质量要求

创可贴目前没有国家标准、行业标准,需要生产企业参考《医用非织造敷布试验方法》和《医用胶带通用要求》制定企业产品标准并注册备案。现在各生产企业较为一致的质量要求如下:

1. 外观 应切边整齐,表面清洁,无污渍、破损。吸水层应位于胶带中间,无明显歪斜、错位,吸水率应不小于200%。隔离层应交叉完全覆盖创可贴的粘贴面,无胶带、吸水层外露现象。

2. 胶带 应涂胶均匀,无脱胶、漏胶、背面渗胶现象。剥离强度应不低于1.0N/cm。持粘性应不大于2.5mm。

3. 生物性能 无细胞毒性、无菌、无皮肤刺激、不致敏。

4. 环氧乙烷残留量 若采用环氧乙烷灭菌,环氧乙烷残留量应不大于$10\mu g/g$。

(四)用法

创面清洁、消毒,撕开创可贴单片包装,将中间的吸水层覆盖在伤口处,再揭去两端的隔离层,并用暴露出的胶带粘贴面固定,松紧适当即可。单片创可贴使用不应超过两天。启封后忌用手接触吸水层。

(五)选购和使用注意事项

1. 注意观察伤口变化 定期更换,防止伤口感染化脓。若使用创可贴24小时后,伤口疼痛加重或有分泌物渗出,应及时停用创可贴,并抓紧时间去就近的医院进行正规的消毒处理,以免引起不必要的感染。伤口有以下情况禁用创可贴:①创伤严重、伤口有污染者;②被铁钉、刀尖扎伤等;③创面不干净或伤口内有异物时;④烫伤后出现溃烂、流黄水时;⑤已污染或感染的伤口,创面有分泌物或脓液的伤口。

2. 伤口保护 避免活动性出血,即创伤局部少活动、不沾水、避免污染;不要经常用手捏压伤口,严防挤撞伤口以避免其裂开。创可贴吸水后应及时更换。

第六节 一次性使用无菌医疗器械

一、一次性使用无菌注射器

(一)基本构成

一次性使用无菌注射器(sterile hypodermic syringes for single use)的型式为中头式、

偏头式,其结构为二件型和三件型。三件型注射器是由外套、芯杆和橡胶活塞组成。二件型注射器由外套和芯杆(芯杆的头部起活塞作用)组成。一次性使用无菌注射器应选用医用要求的润滑剂,以减轻芯杆滑动时的阻力。其单个包装中,通常有匹配的一次性使用无菌注射针。

(二)用途

主要供抽吸药(血)液,并立即进行皮内、皮下、肌内或静脉注射等。

(三)基本质量要求

1. 外观 应清洁,无微粒和异物,不得有毛边、毛刺、塑流、缺损等缺陷,注射器的外套应有足够的透明度、能清晰地看到基准线。注射器的内表面(包括橡胶活塞),不得有明显可见的润滑剂汇集。

2. 器身密合性 将注射器吸入公称容量的水,用规定的轴向压力及侧向力,对芯杆作用 30 秒,外套与活塞接触的部位不得有漏液现象。

3. 容量允差 小于二分之一公称容量和大于(含等于)二分之一公称容量的最大允差应符合相关规定。

4. 可萃取金属含量 注射器浸取液与同批空白对照液对照,铅、锌、锡、铁的总含量应$\leqslant 5\mu g/ml$,镉的含量应$\leqslant 0.1\mu g/ml$。

5. 酸碱度 注射器浸取液的 pH 与同批空白对照液对照,pH 之差不得超过 1.0。

6. 易氧化物 注射器浸取液与同批空白对照液对照,0.002mol/L 的高锰酸钾溶液消耗量之差应$\leqslant 0.5ml$。

7. 环氧乙烷残留量 应$\leqslant 10\mu g/g$。

8. 生物性能 应无菌、无热原、无溶血反应(溶血率$\leqslant 5\%$)、无急性全身毒性。

(四)选购和使用注意事项

1. 产品包装 应购买、使用单个包装上标有内装物的说明(包括公称容量),"无菌"、"无热原"字样,"一次性使用"或相当字样,失效日期的年和月;若附注射针,应注明规格。

2. 检查完整性 在使用前检查单个包装的完整性,若已破裂须禁用并予以销毁。

二、一次性使用无菌注射针

(一)基本构成

一次性使用无菌注射针(sterile hypodermic needles for single use)是由针座、连接部、针管和护套组成。

(二)用途

主要用于人体皮内、皮下、肌内、静脉注射或抽取药(血)液。

(三)基本质量要求

1. 外观 注射针针管应清洁、无杂物、平直,针座应无明显毛边、毛刺、塑流及气泡等注塑缺陷。

2. 尺寸 注射针针管的外径、长度应符合相关的规定。

3. 注射针针管 应有良好的刚性、韧性、耐腐蚀性。针管表面使用润滑剂时,目力观察针管表面应无微滴形成。

4. 注射针针座与针管的连接 应正直、牢固,在规定的拉力下做拉拔试验,两者不得松动或分离。

5. 注射针针座与护套的配合　应良好,护套不得自然脱落,且两者分离力应不大于 15N。

6. 注射针的针孔　应通畅。

7. 注射针的针尖　应锋利、无毛刺,规格 $0.3\sim0.6mm$,刺穿力 $\leqslant0.7N$。

8. 酸碱度　注射针的检验液与同批对照液做对照,pH 之差不超过 1.0。

9. 可萃取金属含量　注射针的检验液中可萃取的金属总含量不得超过 $5\mu g/ml$,镉的含量应小于 $0.1\mu g/ml$。

10. 生物性能　应无菌、无致热原、无溶血反应、无急性全身毒性。

(四) 选购和使用注意事项

1. 看产品包装　选购、使用时应注意,一次性使用无菌注射针应封装在单个包装中,亦可与相匹配的一次性使用无菌注射器封装在同一单个包装内。单个包装上应标有内装物的说明,"无菌"、"无热原"字样,"一次性使用"或相当字样,失效日期的年和月。

2. 检查完整性　在使用前检查单个包装的完整性,若已破裂须禁用并予以销毁。

三、一次性使用输液器

(一) 基本构成

一次性使用输液器(infusion sets for single use)分进气式输液器和非进气式输液器。进气式输液器适用于硬质容器,是由瓶塞穿刺器保护套、瓶塞穿刺器、带空气过滤器和塞子的进气器件、液体通道、滴管、滴斗、药液过滤器、管路、流量调节器、注射件、外圆锥接头和外圆锥接头保护套组成。非进气式输液器适用于袋式塑料容器,除无进气器件外,其余配件与进气式输液器相同。

在一次性使用输液器的单个包装中,通常配有匹配的注射件(静脉输液针)。

(二) 用途

主要用于重力输液式的一次性静脉输液(血)。

(三) 基本质量要求

1. 微粒污染　液体电路表面应光滑并洁净。做相关试验时,应不得超过污染指数。

2. 泄漏　应无气体泄漏现象。

3. 拉伸强度　输液器液体通道各组件间的连接(不包括保护套)应能承受不小于 15N 的静拉力,持续 15 秒。

4. 瓶塞穿刺器　应能刺穿未穿刺过的液体容器的瓶塞,且不宜产生落屑。

5. 进气器件　应有一个空气过滤器,以防止微生物进入它所插入的容器。

6. 管路　由塑性材料制成的管路应透明或足够透明,末端至滴斗的管路(包括注射件和外圆锥接头)长度应不小于 1500mm。

7. 药液过滤器　对胶乳粒子的滤过率应不小于 80%。

8. 流量调节器　应能调节液流从零至最大,能在一次输液中持续使用而不损伤管路。

9. 输液流速　对于滴管为 20 滴/ml 的输液器,在 1M 静压头下,10 分钟内输出氯化钠(质量浓度为 $9g/L$)应不少于 1000ml。

10. 注射件　如有密封性注射件时,水泄漏应不超过一滴。

11. 还原物质(易氧化物)　做相关试验时,所用高锰酸钾溶液的总量应不超过 2ml。

12. 酸碱度滴定　做相关试验时,使指示剂颜色变灰所需的任何一种标准溶液应不超过 1ml。

13. 浸提液紫外吸光度　应不大于 0.1。

14. 环氧乙烷残留量　每套输液器的环氧乙烷残留量应不大于 0.5mg。

15. 生物性能　应无菌、无热原、无溶血反应、无毒性。

(四) 选购和使用注意事项

1. 产品包装　应选购、使用单个包装上标有内装物,包括"只能重力输液"字样;输液器"无热原"、"无细菌内毒素","仅供一次性使用"或同等说明,失效年月;使用说明,包括检查完整性和警示,滴管滴出 20 滴或 60 滴蒸馏水等于 1ml±0.1ml(1g±0.1g)的说明;如果有匹配注射件,应标称尺寸。

2. 检查完整性　在使用前检查单个包装的完整性,若已破裂须禁用并予以销毁。

第七节　天然胶乳橡胶避孕套

天然胶乳橡胶避孕套(natural latex rubber condoms)简称避孕套,是在性交时戴在阴茎上用于避孕和有助于防止性传播疾病的非无菌医疗器械。

一、基本质量要求

1. 设计　避孕套的开口端应为卷边。每只长度应不小于 160mm,宽度应在制造商标称值±2mm 范围内。

2. 爆破压力和体积　未经处理的避孕套承受的爆破压力应不小于 1.0kPa。避孕套宽度小于 50.0mm,爆破体积应不小于 $16.0dm^3$;避孕套宽度大于或等于 50.0mm 且小于 56.0mm,爆破体积应不小于 $18.0dm^3$;避孕套宽度大于 56.0mm,爆破体积应不小于 $22.0dm^3$。

3. 针孔　每批可见和不可见以及撕裂的避孕套总和的接收质量限(acceptable quality limit,AQL)为 0.25。

4. 可见缺陷　每批可见缺陷的避孕套总和的 AQL 为 0.4。

5. 包装　每个避孕套应有单个包装,可将若干单个包装另行包装作为消费包装。单个包装或消费包装均应避光。单个包装的设计应容易撕开。

二、选购和使用注意事项

(一) 选购

应购买有强制性产品认证标志(即"CCC"标志)和经过医疗器械产品注册的正规产品。

(二) 使用注意事项

1. 使用避孕套在有效防止怀孕的同时,虽然对性传播的病原微生物有一定的阻隔作用,但不能完全阻断病原微生物的传播,所以我国相关机构提倡性行为时使用避孕套、减少性伴侣,这样才可能控制性传播疾病的流行。

2. 避孕套应保存在阴凉、干燥和不接触酸、碱、油的环境中,不应将其放置于贴身口袋或靠近其他热源以免老化。

3. 小心撕开单个包装,避免使用剪刀等利器。

4. 避孕套从单个包装中取出时应小心,以免被指甲、珠宝等饰物损坏。

5. 避孕套为一次性使用,每次性行为时应使用一个新的避孕套。

6. 使用前应先查看避孕套有无针孔、撕裂、破损和包装上的有效期,有针孔、撕裂、破损和过期均应禁用。

7. 若从单个包装中取出的新避孕套已经发黏、发脆,即使在有效期内也应禁用。

8. 避孕套有不同的规格,应根据阴茎勃起时的大小选择适当的型号,否则会导致避孕失败。

目 标 检 测

一、单项选择题

1. 医疗器械最重要的质量特性是
   A. 有效性　　　B. 诊断性　　　C. 预防性　　　D. 安全性　　　E. 治疗性

2. 新生儿棒式体温计的测量范围是
   A. 0～42℃　　B. 30～40℃　　C. 32～40℃　　D. 30～42℃　　E. 35～42℃

3. 临床工作中最经典的测量动脉血压的方法是
   A. 水银血压计　　　　　　B. 电子血压计　　　　　　C. 半自动电子血压计
   D. 水银血压计配合使用听诊器　　E. 电子血压计配合使用听诊器

4. 对电子血压计说法正确的是
   A. 测量范围为 0～40kPa(0～300mmHg)
   B. 不能手动加压来完成臂带的充气过程
   C. 计量单位只能用千帕斯卡(kPa)
   D. 分辨力应为 0.1kPa(1mmHg)
   E. 示值最大允许误差为±0.5kPa(±3.75mmHg)

5. 关于避孕套下列说法错误的是
   A. 为一次性使用
   B. 不应放置于贴身口袋
   C. 单个包装中取出的新避孕套已发黏、发脆,因仍在有效期内,故可放心使用
   D. 正确使用可有效防止怀孕
   E. 正确使用有助于防止性传播疾病

6. 用于体外创口敷药后包扎、固定的是
   A. 脱脂棉纱布　　　·　　　B. 医用脱脂棉　　　　　C. 医用胶带
   D. 创可贴　　　　　　　　E. 全棉纱布绷带

7. 医用胶带明示具有"弹力"或"弹性",恢复长度应不大于全伸展长度的
   A. 80%　　　B. 75%　　　C. 88%　　　D. 90%　　　E. 99%

8. 创可贴适用于

A. 创伤严重、伤口有污染者

B. 创面不干净或伤口内有异物时

C. 烫伤后出现溃烂、流黄水时

D. 已污染或感染的伤口，创面有分泌物或脓液的伤口

E. 小创口、擦伤等患处的止血、护创

9. 下列关于一次性使用无菌注射针的质量要求叙述不正确的是

A. 注射针的酸碱度(pH)之差不超过 0.1

B. 针座与护套的配合应良好，护套不得自然脱落

C. 无菌、无热原

D. 针尖：规格 0.3～0.6mm，刺穿力≤0.70N

E. 注射针针管有良好的刚性、韧性、耐腐蚀性

10. 下列哪项不是一次性使用输液器的基本质量要求

A. 输液流速　　　　　　B. 微粒污染　　　　　　C. 容量允差

D. 药液过滤器滤过率　　E. 拉伸强度

11. 医用脱脂棉说法正确的是

A. 用于外科手术及家庭的吸血、敷药

B. 白度应不低于 80 度

C. 吸水时间：应于 5 秒内沉入液面以下

D. 可含有氧化锌、二氧化钛等粘贴物质

E. 干燥失重应不大于 11.0%

二、多项选择题

1. 玻璃温度计可分为

A. 三角型棒式　　　　　B. 外标式　　　　　　　C. 元宝型棒式

D. 内标式　　　　　　　E. 新生儿棒式

2. 选购和使用便携式血糖仪时应注意

A. 售后技术服务良好　　　　　　B. 在使用前应仔细阅读使用说明书

C. 要向专业人员学会正确使用方法　　D. 购买与仪器适配的血糖试条

E. 同一医疗机构应选购同一类型的便携式血糖仪

3. 下列哪些情况禁用拔罐疗法

A. 精神分裂症、抽搐、高度神经质及不合作者　　B. 身体较为虚弱

C. 患有血友病　　　　　　　　　　　　　　　　D. 婴幼儿

E. 老年人

4. 下列关于一次性使用无菌注射器的说法正确的是

A. 注射器内表面不得有润滑剂

B. 应观察注射器上有无微粒和异物

C. 在使用前发现单包装破裂，可灭菌后再使用

D. 生物性能：无菌、无热原

E. 外观不得有毛边等缺陷

实 训 项 目

血压计的使用

【实训目的】

1. 学会水银血压计、电子血压计使用方法。

2. 熟悉两种血压计的构造、性能和测量方法。

3. 了解血压的生理变化、影响因素及测量时的注意事项。

【实训准备】

1. 受测者准备　应向受测者了解有无影响血压测量值的因素（如运动、情绪变化等）。一般让受测者至少休息 5 分钟，若运动后休息 20～30 分钟。禁饮浓茶或咖啡，避免紧张、焦虑、情绪激动或疼痛，以消除对血压的影响。

2. 环境准备　测血压环境应保持安静、整洁、温度适宜。

3. 用物准备　水银血压计,听诊器,垫枕,电子血压计,计算器。

（1）水银血压计：测量前检查其是否完好，如：臂带宽窄是否合适，示值管有无破损、上端是否和大气相通，橡胶管和橡胶球是否漏气，汞柱读数面顶端是否对准零点，水银是否充足（挤压裹紧的臂带，观察汞柱是否迅速升到示值管上端）。

（2）电子血压计：电池电量是否充足，仪器的零部件是否连接准确。

【实训步骤】

1. 教师讲解水银血压计、电子血压计的结构和性能，示教两种血压计测量人体肱动脉血压的方法，强调测量时的注意事项。

2. 学生分组，分别用水银血压计、电子血压计互测肱动脉血压，并记录结果。

（1）水银血压计测量方法：柯氏音法。

1）宣教：向受测者解释操作的目的、方法、配合事项以取得合作。

2）体位：受测者取坐位或仰卧位，手臂、心脏、血压计应在同一水平位置。卷衣袖露出上臂，必要时脱袖，以免袖口太紧而影响血压的测量值。被测上肢肘臂伸直，掌心向上，全身肌肉放松。

3）放置血压计：先将血压计平稳放置，打开盒盖呈 90°位置，再打开贮汞瓶开关。

4）缠臂带：将臂带的橡胶袋中部对着肘窝平整地缠于上臂，臂带下缘距肘窝 2～3cm，其松紧度以插入 1 指为宜。

5）放胸件：戴好听诊器，先触及肱动脉的搏动，再将听诊器的胸件紧贴肱动脉搏动最明显处，以一手轻压使听诊器和皮肤全面接触。注意不能压得太重，也不可将胸件掖在臂带内固定。

6）打气：关闭橡胶球气阀，打气至肱动脉搏动音消失后再加压 20～30mmHg。打气不可过猛过快。

7）放气：以每秒 4mmHg 左右的速度缓慢均匀放气，视线与汞柱面保持一致。放气不可过快或过慢。

8）读数：从听诊器中听到的第一声动脉搏动音时，汞柱所指的刻度即为收缩压。随后动脉搏动音逐渐增强,直到动脉搏动音突然减弱或消失时,汞柱所指的刻度即为舒张压。儿童、妊娠、严重贫血或主动脉瓣关闭不全等情况下,听诊声音不消失,此时改定为以变音为舒张压。取得舒张压读数后,快速放气至零点水平。

9)解臂带:测毕,取下臂带,驱除余气,整理、卷平臂带,放入血压计盒内。

10)关闭血压计:将血压计向右倾 45°,使水银全部流入贮汞瓶内,关闭贮汞瓶开关,盖盒盖。

11)记录:所测血压值。采用分数式,即收缩压/舒张压表示。

12)重复测:应重复测两次,每次相隔 1~2 分钟,且部位、体位要一致。取两次读数的平均值记录。如果两次读数的收缩压或舒张压读数相差大于 5mmHg,应再隔两分钟,测第 3 次,然后取三次读数的平均值。

13)测量血压的影响因素:①臂带宽窄:过宽会使血压值偏低,过窄则偏高;②臂带缠绕松紧度:过松血压值偏高,过紧偏低;③手臂位置:高于心脏水平测得值偏低,反之偏高;④放气速度:太慢测得值偏高,太快读数不清;⑤视线位置:高于汞柱面测得值偏低,反之偏高;⑥测量血压应做到"四定":定时间、定部位、定体位、定血压计;⑦偏瘫者测量血压:应测健侧血压。

(2)电子血压计测量方法:准备、测量步骤及测量的影响因素基本同水银血压计。测量时需注意以下事项:①在左手臂测量,应把臂带的标记置于手臂的内侧,空气管正对着手掌的中指;在右手臂测量时,把臂带标记置于手臂内侧而空气管置于肘下侧;②自动测压过程,受测者不能有动作,否则因肌肉运动可使测压失败(冬日注意保暖、防止颤抖);③测压时臂带(或腕带)应保持与心脏在同一水平位置。

3. 学生分组互测血压结束后,将受测同学用两种血压计测量的收缩压和舒张压数值全部记录整理后进行统计学处理,分析两种血压计测量的收缩压和舒张压有无显著性差异,并写出实验报告。

(许炬慧)

附 录

附录一 《中国执业药师职业道德准则》

中国执业药师协会
（2006 年 10 月 18 日）

一、救死扶伤，不辱使命

执业药师应当将患者及公众的身体健康和生命安全放在首位，以我们的专业知识、技能和良知，尽心尽职尽责为患者及公众提供药品和药学服务。

二、尊重患者，一视同仁

执业药师应当尊重患者或者消费者的价值观、知情权、自主权、隐私权，对待患者或者消费者应不分年龄、性别、民族、信仰、职业、地位、贫富，一律平等相待。

三、依法执业，质量第一

执业药师应当遵守药品管理法律、法规，恪守职业道德，依法独立执业，确保药品质量和药学服务质量，科学指导用药，保证公众用药安全、有效、经济、合理。

四、进德修业，珍视声誉

执业药师应当不断学习新知识、新技术，加强道德修养，提高专业水平和执业能力；知荣明耻，正直清廉，自觉抵制不道德行为和违法行为，努力维护职业声誉。

五、尊重同仁，密切协作

执业药师应当与同仁和医护人员相互理解，相互信任，以诚相待，密切配合，建立和谐的工作关系，共同为药学事业的发展和人类的健康奉献力量。

附录二 《处方管理办法》

卫生部
（2007 年 5 月 1 日）

第一章 总 则

第一条 为规范处方管理，提高处方质量，促进合理用药，保障医疗安全，根据《执业医师法》、《药品管理法》、《医疗机构管理条例》、《麻醉药品和精神药品管理条例》等有关法律、法规，制定本办法。

第二条 本办法所称处方，是指由注册的执业医师和执业助理医师（以下简称医师）在诊疗活动中为患者开具的、由取得药学专业技术职务任职资格的药学专业技术人员（以下简称药师）审核、调配、核对，并作为患者用药凭证的医疗文书。处方包括医疗机构病区用药医嘱单。

本办法适用于与处方开具、调剂、保管相关的医疗机构及其人员。

第三条　卫生部负责全国处方开具、调剂、保管相关工作的监督管理。

县级以上地方卫生行政部门负责本行政区域内处方开具、调剂、保管相关工作的监督管理。

第四条　医师开具处方和药师调剂处方应当遵循安全、有效、经济的原则。

处方药应当凭医师处方销售、调剂和使用。

第二章　处方管理的一般规定

第五条　处方标准由卫生部统一规定,处方格式由省、自治区、直辖市卫生行政部门(以下简称省级卫生行政部门)统一制定,处方由医疗机构按照规定的标准和格式印制。

第六条　处方书写应当符合下列规则:

(一)患者一般情况、临床诊断填写清晰、完整,并与病历记载相一致。

(二)每张处方限于一名患者的用药。

(三)字迹清楚,不得涂改;如需修改,应当在修改处签名并注明修改日期。

(四)药品名称应当使用规范的中文名称书写,没有中文名称的可以使用规范的英文名称书写;医疗机构或者医师、药师不得自行编制药品缩写名称或者使用代号;书写药品名称、剂量、规格、用法、用量要准确规范,药品用法可用规范的中文、英文、拉丁文或者缩写体书写,但不得使用"遵医嘱"、"自用"等含糊不清字句。

(五)患者年龄应当填写实足年龄,新生儿、婴幼儿写日、月龄,必要时要注明体重。

(六)西药和中成药可以分别开具处方,也可以开具一张处方,中药饮片应当单独开具处方。

(七)开具西药、中成药处方,每一种药品应当另起一行,每张处方不得超过5种药品。

(八)中药饮片处方的书写,一般应当按照"君、臣、佐、使"的顺序排列;调剂、煎煮的特殊要求注明在药品右上方,并加括号,如布包、先煎、后下等;对饮片的产地、炮制有特殊要求的,应当在药品名称之前写明。

(九)药品用法用量应当按照药品说明书规定的常规用法用量使用,特殊情况需要超剂量使用时,应当注明原因并再次签名。

(十)除特殊情况外,应当注明临床诊断。

(十一)开具处方后的空白处划一斜线以示处方完毕。

(十二)处方医师的签名式样和专用签章应当与院内药学部门留样备查的式样相一致,不得任意改动,否则应当重新登记留样备案。

第七条　药品剂量与数量用阿拉伯数字书写。剂量应当使用法定剂量单位:重量以克(g)、毫克(mg)、微克(μg)、纳克(ng)为单位;容量以升(L)、毫升(ml)为单位;国际单位(IU)、单位(U);中药饮片以克(g)为单位。

片剂、丸剂、胶囊剂、颗粒剂分别以片、丸、粒、袋为单位;溶液剂以支、瓶为单位;软膏及乳膏剂以支、盒为单位;注射剂以支、瓶为单位,应当注明含量;中药饮片以剂为单位。

第三章 处方权的获得

第八条 经注册的执业医师在执业地点取得相应的处方权。

经注册的执业助理医师在医疗机构开具的处方,应当经所在执业地点执业医师签名或加盖专用签章后方有效。

第九条 经注册的执业助理医师在乡、民族乡、镇、村的医疗机构独立从事一般的执业活动,可以在注册的执业地点取得相应的处方权。

第十条 医师应当在注册的医疗机构签名留样或者专用签章备案后,方可开具处方。

第十一条 医疗机构应当按照有关规定,对本机构执业医师和药师进行麻醉药品和精神药品使用知识和规范化管理的培训。执业医师经考核合格后取得麻醉药品和第一类精神药品的处方权,药师经考核合格后取得麻醉药品和第一类精神药品调剂资格。

医师取得麻醉药品和第一类精神药品处方权后,方可在本机构开具麻醉药品和第一类精神药品处方,但不得为自己开具该类药品处方。药师取得麻醉药品和第一类精神药品调剂资格后,方可在本机构调剂麻醉药品和第一类精神药品。

第十二条 试用期人员开具处方,应当经所在医疗机构有处方权的执业医师审核、并签名或加盖专用签章后方有效。

第十三条 进修医师由接收进修的医疗机构对其胜任本专业工作的实际情况进行认定后授予相应的处方权。

第四章 处方的开具

第十四条 医师应当根据医疗、预防、保健需要,按照诊疗规范、药品说明书中的药品适应证、药理作用、用法、用量、禁忌、不良反应和注意事项等开具处方。

开具医疗用毒性药品、放射性药品的处方应当严格遵守有关法律、法规和规章的规定。

第十五条 医疗机构应当根据本机构性质、功能、任务,制定药品处方集。

第十六条 医疗机构应当按照经药品监督管理部门批准并公布的药品通用名称购进药品。同一通用名称药品的品种,注射剂型和口服剂型各不得超过 2 种,处方组成类同的复方制剂 1～2 种。因特殊诊疗需要使用其他剂型和剂量规格药品的情况除外。

第十七条 医师开具处方应当使用经药品监督管理部门批准并公布的药品通用名称、新活性化合物的专利药品名称和复方制剂药品名称。

医师开具院内制剂处方时应当使用经省级卫生行政部门审核、药品监督管理部门批准的名称。

医师可以使用由卫生部公布的药品习惯名称开具处方。

第十八条 处方开具当日有效。特殊情况下需延长有效期的,由开具处方的医师注明有效期限,但有效期最长不得超过 3 天。

第十九条 处方一般不得超过 7 日用量;急诊处方一般不得超过 3 日用量;对于某些慢性病、老年病或特殊情况,处方用量可适当延长,但医师应当注明理由。

医疗用毒性药品、放射性药品的处方用量应当严格按照国家有关规定执行。

第二十条 医师应当按照卫生部制定的麻醉药品和精神药品临床应用指导原则,开具麻醉药品、第一类精神药品处方。

第二十一条　门（急）诊癌症疼痛患者和中、重度慢性疼痛患者需长期使用麻醉药品和第一类精神药品的，首诊医师应当亲自诊查患者，建立相应的病历，要求其签署《知情同意书》。

病历中应当留存下列材料复印件：

（一）二级以上医院开具的诊断证明。

（二）患者户籍簿、身份证或者其他相关有效身份证明文件。

（三）为患者代办人员身份证明文件。

第二十二条　除需长期使用麻醉药品和第一类精神药品的门（急）诊癌症疼痛患者和中、重度慢性疼痛患者外，麻醉药品注射剂仅限于医疗机构内使用。

第二十三条　为门（急）诊患者开具的麻醉药品注射剂，每张处方为一次常用量；控缓释制剂，每张处方不得超过 7 日常用量；其他剂型，每张处方不得超过 3 日常用量。

第一类精神药品注射剂，每张处方为一次常用量；控缓释制剂，每张处方不得超过 7 日常用量；其他剂型，每张处方不得超过 3 日常用量。哌醋甲酯用于治疗儿童多动症时，每张处方不得超过 15 日常用量。

第二类精神药品一般每张处方不得超过 7 日常用量；对于慢性病或某些特殊情况的患者，处方用量可以适当延长，医师应当注明理由。

第二十四条　为门（急）诊癌症疼痛患者和中、重度慢性疼痛患者开具的麻醉药品、第一类精神药品注射剂，每张处方不得超过 3 日常用量；控缓释制剂，每张处方不得超过 15 日常用量；其他剂型，每张处方不得超过 7 日常用量。

第二十五条　为住院患者开具的麻醉药品和第一类精神药品处方应当逐日开具，每张处方为 1 日常用量。

第二十六条　对于需要特别加强管制的麻醉药品，盐酸二氢埃托啡处方为一次常用量，仅限于二级以上医院内使用；盐酸哌替啶处方为一次常用量，仅限于医疗机构内使用。

第二十七条　医疗机构应当要求长期使用麻醉药品和第一类精神药品的门（急）诊癌症患者和中、重度慢性疼痛患者，每 3 个月复诊或者随诊一次。

第二十八条　医师利用计算机开具、传递普通处方时，应当同时打印出纸质处方，其格式与手写处方一致；打印的纸质处方经签名或者加盖签章后有效。药师核发药品时，应当核对打印的纸质处方，无误后发给药品，并将打印的纸质处方与计算机传递处方同时收存备查。

第五章　处方的调剂

第二十九条　取得药学专业技术职务任职资格的人员方可从事处方调剂工作。

第三十条　药师在执业的医疗机构取得处方调剂资格。药师签名或者专用签章式样应当在本机构留样备查。

第三十一条　具有药师以上专业技术职务任职资格的人员负责处方审核、评估、核对、发药以及安全用药指导；药士从事处方调配工作。

第三十二条　药师应当凭医师处方调剂处方药品，非经医师处方不得调剂。

第三十三条　药师应当按照操作规程调剂处方药品：认真审核处方，准确调配药品，正确书写药袋或粘贴标签，注明患者姓名和药品名称、用法、用量，包装；向患者交付药品时，按照药品说明书或者处方用法，进行用药交待与指导，包括每种药品的用法、用量、注意事项等。

第三十四条　药师应当认真逐项检查处方前记、正文和后记书写是否清晰、完整,并确认处方的合法性。

第三十五条　药师应当对处方用药适宜性进行审核,审核内容包括:

(一)规定必须做皮试的药品,处方医师是否注明过敏试验及结果的判定。

(二)处方用药与临床诊断的相符性。

(三)剂量、用法的正确性。

(四)选用剂型与给药途径的合理性。

(五)是否有重复给药现象。

(六)是否有潜在临床意义的药物相互作用和配伍禁忌。

(七)其他用药不适宜情况。

第三十六条　药师经处方审核后,认为存在用药不适宜时,应当告知处方医师,请其确认或者重新开具处方。

药师发现严重不合理用药或者用药错误,应当拒绝调剂,及时告知处方医师,并应当记录,按照有关规定报告。

第三十七条　药师调剂处方时必须做到"四查十对":查处方,对科别、姓名、年龄;查药品,对药名、剂型、规格、数量;查配伍禁忌,对药品性状、用法用量;查用药合理性,对临床诊断。

第三十八条　药师在完成处方调剂后,应当在处方上签名或者加盖专用签章。

第三十九条　药师应当对麻醉药品和第一类精神药品处方,按年月日逐日编制顺序号。

第四十条　药师对于不规范处方或者不能判定其合法性的处方,不得调剂。

第四十一条　医疗机构应当将本机构基本用药供应目录内同类药品相关信息告知患者。

第四十二条　除麻醉药品、精神药品、医疗用毒性药品和儿科处方外,医疗机构不得限制门诊就诊人员持处方到药品零售企业购药。

第六章　监　督　管　理

第四十三条　医疗机构应当加强对本机构处方开具、调剂和保管的管理。

第四十四条　医疗机构应当建立处方点评制度,填写处方评价表,对处方实施动态监测及超常预警,登记并通报不合理处方,对不合理用药及时予以干预。

第四十五条　医疗机构应当对出现超常处方3次以上且无正当理由的医师提出警告,限制其处方权;限制处方权后,仍连续2次以上出现超常处方且无正当理由的,取消其处方权。

第四十六条　医师出现下列情形之一的,处方权由其所在医疗机构予以取消:

(一)被责令暂停执业。

(二)考核不合格离岗培训期间。

(三)被注销、吊销执业证书。

(四)不按照规定开具处方,造成严重后果的。

(五)不按照规定使用药品,造成严重后果的。

(六)因开具处方牟取私利。

第四十七条　未取得处方权的人员及被取消处方权的医师不得开具处方。未取得麻醉药品和第一类精神药品处方资格的医师不得开具麻醉药品和第一类精神药品处方。

第四十八条　除治疗需要外,医师不得开具麻醉药品、精神药品、医疗用毒性药品和放射性药品处方。

第四十九条　未取得药学专业技术职务任职资格的人员不得从事处方调剂工作。

第五十条　处方由调剂处方药品的医疗机构妥善保存。普通处方、急诊处方、儿科处方保存期限为1年,医疗用毒性药品、第二类精神药品处方保存期限为2年,麻醉药品和第一类精神药品处方保存期限为3年。

处方保存期满后,经医疗机构主要负责人批准、登记备案,方可销毁。

第五十一条　医疗机构应当根据麻醉药品和精神药品处方开具情况,按照麻醉药品和精神药品品种、规格对其消耗量进行专册登记,登记内容包括发药日期、患者姓名、用药数量。专册保存期限为3年。

第五十二条　县级以上地方卫生行政部门应当定期对本行政区域内医疗机构处方管理情况进行监督检查。

县级以上卫生行政部门在对医疗机构实施监督管理过程中,发现医师出现本办法第四十六条规定情形的,应当责令医疗机构取消医师处方权。

第五十三条　卫生行政部门的工作人员依法对医疗机构处方管理情况进行监督检查时,应当出示证件;被检查的医疗机构应当予以配合,如实反映情况,提供必要的资料,不得拒绝、阻碍、隐瞒。

第七章　法律责任

第五十四条　医疗机构有下列情形之一的,由县级以上卫生行政部门按照《医疗机构管理条例》第四十八条的规定,责令限期改正,并可处以5000元以下的罚款;情节严重的,吊销其《医疗机构执业许可证》:

(一)使用未取得处方权的人员、被取消处方权的医师开具处方的。

(二)使用未取得麻醉药品和第一类精神药品处方资格的医师开具麻醉药品和第一类精神药品处方的。

(三)使用未取得药学专业技术职务任职资格的人员从事处方调剂工作的。

第五十五条　医疗机构未按照规定保管麻醉药品和精神药品处方,或者未依照规定进行专册登记的,按照《麻醉药品和精神药品管理条例》第七十二条的规定,由设区的市级卫生行政部门责令限期改正,给予警告;逾期不改正的,处5000元以上1万元以下的罚款;情节严重的,吊销其印鉴卡;对直接负责的主管人员和其他直接责任人员,依法给予降级、撤职、开除的处分。

第五十六条　医师和药师出现下列情形之一的,由县级以上卫生行政部门按照《麻醉药品和精神药品管理条例》第七十三条的规定予以处罚:

(一)未取得麻醉药品和第一类精神药品处方资格的医师擅自开具麻醉药品和第一类精神药品处方的。

(二)具有麻醉药品和第一类精神药品处方医师未按照规定开具麻醉药品和第一类精神药品处方,或者未按照卫生部制定的麻醉药品和精神药品临床应用指导原则使用麻醉药品和第一类精神药品的。

（三）药师未按照规定调剂麻醉药品、精神药品处方的。

第五十七条　医师出现下列情形之一的,按照《执业医师法》第三十七条的规定,由县级以上卫生行政部门给予警告或者责令暂停六个月以上一年以下执业活动;情节严重的,吊销其执业证书:

（一）未取得处方权或者被取消处方权后开具药品处方的。

（二）未按照本办法规定开具药品处方的。

（三）违反本办法其他规定的。

第五十八条　药师未按照规定调剂处方药品,情节严重的,由县级以上卫生行政部门责令改正、通报批评,给予警告;并由所在医疗机构或者其上级单位给予纪律处分。

第五十九条　县级以上地方卫生行政部门未按照本办法规定履行监管职责的,由上级卫生行政部门责令改正。

第八章　附　　则

第六十条　乡村医生按照《乡村医生从业管理条例》的规定,在省级卫生行政部门制定的乡村医生基本用药目录范围内开具药品处方。

第六十一条　本办法所称药学专业技术人员,是指按照卫生部《卫生技术人员职务试行条例》规定,取得药学专业技术职务任职资格人员,包括主任药师、副主任药师、主管药师、药师、药士。

第六十二条　本办法所称医疗机构,是指按照《医疗机构管理条例》批准登记的从事疾病诊断、治疗活动的医院、社区卫生服务中心（站）、妇幼保健院、卫生院、疗养院、门诊部、诊所、卫生室（所）、急救中心（站）、专科疾病防治院（所、站）以及护理院（站）等医疗机构。

第六十三条　本办法自 2007 年 5 月 1 日起施行。《处方管理办法（试行）》（卫医发〔2004〕269 号）和《麻醉药品、精神药品处方管理规定》（卫医发〔2005〕436 号）同时废止。

附录三　药品不良反应/事件报告表及填报

一、药品不良反应/事件报告表

制表单位:国家食品药品监督管理局

药品不良反应/事件报告表

报告类型:新的□　严重□　一般□　首次报告□　跟踪报告□　报告来源:医疗机构□　药品经营企业□　药品生产企业□　其他□

患者姓名	性别:男□女□	出生日期: 年 月 日 或年龄	民族	联系方式	体重(kg)	病历号/门诊号
家族药品不良反应/事件:有□　无□　不详□			既往药品不良反应/事件情况: 有□　无□　不详□			
既往病史:(如高血压、糖尿病、肝肾疾病等)			相关重要情况:怀孕□　吸烟□　饮酒□　药物滥用□ 放射治疗□　其他□＿＿＿＿			

不良反应/事件名称：	不良反应/事件发生时间： 年　月　日

不良反应/事件过程描述(包括症状、体征、临床检验等)及处理情况(可附页)：

不良反应/事件的结果:治愈□　　好转□　未好转□　不详□　有后遗症□ 表现：
死亡□　直接死因：　　　死亡时间： 年　月　日

1. 停药或减量后,反应/事件是否消失或减轻? 　　是□　否□　不明□　未停药或未减量□
2. 再次使用可疑药品后是否再次出现同样反应/事件? 　是□　否□　不明□　未再使用□

	商品名称	通用名称(含剂型,监测期内品种用＊注明)	生产厂家	批号	用法用量	用药起止时间	用药原因
怀疑药品							
合并用药							

关联性评价	报告人： 　肯定□　很可能□　可能□　可能无关□　待评价□　无法评价□　签名：
	报告单位： 肯定□　很可能□　可能□　可能无关□　待评价□　无法评价□　签名：

报告人信息	姓名：	联系方式：	职业:医生□　药师□　护士□　其他□___	签名：
	电子邮件：	如果不想您的个人信息共享给生产企业,请打√　□		

报告单位信息	单位名称：	联系人：	电话：	报告日期： 年　月　日
	是否已报告给生产企业□　使用单位□　经营或进口单位□			

备　注	

注:除非得到允许,报告表中的个人信息将予以保密

(一) 关联性评价说明

肯定:用药及反应发生时间顺序合理;停药以后反应停止,或迅速减轻或好转;再次使用,反应再现,并可能加重(即激发试验阳性),同时有文献资料佐证,并已排除原患疾病等其他混杂因素影响。

很可能:无重复用药史,余同"肯定",或虽然有合并用药,但基本可排除合并用药导致反应发生的可能性。

可能：用药与反应发生时间关系密切，同时有文献资料佐证；但引发 ADR/ADE 的药品不止一种，或原患疾病病情进展因素不能排除。

可能无关：药品不良反应/事件（ADR/ADE）与用药时间相关性不密切，反应表现与已知该药的 ADR/ADE 不吻合，原患疾病发展同样可能有类似的临床表现。

待评价：报表内容填写不齐全，等待补充后再评价，或因果关系难以定论，缺乏文献佐证。

无法评价：报表缺项太多，因果关系难以定论，资料又无法补充。

（二）其他说明

合并用药：指发生此药品不良反应/事件时患者除怀疑药品外的其他用药情况，其中也包括患者自行购买的药品或中草药等。

（三）报告的处理

所有的报告将会录入数据库，专业人员会分析药品和不良反应之间的关系。我们会考虑风险是否普遍或严重，然后决定我们是否需要采取行动，例如在药品说明书中加入警示信息，更新药品如何安全使用的信息，如，限制使用剂量或在某些特定人群中限制使用。极少数情况下，我们会把产品撤市，只有当我们认为产品的风险大于效益时。

二、药品不良反应/事件报告表填写要求

（一）填写注意事项

1.《药品不良反应/事件报告表》的填报内容应真实、完整、准确。

2.《药品不良反应/事件报告表》是药品安全性监测工作的重要档案资料，手工报表需要长期保存，因此需用钢笔、签字笔书写，填写内容、签署意见（包括有关人员的签字）字迹要清楚，不得用报告表中未规定的符号、代号、不通用的缩写形式和花体式签名。其中选择项画"√"，叙述项应准确、完整、简明，不得有缺漏项。

3. 每一个患者填写一张报告表。

4. 个人报告建议由专业人员填写，可以是诊治医务人员、药品生产、经营企业专（兼）职人员及专业监测机构人员。

5. 尽可能详细地填写报告表中所要求的项目。有些内容无法获得时，填写"不详"。

6. 对于报告表中的描述性内容，如果报告表提供的空间不够，可另附 A_4 纸说明。在纸的顶部注明"附件"，所有的附件应按顺序标明页码，附件中必须指出描述项目的名称。

7. 补充报告　如需作补充报告时，请注意与原报表编号保持一致，并在报告左上方注明"补充报告"，与原报表重复的部分可不必再填写。补充报告也可不填写报告表，只需附纸说明补充内容即可，但须注明原报表编号、单位名称、补充报告时间、报告人。

（二）填写详细要求

1. 新的□　严重□　一般□

新的 ADR 是指药品说明书中未载明的 ADR。

药品严重 ADR 是指因服用药品引起以下损害情形之一的反应：

(1)引起死亡。　　　　　　　　　　　　　　　　　　　□

(2)致癌、致畸、致出生缺陷。　　　　　　　　　　　　□

(3)对生命有危险并能够导致人体永久的或显著的伤残。　□

(4)对器官功能产生永久损伤。　　　　　　　　　　　　　　　□

(5)导致住院或住院时间延长。　　　　　　　　　　　　　　　□

注:填表人根据严重不良反应/事件实际情况在五种类型中画√选择。

一般的 ADR,是指除新的、严重的 ADR 以外的所有 ADR。

2. 医疗卫生机构□　　生产企业、经营企业□　　个人□

填表人根据自己单位属性选择报告单位类型。

医疗卫生机构:指从事预防、诊断、治疗疾病活动并使用药品的医疗机构、疾病控制机构、保健机构、计划生育服务机构等。

药品生产、经营企业:指从事药品生产和销售的单位。

个人:指消费者本人。

3. 编码

省(自治区、直辖市)　市(地区)县(区)单位　　　　年代　　　流水号

□□　　　　　　□□　　□□□□□□　　□□□□　　□□□□□

注:省(自治区、直辖市)、市(地区)、县(区)编码:按中华人民共和国行政区划代码填写。单位编码第一位如下填写:医疗机构 1,军队医院 2,计生机构 3,生产企业 4,经营企业 5,个人报告单位编码一栏填写 6000。

4. 单位名称　填写医疗卫生机构、药品生产企业或经营企业的完整全称。如:不可填"人民医院",应填写"慈溪市人民医院"、"宁波市第一医院"。

5. 部门　填写报告单位的具体报告部门,应填写标准全称或简称,如:"普通外科二病房"或"普外二"。

6. 电话　填写报告部门的电话,注意填写区号。

7. 报告日期　是指不良反应报告填写时间。

8. 患者姓名　填写患者真实全名。

(1)当新生儿被发现有出生缺陷时,如果报告者认为这种出生缺陷可能与孕妇在妊娠期间服用药品有关时,患者是新生儿,将母亲使用的可能引起新生儿出现 ADR 的药品列在可疑药品栏目中。

(2)如果孕妇在妊娠期间服用药品出现 ADR 没有影响到胎儿/新生儿,患者是母亲。

(3)如果 ADR 是胎儿死亡或自然流产,患者是母亲。

(4)如果新生儿和母亲都发生 ADR,应填写两张报告表,并且注明两张报告表的相关性。

9. 性别　在相应方框填入"√"。在填写选择项时应规范使用"√",不应使用"×"等其他标志,避免理解误差。

10. 出生日期

(1)患者的出生年应填写 4 位数,如 2004 年。

(2)如果患者的出生日期无法获得,应填写发生不良反应时的年龄。

11. 民族　根据实际情况正确填写,如回族。

12. 体重

(1)注意以千克(公斤)为单位。

(2)如果不知道准确的体重,请作一个最佳的估计。

13. 联系方式

(1)最好填写患者的联系电话或者移动电话。

(2)如果填写患者的通信地址,请附上邮政编码。

14. 家族药品不良反应/事件

(1)根据实际情况正确选择。

(2)如选择"有",应具体说明。

(3)如果需要详细叙述,请另附 A₄ 纸说明。

15. 既往药品不良反应/事件情况

(1)包括药物过敏史。

(2)如选择"有",应具体说明。

(3)如果需要详细叙述,请另附 A₄ 纸说明。

16. 不良反应/事件名称

(1)对明确为药源性疾病的填写疾病名称,不明确的填写 ADR 中最主要、最明显的症状。

(2)不良反应/事件名称的选取参考《WHO 药品不良反应术语集》。

17. 不良反应/事件发生时间

(1)填写不良反应/事件发生的确切时间。

(2)当一个新生儿被发现有出生缺陷,不良反应/事件的发生时间就是该新生儿的出生日期。

(3)当一个胎儿因为先天缺陷而发生早产或流产时,不良反应/事件的发生时间就是妊娠终止日期。

18. 病历号/门诊号(企业填写医院名称)

(1)认真填写患者的病历号(门诊号),以便于对病历详细资料的查找。

(2)企业填写须填写病例发生的医院名称。

19. 不良反应/事件过程描述及处理情况

(1)不良反应/事件开始及变化过程,均需注明具体时间,如×年×月×日,不要用"入院后第×天","用药后第×天"等。

(2)填写不良反应/事件表现时,要明确、具体,如为过敏型皮疹,要填写皮疹的类型、性质、部位、面积大小等;如为心律失常,要填写何种心律失常;如为上消化道出血,有呕血者需估计呕血量的多少等;严重病例应注意生命体征指标(体温、血压、脉搏、呼吸)的记录。

(3)与可疑不良反应/事件有关的辅助检查结果要尽可能明确填写,如怀疑某药引起血小板减少症,应填写患者用药前的血小板计数情况及用药后的变化情况;如怀疑某药引起药物性肝损害,应填写用药前后的肝功能变化情况,同时要填写肝炎病毒学检验结果。所有检查要注明检查日期。

(4)填写本次临床上发现的不良反应/事件的处理情况,主要是针对不良反应/事件而采取的医疗措施,包括为关联性评价而进行的辅助检验结果,如补做皮肤试验的情况。

(5)对与不良反应/事件发生有关的既往史进行简要描述:①高血压、糖尿病、肝/肾功能障碍等;②过敏史、怀孕史、吸烟史、饮酒史、药物滥用史等。

20. 怀疑药品　报告人认为可能与不良反应/事件发生有关的药品。如果有四个以上的怀疑药品（含四个），可另附 A₄ 纸说明。

21. 药品名称　同时填写商品名和通用名。如果没有商品名或者商品名不详，统一填写"不详"。通用名称要填写完整，不可用简称，如"氨苄"，"先Ⅴ"等。

监测期内的药品、进口药上市 5 年内药品应在通用名称左上角以 ＊ 注明。

22. 生产厂家　填写药品生产企业的全称，不可用简称，如："上五"、"白云"等。

23. 批号　填写药品包装上的生产批号，请勿填写产品批准文号。

24. 用法用量　填写用药剂量和给药途径。例如：500mg 每天四次口服或者 10mg 隔日静脉滴注。如静脉给药，需注明静脉滴注、静脉推注或者"小壶"给药等。对于规定要缓慢静脉注射的药品应在报告表注明是否缓慢注射。

25. 用药起止时间

(1)是指同一剂量药品开始和停止使用的时间。如果用药过程中改变剂量应另行填写该剂量的用药起止时间，并予以注明。

(2)用药起止时间大于 1 年时，应按×年×月×日～×年×月×日格式填写；用药起止时间小于 1 年时，按×月×日～×月×日格式填写；如果使用某种药品不足一天，可填写用药持续时间，例如：一次或者静脉滴注 1 小时。

26. 用药原因　填写使用该药品的具体原因，例如：患者既往高血压病史，此次因肺部感染而注射氨苄西林引起不良反应，用药原因栏应填"肺部感染"。

27. 并用药品

(1)不良反应/事件发生时，患者同时使用的其他药品（不包括治疗不良事件的药品），而且报告人认为这些药品与不良反应/事件的发生无直接相关性（并用药品可能会提供未知的药品相互作用信息，或者可提供 ADR 的另外解释，故请列出与怀疑药品相同的其他信息）。

(2)如果有四个以上的并用药品（含四个），可另附 A₄ 纸说明。

28. 不良反应/事件结果

(1)本次不良反应/事件经采取相应的医疗措施后的结果，不是指原患疾病的后果。例如患者的不良反应已经痊愈，后来又死于原患疾病或与不良反应无关的并发症，此栏应选择"治愈"。

(2)不良反应/事件经治疗后明显减轻，在填写报告表时尚未痊愈，选择"好转"。

(3)不良反应/事件经治疗后，未能痊愈而留有后遗症时，应注明后遗症的表现。后遗症即永久的或长期的生理功能障碍，应具体填写其临床表现，注意不应将恢复期或恢复阶段的某些症状视为后遗症。

(4)患者因不良反应/事件导致死亡时，应填写直接死因和死亡时间。

(5)对于不良反应/事件结果为有后遗症或死亡的病例，应附详细资料。

29. 原患疾病　患者所患的所有疾病。疾病诊断应填写标准全称，如急性淋巴细胞白血病，不能写 ALL。

30. 对原患疾病的影响　不良反应/事件对原患疾病产生的影响，依据实际情况选择。

31. 国内有无类似不良反应报道/国外有无类似不良反应报道　依据实际情况填写。

32. 关联性评价　依据不良反应/事件分析的五条标准（具体见"不良反应/事件分析"项）将关联性评价分为肯定、很可能、可能、可能无关、待评价、无法评价 6 级。

	1	2	3	4	5
肯定	＋	＋	＋	＋	－
很可能	＋	＋	＋	？	－
可能	＋	±	±？	？	±？
可能无关	－	－	±？	？	±？
待评价	需要补充材料才能评价				
无法评价	评价的必须资料无法获得				

注：＋表示肯定；－表示否定；±表示难以肯定或否定；？表示不明

33. 报告人职业（医疗机构） 依据实际情况作出选择。

34. 报告人职务职称（企业） 依据实际情况填写。

35. 报告人签名 报告人签名应字迹清晰，容易辨认。

36. 不良反应/事件分析 药品与不良反应之间的关联性评价是很复杂的，国际上有很多分析方法，我国使用的分析方法主要遵循以下五条原则：

(1)用药与不良反应/事件的出现有无合理的时间关系？

(2)反应是否符合该药已知的不良反应类型？

(3)停药或减量后，反应是否消失或减轻？

(4)再次使用可疑药品是否再次出现同样反应/事件？

(5)反应/事件是否可用并用药的作用、患者病情的进展、其他治疗的影响来解释？

这一栏由填表人根据实际情况来选择。

（三）对于新的、严重的药品不良反应/事件病例报告，药品生产企业报告要求

1. 填报《药品不良反应/事件报告表》。

2. 产品质量检验报告。

3. 药品说明书（进口药品还须报送国外药品说明书）。

4. 产品注册、再注册时间，是否在监测期内（进口药是否为首次获准进口 5 年内）。

5. 产品状态（是否是国家基本药物、国家非处方药、国家医疗保险药品、中药保护品种）。

6. 国内上年度的销售量和销售范围。

7. 境外使用情况（包括注册国家、注册时间）。

8. 变更情况（药品成分或处方、质量标准、生产工艺、说明书变更情况）。

9. 国内外临床安全性研究及有关文献报道情况。

10. 除第 1、2 项以外，其他项目一年之内如无变更，可以免报。

附录四 常用实验室检查参考值

一、血常规检查

1. 白细胞计数（WBC）

成人末梢血：$(4.0 \sim 10.0) \times 10^9 /L$

成人静脉血:$(3.5\sim10.0)\times10^9/L$

新生儿:$(15.0\sim20.0)\times10^9/L$

6个月至2岁儿童:$(5.0\sim12.0)\times10^9/L$

2. 白细胞分类计数(DC)

中性粒细胞:$0.50\sim0.70(50\%\sim70\%)$

嗜酸性粒细胞:$0.01\sim0.05(1\%\sim5\%)$

嗜碱性粒细胞:$0\sim0.01(0\%\sim1\%)$

淋巴细胞:$0.20\sim0.40(20\%\sim40\%)$

单核细胞:$0.03\sim0.08(3\%\sim8\%)$

3. 红细胞计数(RBC)

男性:$(4.0\sim5.5)\times10^{12}/L$

女性:$(3.5\sim5.0)\times10^{12}/L$

新生儿:$(6.0\sim7.0)\times10^{12}/L$

儿童:$(3.9\sim5.3)\times10^{12}/L$

4. 血红蛋白(Hb)

男性:$120\sim160g/L$

女性:$110\sim150g/L$

新生儿:$170\sim200g/L$

5. 血小板计数(PLT)

$(100\sim300)\times10^9/L$

6. 红细胞沉降率(ESR)

Westergren法:男:$0\sim15mm/h$

女:$0\sim20mm/h$

二、尿 液 检 查

1. 尿液酸碱度(pH)

干化学试带法:晨尿:pH　$5.5\sim6.5$

随机尿:pH　$4.5\sim8.0$

2. 尿比重(SG)

干化学试带法:成人晨尿:$1.015\sim1.025$

成人随机尿:$1.003\sim1.030$(一般为$1.010\sim1.025$)

新生儿:$1.002\sim1.004$

3. 尿蛋白(PRO)

干化学试带法:定性:阴性或弱阳性

定量:$<100mg/L$

$<150mg/24h$

4. 尿葡萄糖(GLU)

干化学试带法　定性:阴性

5. 尿胆红素(BIL)

干化学试带法　定性：阴性

6. 尿胆原(URO)

干化学试带法　定性：阴性或弱阳性(阳性稀释度在 1：20 以下)

7. 尿液隐血(BLD)

尿血红蛋白试管法：阴性

尿肌红蛋白试管法：阴性

8. 尿沉渣白细胞(LEU)

干化学试带法　定性：阴性

镜检法　正常人混匀一滴尿 WBC：0～3/HPF

　　　　　离心尿 WBC：0～5/HPF

混匀尿全自动尿有形成分分析仪法　男性 WBC：0～12/μl

　　　　　　　　　　　　　　　　女性 WBC：0～26/μl

9. 尿沉渣管型

镜检法　0 或偶见(0～1/HPF 透明管型)

10. 尿沉渣结晶

正常的尿液中有少量磷酸盐、草酸盐和尿酸盐等结晶

11. 尿酮体(KET)

定性：阴性

12. 尿肌酐

碱性苦味酸法：男性：8.8～17.6mmol/24h

　　　　　　　女性：7.0～15.8mmol/24h

　　　　　　　儿童：8.8～13.2mmol/24h

13. 尿尿酸

磷钨酸还原法：2.4～5.4mmol/24h

14. 尿淀粉酶

碘-淀粉比色法：100～1200U

三、粪 便 检 查

1. 粪外观

黄褐色；婴儿为黄色，均为柱状软便。有臭味，有少量黏液但肉眼不可见

2. 粪隐血

阴性

3. 粪胆原

阴性

4. 粪便细胞显微镜检查

红细胞：无

白细胞：无或偶见

上皮细胞：偶见

细菌：正常菌群

真菌:少量

寄生虫卵:无致病性虫卵

四、肝功能与乙肝血清学检查

1. 血清丙氨酸氨基转移酶(GPT)

速率法:成人<40U/L

2. 血清天门冬氨酸氨基转移酶(GOP)

速率法:成人<40U/L

3. 血清 γ-谷氨酰转移酶(γ-GT)

速率法:男性≤50U/L

　　　　女性≤30U/L

4. 血清碱性磷酸酶(ALP)

速率法:女性　1~12 岁:<500U/L

　　　　　　大于 15 岁:40~150U/L

　　　　男性　1~12 岁:<500U/L

　　　　　　12~15 岁:<750U/L

　　　　　　大于 25 岁:40~150U/L

5. 血清总蛋白、白蛋白和球蛋白

总蛋白(TP)　双缩脲法　新生儿:46~70g/L

　　　　　　　　　　　　成人:60~80g/L

白蛋白　　　溴甲酚氯法　新生儿:28~44g/L

　　　　　　　　　　　　成人:35~55g/L

球蛋白:20~30g/L

A/G 比值:(1.5~2.5)∶1

6. 乙型肝炎病毒表面抗原(HBsAg)

ELISA 法或化学发光法:阴性

7. 乙型肝炎病毒表面抗体(HBsAb)

ELISA 法或化学发光法:阴性

8. 乙型肝炎病毒 e 抗原(HBeAg)

ELISA 法或化学发光法:阴性

9. 乙型肝炎病毒 e 抗体(HBeAb)

ELISA 法或化学发光法:阴性

10. 乙型肝炎病毒核心抗体(HBcAb)

ELISA 法或化学发光法:阴性

五、肾功能检查

1. 血清尿素氮(BUN)

速率法　　成人:3.2~7.1mmol/L

　　　　　婴儿、儿童:1.8~6.5mmol/L

2. 血肌酐（Cr）

Taffe 法　男性：62～115μmol/L

女性：53～97μmol/L

苦味酸法　全血：88.4～176.8μmol/L

血清　男性：53～106μmol/L

女性：44～97μmol/L

六、血液生化检查

1. 淀粉酶（AMY）

速率法：血清：80～220U/L

2. 血清总胆固醇（TC）

两点终点法：3.1～5.7mmol/L

胆固醇酯/总胆固醇：0.60～0.75

3. 三酰甘油酯（TG）

一点终点法：0.56～1.70mmol/L

4. 低密度脂蛋白胆固醇（LDL-ch）

两点终点法：1.9～3.61mmol/L

5. 极低密度脂蛋白胆固醇（VLDL-ch）

0.21～0.78mmol/L

6. 高密度脂蛋白胆固醇（HDL-ch）

直接遮蔽法：1.04～1.55mmol/L

主要参考文献

1. 胡晋红. 全程化药学服务. 上海：第二军医大学出版社，2001

2. 张静华. 医院药学. 北京：中国医药科技出版社，2001

3. 李金恒. 临床治疗药物监测的方法和应用. 北京：人民卫生出版社，2003

4. 黄敬亨. 健康教育学. 上海：复旦大学出版社，2003

5. 陆召军，李君荣. 健康教育与健康促进. 南京：东南大学出版社，2004

6. 徐叔云. 临床药理学. 第3版. 北京：人民卫生出版社，2004

7. 高清芳，刘高峰，白秀萍. 临床药师工作指南. 北京：人民卫生出版社，2006

8. 高仲阳，徐彦贵. 治疗药物监测技术. 北京：化学工业出版社，2007

9. 蒋学华. 临床药学导论. 北京：人民卫生出版社，2007

10. 陆再英，钟南山. 内科学. 第7版，北京：人民卫生出版社，2008

11. 李大魁. 药学综合知识与技能. 北京：中国医药科技出版社，2008

12. 杨世民，丁勇. 药事管理与法规. 北京：人民卫生出版社，2008

13. 宋卉，吴争鸣. 药学服务技能与药师岗前培训教程. 北京：中国医药科技出版社，2009

14. 曹红. 临床药物治疗学. 北京：人民卫生出版社，2009

15. 钱春梅. 药学综合知识与技能. 第4版. 北京：中国医药科技出版社，2010

16. 万春艳. 药学服务技术. 北京：化学工业出版社，2010

目标检测参考答案

第一章 绪 论

一、单项选择题
1. B　2. E　3. A　4. C　5. B　6. D　7. B　8. E
二、多项选择题
1. ABCDE　2. ABCE　3. ABDE　4. ABCDE　5. ABCE　6. ABCDE

第二章 药学服务道德与药学服务礼仪

一、单项选择题
1. A　2. D　3. C　4. A　5. D　6. D　7. C　8. C
二、多项选择题
1. ABCDE　2. ABCE　3. ABCDE　4. ACDE　5. ABE

第三章 药学信息服务

一、单项选择题
1. B　2. D　3. C　4. E　5. D　6. A
二、多项选择题
1. ABCDE　2. ABCDE　3. ABCDE

第四章 健康教育与健康促进

一、单项选择题
1. B　2. E　3. B　4. A　5. A　6. A　7. E　8. C　9. A　10. A
11. C
二、多项选择题
1. ABCE　2. BCE

第五章 处 方 调 剂

一、单项选择题
1. C　2. B　3. B　4. A　5. C　6. D　7. E　8. B　9. A　10. B
二、多项选择题
1. ABCDE　2. ABCDE　3. ABCE　4. CD　5. ACE

第六章　常见症状和疾病的自我药疗

一、单项选择题

1. E　　2. A　　3. E　　4. C　　5. D　　6. D　　7. E　　8. B　　9. A　　10. D

11. D　　12. A　　13. E　　14. D　　15. E　　16. D　　17. C　　18. A

二、多项选择题

1. ABCDE　　2. ABCDE　　3. BCDE　　4. ABCD　　5. CDE　　　6. ABCDE

7. ABCDE　　8. ABC

第七章　常见疾病的用药指导

一、单项选择题

1. C　　2. E　　3. D　　4. D　　5. A　　6. B　　7. B　　8. D　　9. D

二、多项选择题

1. ABCDE　　2. ABDE　　3. ABCD　　4. BCDE　　5. BDE

第八章　特殊人群的用药指导

一、单项选择题

1. B　　2. D　　3. A　　4. D　　5. B　　6. D　　7. D　　8. D　　9. B　　10. B

11. C　　12. C　　13. A　　14. B　　15. D　　16. E　　17. E　　18. E

二、多项选择题

1. ABCD　　2. ABCE　　3. ABDE　　4. ABCE

第九章　药品不良反应监测与报告及防治

一、单项选择题

1. E　　2. E　　3. C　　4. B　　5. C　　6. C　　7. C　　8. E　　9. D　　10. C

11. C　　12. B　　13. D

二、多项选择题

1. CD　　2. ABCDE　　3. ACD　　4. ABDE　　5. ACE

第十章　治疗药物监测与个体化给药

一、单项选择题

1. D　　2. A　　3. E　　4. E　　5. B　　6. E　　7. C　　8. B　　9. C　　10. E

二、多项选择题

1. BCD　　2. BC　　3. ABCDE　　4. CE　　5. BDE

第十一章　用　药　评　价

一、单项选择题

1. D　　2. D　　3. E　　4. C　　5. B　　6. E　　7. D　　8. A　　9. E

二、多项选择题

1. ABCDE　　2. ABCDE　　3. ABDE　　4. ABCDE

第十二章　用 药 安 全

一、单项选择题

1. E　　2. D　　3. A　　4. C　　5. C　　6. B　　7. D　　8. B　　9. A　　10. C

二、多项选择题

1. ABCDE　　2. BDE　　　3. ABCDE　　4. ABCDE　　5. ABCDE　　6. ABCD

第十三章　简易医疗器械

一、单项选择题

1. D　　2. B　　3. D　　4. D　　5. C　　6. E　　7. A　　8. E　　9. A　　10. C

11. B

二、多项选择题

1. ACDE　　2. ABCDE　　3. ACD　　4. BDE